J. STEFFENS ■ D. ECHTLE ■ T. KALEM ■ (Hrsg.) ■ **Endourologie**

J. STEFFENS D. ECHTLE T. KALEM (HRSG.)

Endourologie

MIT 93 ABBILDUNGEN IN 151 EINZELDARSTELLUNGEN
UND 13 TABELLEN

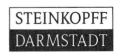

Prof. Dr. med. Joachim Steffens
Chefarzt der Klinik für Urologie und Kinderurologie
St.-Antonius-Hospital
Akademisches Lehrkrankenhaus der RWTH Aachen
Dechant-Deckers-Straße 8
52249 Eschweiler

Dr. med. Dieter Echtle
Ltd. Oberarzt der Urologischen Klinik
Städtisches Klinikum Karlsruhe gGmbH
Akademisches Lehrkrankenhaus der Universität Freiburg
Moltkestraße 90
76133 Karlsruhe

Dr. med. Tomislav Kalem
Ltd. Oberarzt der Klinik für Urologie und Kinderurologie
Städtisches Klinikum Fulda
Akademisches Lehrkrankenhaus der Universität Marburg
Pacelliallee 3–5
36043 Fulda

ISBN 3-7985-1432-1 Steinkopff Verlag Darmstadt

Bibliografische Information Der Deutschen Bibliothek
Die Deutsche Bibliothek verzeichnet diese Publikation in der Deutschen Nationalbibliografie;
detaillierte bibliografische Daten sind im Internet über <http://dnb.ddb.de> abrufbar.

Steinkopff Verlag Darmstadt
ein Unternehmen der BertelsmannSpringer Science+Business Media GmbH

http://www.steinkopff.springer.de

© Steinkopff Verlag Darmstadt 2003
    Printed in Germany

Herstellung: K. Schwind
Umschlaggestaltung: Erich Kirchner, Heidelberg
Satz: K+V Fotosatz GmbH, Beerfelden
Druck und Bindung: Universitätsdruckerei Stürtz AG, Würzburg

SPIN 10950784   105/7231-5 4 3 2 1 0 – Gedruckt auf säurefreiem Papier

Vorwort

Die Endoskopie hat in der Vergangenheit entscheidend dazu beigetragen, dass die Urologie ein eigenständiges Fach werden konnte und sie ist auch heute noch integraler Bestandteil der Urologie. Die Anfänge der Endourologie gehen ganz wesentlich auf Maximilian Nitze zurück, der 1879 die Zystoskopie einführte. Durch konsequente Weiterentwicklung der endoskopischen Techniken wurde auch der obere Harntrakt der Endoskopie zugänglich. 1979 erfolgte durch E. Pérez-Castro Ellendt erstmals eine Ureterorenoskopie. In den Folgejahren wurden bekannte Techniken verbessert und neue perkutane Verfahren eingeführt.

Die früher „geheime Kunst" endoskopischen Operierens wird heute durch die Videotechnik sogar für den Patienten transparent und anschaulich. Daneben verbessert die Videotechnik die Ausbildungsmöglichkeiten enorm und trägt zur Qualitätssicherung bei.

Das vorliegende Buch reflektiert die eigenen, im Verlauf zweier Jahrzehnte gewonnenen endoskopisch-operativen Erfahrungen. Anliegen des Buches ist es, das gesamte Spektrum der transurethralen und perkutanen Endourologie übersichtlich und praxisnah darzustellen. Für jeden Eingriff wird eindeutig zur Indikation Stellung bezogen, die technische Durchführung dargestellt und die Komplikationsmöglichkeiten und ihr Management erörtert. Die Erfahrungen aus fünf urologischen Kliniken basieren auf den durch unsere Lehrer vermittelten Grundlagen.

Das Buch soll dem in der Weiterbildung befindlichen Urologen nicht nur Basiswissen, sondern auch die Details der häufigsten endoskopischen Techniken des urologischen Fachgebietes vermitteln. Schritt für Schritt wird die Vorgehensweise erklärt und durch Abbildungen erläutert. Daneben werden Tipps und Tricks genannt, ohne die ein erfolgreicher Einsatz der Methode oft nicht möglich ist. Der bereits endoskopisch Erfahrene kann sich darüber hinaus leicht einen umfassenden Überblick über den Stand der Technik der verschiedenen Verfahren verschaffen.

Wir danken den Firmen Olympus, Hamburg, Storz, Tuttlingen und Wolf, Knittlingen für die Hilfen bei der Gestaltung der Abbildungen und den Mitarbeitern des Steinkopff Verlages, insbesondere Frau Dr. G. Volkert und Frau P. Elster, für die wohltuende Zusammenarbeit und gewohnt gute Ausstattung des Buches.

Eschweiler, Karlsruhe und Fulda   J. STEFFENS   D. ECHTLE   T. KALEM
im Sommer 2003

Unserem urologischen Assistenzpersonal in herzlicher Verbundenheit und Dank für die hervorragende tägliche Zusammenarbeit:

- **Urologische Klinik Eschweiler:**
  Frau Susannae Röhrig, Frau Isolde Schade, Frau Ursula Schiffmann, Frau Elke Schmalen, Frau Veronika Sievers, Frau Anette Stark, Frau Petra Weith
  Pfleger Ben Celmer, Pfleger Wilhelm Engelhardt, Pfleger Josef Esser, Pfleger Joachim Griebel

- **Urologische Klinik Karlsruhe:**
  Frau Barbara Bloss, Frau Käte Matzen
  Pfleger Alexander Brandl, Pfleger Dieter Grischele, Pfleger Max Hippchen, Pfleger Joachim Keller, Pfleger Thomas Stöcker

- **Urologische Klinik Fulda:**
  Frau Siegrid Albrecht, Frau Ramona Diegelmann, Frau Elvira Dressler, Frau Karin Girr, Frau Susanne Habig, Frau Sandra Rosenberger-Heim
  Pfleger Gottfried Wirsing

- **Urologische Klinik Berlin:**
  Frau Daniela Hülsebus, Frau Eva Jacob, Frau Denisa Jencovska, Frau Magdalena Nickel, Frau Yvonne Zeidler
  Pfleger Michael Grothe

- **Urologische Klinik Rotenburg:**
  Frau Ursula Gütersloh, Frau Christa Hoffmann, Frau Christa Klages, Frau Kirsten Spitzer
  Pfleger Rene Bach, Pfleger Alfons Nentwig

Inhaltsverzeichnis

Transurethrale Eingriffe

Harnröhre (B. Haben) 3
Harnröhrenkalibrierung und Urethrotomie 3
TUR-Harnröhre 7
Fremdkörperextraktion 8
Inzision/TUR-Blasenhals 9

Prostata 13
TUR-Prostata (J. Steffens, E. Stark) 13
Holmium-Laser-Enukleation der Prostata (HoLEP) (R. M. Kuntz) 23

Blase 39
Katheterismus (J. Steffens, E. Stark) 39
Probeexzision (J. Steffens, E. Stark) 41
TUR-Blase (J. Steffens, E. Stark) 42
Laserbehandlung (R. Muschter) 50
Lithotripsie (J. Steffens, E. Stark) 54

Harnleiter 57
Retrograde Ureteropyelographie (T. Kalem, D. Echtle) 57
Harnleiterschienung (T. Kalem, D. Echtle) 59
Ureterorenoskopie (T. Kalem, D. Echtle) 62
Lithotripsie (T. Kalem, D. Echtle) 68
Ureterotomie (T. Kalem, D. Echtle) 72
Probeexzision, Tumorresektion (T. Kalem, D. Echtle) 75
Laserbehandlung (R. M. Kuntz) 78

Perkutane Eingriffe

Indikationen, Ausrüstung, Patientenvorbereitung und Anästhesie
(D. Echtle, T. Kalem) 87
Indikationen 87
Ausrüstung 90
Patientenvorbereitung 96
Anästhesie 97
Lagerung des Patienten 98
OP-Vorbereitung 99

■ **Perkutane Eingriffe an der Niere** (D. ECHTLE, T. KALEM) 101
Perkutane Nierenzystenpunktion und -sklerosierung 101
Perkutane Nephrostomie (Step-by-step) 101
Perkutane Abszessdrainage 105
Perkutane Litholapaxie (Step-by-step) 106
MiniPerc 122
Perkutane Inzision einer Kelchhalsstenose 122
Elektroresektion von Nierenbeckentumoren 122

■ **Perkutan antegrade Eingriffe am Ureter** (D. ECHTLE, T. KALEM) 125
Antegrade Ureteroskopie 125
Endopyelotomie 126
Antegrade Lithotripsie und Steinextraktion 127
Ureterotomie, Dilatation, Stent 127
Ureterimplantationsenge bei Harnableitung 129

■ **Perkutaner Eingriff an der Harnblase** (E. STARK) 137
Zystostomie 137

■ **Tipps und Tricks** (D. ECHTLE, T. KALEM) 141
Perkutane Punktion 141
Perkutane Nephrostomie 143
Perkutane Litholapaxie 143
Perkutan antegrade Ureteroskopie 143
Harnableitung (Rendez-vous) 144

■ **Strahlenbelastung des Operateurs bei perkutanen Eingriffen**
(D. ECHTLE, T. KALEM) 145

■ **Zusammenfassung und Ausblick** (D. ECHTLE, T. KALEM) 147

Sachverzeichnis 149

Autorenverzeichnis

Dr. med. Dieter Echtle
Ltd. Oberarzt der Urologischen Klinik
Städtisches Klinikum Karlsruhe gGmbH
Akademisches Lehrkrankenhaus
der Universität Freiburg
Moltkestraße 90
76133 Karlsruhe

Dr. med. Björn Haben
Ltd. Oberarzt der Klinik für Urologie
und Kinderurologie
St.-Antonius-Hospital
Akademisches Lehrkrankenhaus
der RWTH Aachen
Dechant-Deckers-Straße 8
52249 Eschweiler

Dr. med. Tomislav Kalem
Ltd. Oberarzt der Klinik für Urologie
und Kinderurologie
Städtisches Klinikum Fulda
Akademisches Lehrkrankenhaus
der Universität Marburg
Pacelliallee 3–5
36043 Fulda

Prof. Dr. med. Rainer M. Kuntz
Chefarzt der Urologischen Klinik
Auguste-Viktoria-Krankenhaus
Akademisches Lehrkrankenhaus
der Freien Universität Berlin
Rubensstraße 125
12157 Berlin

Prof. Dr. med. Rolf Muschter
Chefarzt der Klinik für Urologie
und Kinderurologie
Diakoniekrankenhaus
Akademisches Lehrkrankenhaus
der Universität Göttingen
Elise-Averdieck-Straße 17
27356 Rotenburg

Dr. med. Eberhard Stark
Oberarzt der Klinik für Urologie
und Kinderurologie
St.-Antonius-Hospital
Akademisches Lehrkrankenhaus
der RWTH Aachen
Dechant-Deckers-Straße 8
52249 Eschweiler

Prof. Dr. med. Joachim Steffens
Chefarzt der Klinik für Urologie
und Kinderurologie
St.-Antonius-Hospital
Akademisches Lehrkrankenhaus
der RWTH Aachen
Dechant-Deckers-Straße 8
52249 Eschweiler

Abkürzungsverzeichnis

ALA   Aminolävulinsäure
BB   Blutbild
BPH   Benigne Prostatahyperplasie
BSG   Blutkörperchensenkungsgeschwindigkeit
Charr Charrière (1 Charr = 1/3 mm)
CRP   C-reaktives Protein
CT   Computertomographie
DJ   Doppel-J-förmige Harnleiterschiene (Stent)
ED   Erektile Dysfunktion
EMG   Elektromyogramm
ESWL Extrakorporale Stoßwellenlithotripsie
HoLEP Holmium-Laser-Enukleation
HPD   Hämatoporphyrinderivatgemisch
ILK   Interstitielle Laserkoagulation
IAUG Infusionsausscheidungsurographie (IAUG = IVP)
ITN   Intubationsnarkose
i. v. Intravenös
IVP   intravenöses Pyelogramm = Infusionsausscheidungsurogramm
HE   Hounsfield Einheiten
KM   Kontrastmittel
LIH   Last Image Hold
MRT   Magnetresonanztomographie
MCU   Miktionszysturethrogramm
NaCl Natriumchlorid (hier: isotone, „physiologische" Kochsalzlösung)
NBKS Nierenbeckenkelchsystem
NMR   Kernspinresonanztomographie
OHT   Oberer Harntrakt
PCNL Perkutane Nephrolitholapaxie
PDT   Photodynamische Therapie
PE   Probeexzision
PET   Positronenemissionstomographie
PGA   Polyglykolsäure
pL   perkutane Litholapaxie
pN   perkutane Nephrostomie
PTT   Partielle Thromboplastinzeit

PVJ	Polyvidonjod
sc.	subkutan
SPDK	Suprapubische perkutane Zystostomie
TLD	Thermolumineszenzdosimeter
TUR	Transurethrale Resektion
UHT	Unterer Harntrakt
URS	Ureterorenoskopie

I Transurethrale Eingriffe

1 Harnröhre

B. Haben

Harnröhrenkalibrierung und Urethrotomie

Indikationen

Die Behandlung einer Harnröhrenstriktur ist immer dann erforderlich, wenn sie urodynamisch wirksam ist. Die Indikation zur Therapie ergibt sich nur selten alleine aus der z.B. durch Kalibrierung messbaren Harnröhrenweite. Bis heute gibt es keine allgemeingültige Regel zur Beurteilung der altersabhängigen Harnröhrenweite, anhand derer die Notwendigkeit zur Urethrotomie abzulesen wäre. Vielmehr ist stets die Kombination von Anamnese und den Ergebnissen der Diagnostik entscheidend.

Unabhängig von Patientenalter und -geschlecht, vermuteter Ursache und Lokalisation der Harnröhrenstriktur sollte gezielt nach häufigen Harnwegsinfektionen, Pollakisurie, subjektiv erschwerter Miktion und Restharngefühl gefragt werden. Im Kindesalter ist auch die Enuresis nocturna oder diurna persistens zu erfragen. Die weitere Diagnostik beinhaltet die Gewinnung eines Urinstatus, Sonographie von Blasenwanddicke und Restharn, Uroflow in Verbindung mit Beckenboden-EMG sowie radiologische Diagnostik in Form eines retrograden Urethrogramms (Abb. 1.1) oder eines Miktionszystourethrogramms (antegrad über suprapubischen Katheter oder nach retrograder Füllung). Wegweisend ist hier die prästenotische Ballonierung der Harnröhre sowie Detrusorzähnelung und Restharnbildung. Beim Erwachsenen ist auch die direkte Harnröhrenkalibrierung (Frau) und Urethroskopie (Mann) zum Strikturnachweis meist problemlos möglich, was bei Kindern in Narkose mit einem therapeutischen Eingriff kombiniert wird. Zur Kalibrierung werden Metall- oder PVC-Stifte aufsteigender Dicke verwendet (Bougie- à boule-Set). Nicht nur die absolute Weite der Harnröhre, die im Kindesalter näherungsweise dem Lebensalter plus 10 Charr entsprechen sollte, sondern auch der Nachweis eines Kalibersprunges beim Durchzug der konusförmigen Bougiespitze lassen eine therapiebedürftige Enge vermuten. Beim Mann hat die Kalibrierung keine Bedeutung. Hier erfolgt eine Endoskopie bis zur Engstelle, die oft im bulbären und präsphinkteren Harnröhrenanteil liegt. Sollte die Engstelle nicht passierbar sein, ist von einer Therapiebedürftigkeit auszugehen.

Harnröhrenstrikturen lassen sich nach Alter und Geschlecht sowie in angeborene und erworbene Stenosen einteilen (Tabelle 1.1).

Im Kindesalter überwiegen naturgemäß die angeborenen Stenosen, beim Mädchen vorzugsweise als Meatusstenose lokalisiert, seltener etwas weiter proximal in der Harnröhre als enges Segment mit Haken des Bougies bei der Kalibrierung. Beim Knaben finden sich entweder ein präsphinkteres enges Segment, welches

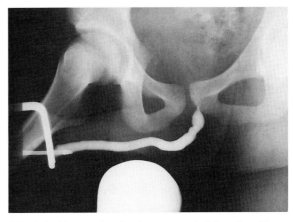

Abb. 1.1. Retrogrades Urethrogramm: bulbäre Harnröhrenstriktur.

Tabelle 1.1. Indikationen zur Urethrotomie

	weiblich	männlich
■ **Kind**	Meatusstenose (angeboren)	Young-Klappen Moormannscher Ring Meatusstenose bei Hypospadie
■ **Erwachsener**	Meatusstenose (erworben)	penile/bulbäre Striktur postinstrumentell oder nach venerischer Erkrankung

endoskopisch als ringförmige Einengung imponiert (sog. Moormannscher Ring) oder im Bereich der prostatischen Harnröhre segelartige, obstruktiv wirkende Schleimhautfalten (sog. Youngsche Klappen) (Abb. 1.2).

Der Meatus ist seltener betroffen, oft in Verbindung mit einer Hypospadia glandis.

Im Erwachsenenalter sind Harnröhrenstenosen dagegen meist postentzündlicher oder postinstrumenteller bzw. posttraumatischer Genese. Bei der Frau sind wiederum vorderer Harnröhrenabschnitt und Meatus betroffen, beim Mann vorzugsweise penile und bulbäre Harnröhre. Oft sind Katheterisierungen im Rahmen vorheriger Operationen zu eruieren. Ein Sonderfall ist hier die narbige Blasenhalsenge nach transurethraler Prostataresektion. Traumatische Strikturen finden sich ebenfalls oft im bulbären Harnröhrenabschnitt (Straddle-Trauma) oder als Folge von Rupturen der Harnröhre bei Beckenfrakturen im membranösen und prostatischen Anteil.

■ Vorbereitung

Zur Vorbereitung des Patienten gehört zunächst die Gewinnung eines aktuellen Urinstatus, ggf. mit Anlage einer Urinkultur. Bei Nachweis eines signifikanten Harnwegsinfektes sollte zunächst testgerecht behandelt werden, um septische Komplikationen zu vermeiden. Eventuell ist die Indikation zur Anlage eines suprapubischen Katheters bis zur Infektsanierung zu prüfen. Eine spezielle Darmvorbereitung ist in den meisten Fällen verzichtbar, da der Eingriff in Kurznarkose erfolgen kann und der Patient rasch wieder mobil ist. Eine perioperative Antibiotikaprophylaxe ist ebenfalls nicht erforderlich, es sei denn als single-shot-Therapie bei Risikopatienten mit Diabetes oder allgemeiner Abwehrschwäche aufgrund anderer Grunderkrankungen.

■ OP-Techniken

Der Eingriff kann beim Erwachsenen in Leitungsanästhesie oder Allgemeinnarkose erfolgen, bei Kindern stets in Allgemeinnarkose. Kurzstreckige unkomplizierte Stenosen können

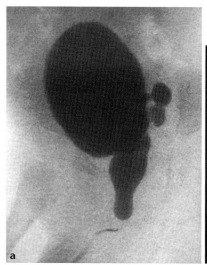
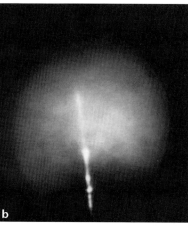

Abb. 1.2 a, b. MCU eines 1 Monate alten Knaben (**a**): hintere Harnröhrenklappe mit prästenotischer Dilatation der prostatischen Harnröhre, Trabekelblase mit zwei Pseudodivertikeln. Urethroskopie des gleichen Kindes (**b**): hinter der Klappe zur kalten Inzision angesetztes Messer.

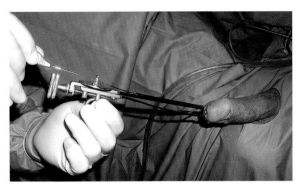

Abb. 1.3. Otis-Urethrotomie bei Meatusstenose des Mannes: nach Aufschrauben der Branchen bis auf 30 Charr wird das Messer bei 12 Uhr durch die verengte Fossa navicularis zurückgezogen.

auch in Lokalanästhesie therapiert werden, entweder als Oberflächenanästhesie durch Instillation eines desinfizierenden und anästhesierenden Gleitmittels (z. B. Instillagel®) oder als Infiltrationsanästhesie durch periurethrale Applikation eines Anästhetikums (z. B. Lidocain, 1%-ig). Diese Technik ist jedoch nur für Ausnahmefälle mit hohem Narkoserisiko sinnvoll.

Grundsätzlich werden drei Methoden der Urethrotomie unterschieden:

■ die Urethrotomia interna ohne Sicht nach Otis [7]
■ die Sichturethrotomie nach Sachse [11]
■ die Urethrotomie unter Sicht mittels Laser-Applikation [15].

Das *Otis-Urethrotom* wird ohne direkte Sicht auf die Stenose mit versenktem Messer in die Harnröhre eingeführt, was voraussetzt, dass die Stenose noch für das Instrument passierbar ist. Die Erweiterung erfolgt durch Rückzug des auf einer Führungsrinne gleitenden Messers nach Aufschrauben beider Branchen des Instrumentes auf die gewünschte Schnitttiefe (Abb. 1.3). Beim Mann ist die Schnittführung streng bei 12 Uhr durchzuführen, während bei der Frau auch eine Schnittführung bei 11 Uhr oder 1 Uhr in Steinschnittlage erfolgen kann. Hiernach sind die Branchen zu schließen und das Instrument zu entfernen. Bei hochgradigen Engen kann auch eine Wiederholung des Vorganges erforderlich werden, wenn sich die Branchen beim ersten Mal nicht auf die gewünschte Weite öffnen lassen. Keinesfalls sollte in diesen Fällen die gewünschte Erweiterung

reduziert werden, da durch Schrumpfung und Narbenbildung einer Rezidivstenose Vorschub geleistet würde. Anzustreben ist beim Mann eine Weite von 30–32 Charr., bei der Frau von 32–34 Charr.

Das *Sichturethrotom nach Sachse* erlaubt gegenüber der Urethrotomie ohne Sicht eine präzise Spaltung der Striktur unter optischer Kontrolle [1, 8, 9]. So kann das Verfahren bei uni- und multilokulären Strikturen in jedem Harnröhrenabschnitt unter Schonung der nicht betroffenen Anteile durchgeführt werden. Bei Bedarf kann zur besseren Orientierung und Vermeidung einer Via falsa zusätzlich ein Ureterkatheter als Leitschiene eingeführt werden (Abb. 1.4). Auch hier ist eine Schnittführung bei 12 Uhr zu bevorzugen. Zur Verfügung stehen Instrumente mit einem Außendurchmesser von 20–21,5 Charr bei Erwachsenen und 7,5–10 Charr bei Kindern. Der Arbeitseinsatz hat Platz für eine Optik (zumeist wird eine 0°-Optik verwendet), einen das Messer führenden Instrumentenkanal sowie einen weiteren Kanal zum Einbringen von Sonden (Koagulationssonden, Ureterkatheter als Führungsschiene). Beim Einführen des Instrumentes ist darauf zu achten, dass das Messer im Außenschaft verborgen bleibt und erst an der Strikturstelle ausgefahren wird.

Die *Laserurethrotomie* stellt eine hervorragende Alternativmethode zur intern-optischen Urethrotomie dar [5, 10, 13, 15]. Anstelle des Messers wird eine Glasfaser bis zur Striktur vorgeschoben und das narbige Gewebe unter Sichtkontrolle verdampft (s. S. 33). Zur Anwendung kommt heute vorwiegend der Neodym-YAG- [10] sowie der Holmiumlaser [5, 15]. Vorteil ist bei prinzipiell gleicher OP-Technik das geringe Blutungsrisiko, Nachteil die höheren Betriebskosten.

Unabhängig vom gewählten Verfahren sollte bei der Therapie langstreckiger Strikturen stets eine Schienung der Harnröhre mittels Ureterkatheter erfolgen. Ist eine ausreichende Übersicht über den weiteren Weg der Harnröhre nicht zu gewinnen, empfiehlt sich ein kombiniertes Vorgehen mit antegradem Einführen und Vorschieben eines flexiblen Endoskops nach suprapubischer Harnblasenpunktion in die proximale Harnröhre. Hiernach kann oftmals ein Draht antegrad über die Striktur ge-

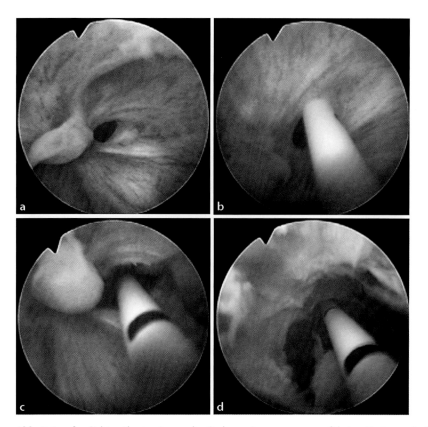

Abb. 1.4 a–d. Sichturethrotomie nach Sachse: Ausgangsbefund mit Darstellung einer hochgradigen, nicht passierbaren bulbären Harnröhrenstriktur (**a**). Sondierung der Harnröhre unter Sicht mit einer über den Instrumentenkanal eingeführten Uretersonde (5 Charr), die als Leitschiene dient (**b**). Das ausgefahrene Messer setzt an der Striktur an und durchtrennt schrittweise die Narbenstränge durch Zurückziehen des Messers in das Schaftfenster (**c, d**).

schoben werden oder von distal auf den Lichtstrahl hin reseziert werden. Aufgrund des hohen Rezidivrisikos sollte ab dem zweiten Strikturrezidiv eine offen-chirurgische Harnröhrenrekonstruktion (End-zu-End-Anastomose, Mundschleimhaut-Onlay-Flap) angestrebt werden.

■ Nachbehandlung

Die postoperative transurethrale Harnableitung mittels Silikonkatheter wird bis heute uneinheitlich beurteilt. Der Vorteil besteht im sicheren Offenhalten des Harnröhrenlumens, der Nachteil in der raschen Keimbesiedelung mit Infektionsrisiko und der möglichen mechanischen Irritation der Wundheilung. Generell sollte die Verweildauer möglichst kurz gewählt werden. Im Falle einfacher unkomplizierter

Strikturen sind 1–3 Tage völlig ausreichend [1], während bei komplizierten Rezidivstenosen auch mehrere Wochen notwendig sein können. Die Urinkontrolle nach Dauerkatheterentfernung ist selbstverständlich. Bei Bedarf ist eine testgerechte Antibiose einzuleiten.

Zur verbesserten Wundheilung und Vermeidung eines Strikturrezidivs ist in den ersten postoperativen Wochen die Instillation einer antiseptischen, kortisonhaltigen Emulsion (z. B. Farcotril®, Urostilloson®) 2-mal täglich sinnvoll. Um die Haftung der Emulsion am Gewebe zu verbessern, sollte die Harnblase vorher entleert sein und der Penis für kurze Zeit abgeklemmt werden. Zu beachten ist die Möglichkeit einer allergischen Reaktion, vor allem bei Erstapplikation. Daher sollte keine Makrohämaturie mehr bestehen.

Die physiologische Bougierung der Harnröhre durch den Harnstrahl ist dagegen zu vermeiden, da in der ersten Phase der Wundheilung das frische Urothel durch den Druck erneut aufgerissen werden kann, was zur erneuten Narbenbildung Anlass gibt. Später ist die Wunde soweit konsolidiert, dass ein positiver Effekt durch die kurzzeitige Bougierung nicht zu erwarten ist.

■ Komplikationen und deren Beherrschung

Schwerwiegende Komplikationen sind bei allen drei OP-Verfahren bei Einhaltung der OP-Technik und Verwendung isotoner Spülflüssigkeiten selten. Blutungen nach Otis-Urethrotomie beim Mann können durch Anlage eines Kompressionsverbandes um den Penisschaft und gleichzeitige Anlage eines leichten Zuges am Katheter oft beherrscht werden. Ist diese Maßnahme nicht ausreichend oder bestehen stärkere Blutungen im Rahmen der intern-optischen Verfahren, so sollte gezielt transurethral elektrokoaguliert werden. Hierzu kann der zweite Arbeitskanal des Sachse-Instrumentes zur Einführung einer Koagulationssonde Verwendung finden.

Die von der 12-Uhr-Position abweichende Schnittführung birgt die Gefahr einer Verletzung der Corpora cavernosa mit nachfolgender Kavernitis oder bei ventraler Schnittführung die Gefahr der Harnröhrenperforation mit nachfolgender Fistelbildung. In beiden Fällen sollte eine suprapubische Harnableitung erfolgen, verbunden mit einer antibiotischen Prophylaxe. Ein Fistelverschluss kann nach 3–6 Monaten offen-chirurgisch erfolgen.

Eine Einschwemmung von Spülflüssigkeit ist bei länger dauernden Eingriffen möglich, führt jedoch nur äußerst selten zu den typischen systemischen Zeichen des TUR-Syndroms. Die Behandlung erfolgt analog durch Gabe von Diuretika und hypertoner Kochsalzlösung. Häufiger entsteht dagegen lokal ein Penis- und Skrotalödem, welches sich nach einigen Tagen unter Hochlagerung spontan resorbiert.

TUR-Harnröhre

■ Indikationen

Nur kleine, nichtinvasive papilläre Urothelkarzinome und Kondylome [16] der Harnröhre sind transurethral therapierbar. Hinzu kommen angeborene Polypen der Harnröhre [2, 14]. Da der Hochfrequenzstrom leicht zu einer Traumatisierung der Harnröhrenschleimhaut mit Narbenbildung und Strikturgefahr führt, stellt auch hier die Lasertherapie eine Alternative dar [3].

■ OP-Techniken

Die Elektroresektion oder Laserung von kleinen Harnröhrentumoren und Kondylomen birgt den Nachteil der thermischen Gewebezerstörung. Um dennoch eine histologische Untersuchung zu ermöglichen, sollte daher vorher eine kalte PE mit einer Biopsiezange durchgeführt werden. Oft gelingt sogar die komplette Exzision des Tumors, so dass danach lediglich – wenn nötig – eine vorsichtige punktuelle Blutstillung vorgenommen werden kann. Bei Frauen liegen Harnröhrentumore (Karunkel) oft meatusnah und können dann mit einer Pinzette hervorluxiert werden. Die Abtragung erfolgt mit einer Koagulationsschlinge. Der Tumorgrund kann bei Bedarf mit einer Sonde nachkoaguliert werden, was jedoch häufig bei geringer Blutung nicht erforderlich ist. Muss eine Elektroresektion in der Harnröhre erfolgen, so sollte stets ein möglichst kleinlumiges Instrument gewählt und der Spülstrom möglichst stark gehalten werden. Nur so ist gewährleistet, dass eine geringstmögliche Traumatisierung der Harnröhrenmukosa erfolgt und das Risiko der Strikturbildung minimiert wird. Vorsicht ist bei Resektionen im Bereich des Blasenhalses bei der Frau (innerer Sphinkter) und im Bereich distal des Samenhügels beim Mann (Sphinkter externus) geboten, um eine postoperative Harninkontinenz zu vermeiden. Kindliche hintere Harnröhrenpolypen werden bevorzugt elektrisch fulguriert oder gelasert [2, 3, 14].

■ Nachbehandlung

Ein nachgewiesener Harnwegsinfekt wird gezielt anbehandelt. Die passagere Einlage eines Silikonkatheters Charrière 18–22 je nach Größe und Lage des Befundes ist selbstverständlich. Die prophylaktische peri- und postoperative Gabe eines Antibiotikums ist nur bei langer Liegedauer des Katheters sinnvoll. Eine regelmäßige endoskopische Tumornachsorge in Abhängigkeit vom histologischen Befund ist obligat.

■ Komplikationen und deren Beherrschung

Nachblutungen stellen die wesentliche Frühkomplikation des Eingriffs dar. Reicht eine Kompression der Harnröhre im Bereich des Penisschaftes nicht aus, sollte ggf. eine nochmalige transurethrale Koagulation erfolgen. Wichtigste Spätfolge des Eingriffs ist die Ausbildung einer Harnröhrenstriktur, die durch interne Urethrotomie oder Laserurethrotomie behandelt wird (s. S. 5).

Fremdkörperextraktion

■ Indikationen

Fremdkörper der Harnröhre werden vom Patienten zumeist in autoerotischer Absicht selbst eingebracht. Es handelt sich dabei um Gegenstände unterschiedlichster Art, von der Büroklammer über Haarnadeln und Schrauben bis hin zu Elektrokabeln und Schläuchen (Abb. 1.5). Deutlich seltener stellen zu therapeutischen oder diagnostischen Zwecken eingeführte Instrumente eine Indikation zur transurethralen Extraktion dar, so etwa abgebrochene Steinfasszangen, Sachse-Messer oder ein dislozierter Wallstent [12]. Selten kann auch ein spontan abgegangener Harnleiterstein, der sich in der Harnröhre verfängt, Ursache einer mehr oder weniger starken Miktionsstörung sein und eine endoskopische Therapie erfordern.

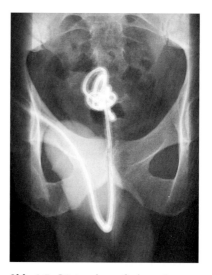

Abb. 1.5. Röntgenleeraufnahme: in autoerotischer Absicht in die Blase eingeführter Aquariumschlauch.

■ Vorbereitung

Sinnvoll ist eine präoperative radiologische Diagnostik mit retrogradem Urethrogramm und/oder einem Zystogramm mit antegradem Miktionszystourethrogramm über einen suprapubischen Katheter. Hierdurch lässt sich Lage und Form des Corpus alienum meist genau beurteilen und das weitere Vorgehen ableiten.

■ OP-Techniken

Bei der Frau gelingt die Entfernung des Fremdkörpers unter Sicht aufgrund der kurzen, dehnbaren Harnröhre in der Regel problemlos. Beim Mann ist ein Extraktionsversuch unter Sicht besonders bei Fremdkörpern der penilen und bulbären Harnröhre aussichtsreich. Mit einer feinen Fasszange sollte versucht werden, das Objekt mit dem stumpfen Ende voraus zu entfernen. Fremdkörper der hinteren Harnröhre können oft endoskopisch in die Harnblase reponiert und von dort mit der Fasszange extrahiert werden. Größere Objekte wie Kabel können in der Blase auch endoskopisch zerlegt und in kleineren Bruchstücken entfernt werden.

Besteht ein starkes Missverhältnis zwischen Fremdkörpergröße und Harnröhrenlumen, eine deutliche ödematöse Begleitreaktion des Gewebes oder sogar eine eitrige Urethritis und Kavernitis und ist der Fremdkörper nicht mobilisierbar, sollte der offenen OP in Form einer Sectio alta oder einer offenen Urethrotomie der Vorzug gegeben werden. Eine unsachgemäße gewaltsame endoskopische Extraktion ist stets zu vermeiden, um den Patienten nicht zusätzlich zu gefährden.

■ Nachbehandlung

Das Ausmaß der Nachbehandlung wird bestimmt vom Harnröhrentrauma, das durch den Fremdkörper und den Eingriff selbst hervorgerufen wird. Eine antibiotische Abdeckung sollte in jedem Falle erfolgen, bei eitriger Urethritis und Kavernitis auch intravenös. In einfachen Fällen mit geringer Traumatisierung der Urethra kann eine transurethrale Harnableitung für einen Tag ausreichend sein, bei starkem Harnröhrentrauma, schlechtem Zustand des Patienten und Zeichen der Sepsis ist die Harnableitung entsprechend zu verlängern und die Indikation zur suprapubischen Ableitung großzügig zu stellen. Nach Entfernung des transurethralen Katheters ist die Instillation kortisonhaltiger Gleitmittel (z.B. Farcotril®) über 10–14 Tage zur Prophylaxe einer Harnröhrenstriktur sinnvoll.

■ Komplikationen und deren Beherrschung

Blutungen der Harnröhre werden meist durch passagere Kompression des Penisschaftes um den eingelegten transurethralen Katheter beherrscht. Im Bereich der bulbären Harnröhre kann ein Schmetterlingsverband mit Kompression des Perineums den gleichen Effekt erzielen. Nur selten ist die vorsichtige punktuelle transurethrale Koagulation erforderlich mit der Gefahr von Harnröhrenperforation, Kavernitis und Harnröhrenstriktur.

Fremdkörper können aufgrund ihrer Größe und Scharfkantigkeit zur Perforation in das Rektum, die Bauchhöhle und das Genitale führen. In diesen Fällen muss offen-chirurgisch vorgegangen werden, gegebenenfalls unter Einbeziehung des Abdominalchirurgen. Eine Spät-

komplikation unbemerkter Fremdkörper stellt die Inkrustation mit Blasensteinbildung dar. Die schonendste Methode der Behandlung stellt hier die Sectio alta dar. Bei kleineren Steinen erfolgt eine transurethrale Lithotripsie (s. S. 54 ff.).

▌ Inzision/TUR-Blasenhals

■ Indikationen

Die Operationsindikation einer Blasenhalsenge ergibt sich aus den klinischen Symptomen mit obstruktiver Miktion, Pollakisurie und/oder Nykturie, verbunden mit einem reduzierten Uroflow und Restharnbildung. Häufig sind auch rezidivierende Harnwegsinfekte nachweisbar. Es werden zwei Ursachengruppen unterschieden. Ein Teil der Patienten leidet an einer sekundären Detrusorhypertrophie auf dem Boden einer subvesikalen Obstruktion. Die oft jüngeren Patienten weisen primär entweder eine organische Obstruktion (Harnröhrenstriktur oder Harnröhrenklappe) oder eine funktionelle Störung im Sinne einer Relaxationsstörung der quergestreiften Beckenbodenmuskulatur (Detrusor-Sphinkter-Dyskoordination) auf. Zudem finden sich oft Hinweise auf eine zusätzliche Prostataaffektion. Sollte eine organische Obstruktion nicht eindeutig endoskopisch zu sichern sein, ist vor einer operativen Therapie unbedingt eine urodynamische Untersuchung durchzuführen, um die funktionelle Ursachengruppe zu erfassen, die nicht von einer operativen Behandlung profitiert. Die übrigen Patienten weisen eine narbige Verengung des Blasenhalses nach transurethraler Prostataresektion oder transvesikaler Prostataadenomektomie auf [4, 6].

■ Vorbereitung

Die Vorbereitung zur Erweiterung des Blasenhalses entspricht der bei der Urethrotomie. Insbesondere die Infektfreiheit ist auch hier Voraussetzung für eine erfolgreiche Therapie.

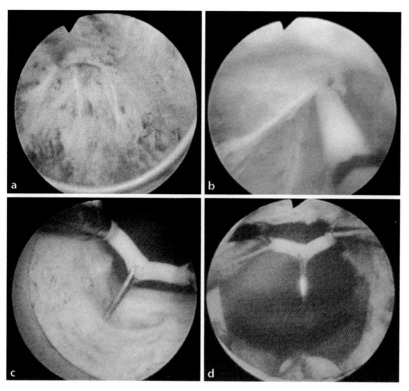

Abb. 1.6 a–d. Hochgradige Blasenhalsstenose (**a**). Zur sicheren Identifizierung des Blasenhalslumens eingeführter Ureterkatheter (5 Charr) (**b**). TUR-Blasenhals (**c**): Beginn der mercedessternähnlichen Inzision bei 5 Uhr mittels Hakenelektrode bis zur Durchtrennung des gesamten Narbenringes. Die Inzision wird anschließend bei 7 und 12 Uhr in gleicher Weise durchgeführt. Endzustand (**d**) mit zirkulär weitem Blasenhals, bei 6 Uhr erkennbarer Samenhügel.

■ OP-Techniken

Als Arbeitsinstrument steht das Sachsemesser zur kalten Inzision oder ein elektrisches Häkchen zur Inzision mit gleichzeitiger Koagulation zur Verfügung (Abb. 1.6). Der Schnitt erfolgt mercedessternähnlich bei 12.00, 5.00 und 7.00 Uhr in Steinschnittlage. Bei Auftreten einer stärkeren Blutung sollte auch bei der kalten Inzision eine elektrische Blutstillung mittels einer über den Arbeitskanal eingeführten Koagulationssonde erfolgen. Alternativ kann auch eine Laserinzision durchgeführt werden bei gleichen Inzisionspositionen [5]. Wichtig ist bei allen narbigen Veränderungen, unabhängig von der gewählten Technik, die vollständige Durchtrennung der zirkulären Narbenzüge, da sonst das Rezidiv vorprogrammiert ist. Bei größerer Gewebsmasse wird zuweilen auch der zusätzliche Einsatz der Resektionsschlinge notwendig, um vor allem im Bereich zwischen 5.00 und 7.00 Uhr obstruierendes Narbengewebe zu beseitigen.

■ Nachbehandlung

Postoperativ wird für 3 Tage ein transurethraler Silikondauerkatheter eingelegt. Eine längere transurethrale Ableitung scheint keinen Vorteil bezüglich der narbenfreien Abheilung zu besitzen. Die Keimbesiedelung erhöht daneben mit jedem Tag der Ableitung das Risiko der komplizierenden Harnwegsinfektion, so dass eine möglichst frühzeitige Katheterentfernung angestrebt werden sollte. Eine Antibiotikaprophylaxe bringt ebenfalls keine sicheren Vorteile bezüglich des weiteren Verlaufes. Nach Katheterentfernung ist jedoch die Anlage einer Urinkultur und ggf. eine testgerechte Antibiotikatherapie obligat. Ein positiver Effekt auf die Wundheilung sowie die Rezidivneigung wird durch eine zusätzliche 1–2-mal tägliche transurethrale Instillation einer kortisonhaltigen Emulsion (z. B. Farcotril®) für 10–14 Tage angestrebt. In Einzelfällen mit zweitem und drittem Rezidiv kann zusätzlich eine orale systemische Kortikoidgabe über Wochen versucht werden.

■ Komplikationen und deren Beherrschung

Die selten auftretenden Nachblutungen werden gezielt elektrokoaguliert. Bei zu tiefer Inzision ist eine Einschwemmung von Spülflüssigkeit wie bei der TUR-Prostata und der Urethrotomie möglich, erlangt wegen der kurzen OP-Zeit jedoch kaum Bedeutung. Vor allem narbige Blasenhalsengen bergen bei geringem Abstand zwischen Narbe und Sphincter externus die Gefahr einer Sphinkterläsion. Wichtig ist hier die genaue Bestimmung der distalen Inzisionsgrenze auf Höhe des Colliculus seminalis zur Vermeidung einer zu weit kaudalen Schnittführung.

Literatur zu Kapitel 1.1 bis 1.4

1. Albers P, Fichtner J, Brühl P, Müller SC (1996) Long term results of internal urethrotomy. J Urol 156:1611–1614
2. De Castro R, Campobasso P, Belloli G, Pavanello P (1993) Solitary polyp of posterior urethra in children: report on seventeen cases. Eur J Pediatr Surg 3:92–96
3. Gentle DL, Kaufman RP Jr, Mandell J (1996) Use of neodymium:yttrium-aluminium-garnet laser for removing a congenital posterior urethral polyp in a 3-year-old child: a case report and review of the literature. Urology 47:445–447
4. Jocius KK, Sukys D (2002) The treatment of bladder neck obstruction (sclerosis): own case experience and literature overview. Medicina (Kaunas) 38 Suppl 1:48–55
5. Mazo EB, Chepurov AK, Plakatin LA, Tarasova EV (1996) The use of the holmium laser for treating strictures of the urethra and bladder neck in men. Urol Nefrol (Mosk) 5:27–33
6. Neykov KG, Panchev P, Georgiev M (1998) Late results after transurethral bladder neck incision. Eur Urol 33:73–78
7. Otis FN (1872) Remarcs on strictures of the urethra of extreme calibre with cases and a description of new instruments for their treatment. NYJ 15:152
8. Pansadoro V, Emiliozzi P (1996) Internal urethrotomy in the management of anterior urethral strictures: long-term followup. J Urol 156:73–75
9. Pansadoro V, Emiliozzi P (1998) Die Urethrotomia interna. Urologe A 37:21–24
10. Perkash I (1997) Ablation of urethral strictures using contact chisel crystal firing neodymium:YAG laser. J Urol 157:809–813
11. Sachse H (1978) Die Sichturethrotomie mit scharfem Schnitt: Indikationen, Technik, Ergebnisse. Urologe A 17:177–182
12. Schumacher S, Stöckle M, Hohenfellner R (1993) Transurethrale Extraktion eines dislozierten Wallstents der Harnröhre. Akt Urol 4:158–159
13. Stuhldreier G, Schweizer P, Hacker HW, Barthlen W (2001) Laser resection of posterior urethral valves. Pediatr Surg Int 17:16–20
14. Tekou H, Robert M (1999) Posterior urethral polyps in children. A case report. Ann Urol 33:89–92
15. Wollin TA, Denstedt JD (1998) The holmium laser in urology. J Clin Laser Surg 16:13–20
16. Xiao MZ, Gou X, He ZM (2002) Diagnosis and treatment of urethral condyloma acuminatum in male patients. Zonghua Nan Ke Xue 8:112–114

2 Prostata

TUR-Prostata

J. STEFFENS, E. STARK

■ Indikationen

Obstruktive Miktionsbeschwerden trotz Medikation und deutlicher, zunehmender Restharn zeigen die Notwendigkeit des Eingriffes an (Tabelle 2.1). *Absolute Indikationen* bestehen bei rezidivierendem Harnverhalten, Restharn über 100 ml, morphologischen Veränderungen der Blase wie Pseudodivertikel und Trabekelblase sowie Blasensteinen. Bei einer Überlaufblase mit dekompensierter Blasenfunktion und/oder Harnstauungsnieren erfolgt zunächst die Einlage einer suprapubischen Harnableitung und erst nach Rückbildung der Stauungsnieren und Ausgleich der Laborparameter der Eingriff.

Eine *relative Indikation* besteht bei vergrößerter Prostata mit subjektivem Leidensdruck wie Nykturie, Pollakisurie, Strangurie, verlängerter Miktionszeit und abgeschwächtem Harnfluss [17].

Die TUR-Prostata wird meist bis zu einem Prostatavolumen von 80 g durchgeführt. Sehr große Prostatahyperplasien, deren Resektion wesentlich mehr als 1 Stunde beanspruchen würden, sollten vorzugsweise offen operativ behandelt werden.

Die *Resektion eines Prostatakarzinoms* ist sinnvoll bei obstruktiver Miktionssymptomatik oder rezidivierenden Blutungen. Die Wiederherstellung eines ungehinderten Harnabflusses empfiehlt sich nur bei lokal fortgeschrittenem Karzinom, gutem Allgemeinzustand und ausreichender Lebenserwartung. Häufigere symptomatische Blasenentleerungsstörungen sollten zur suprapubischen Harnableitung führen.

Sehr *seltene Indikationen* sind die chronische Prostatitis mit gesicherter obstruktiver Komponente und der Abszess.

■ Vorbereitung

In *Peridural- oder Spinalanästhesie*, seltener in Vollnarkose erfolgt die Lagerung des Patienten in Steinschnittlage, wobei eine nahezu recht-

Tabelle 2.1. Indikationen zur TUR-Prostata

■ Relative Indikationen	BPH mit subjektivem Leidensdruck: Dysurie, Nykturie, Pollakisurie, Strangurie, verlängerte Miktionszeit, abgeschwächter Harnfluss
■ Absolute Indikationen	Restharn über 100 ml, rezidivierende Harnverhalte, morphologische Veränderungen der Blase (Pseudodivertikel, Trabekelblase), Blasensteine, rezidivierende Hämaturie aus Prostatavarizen, rezidivierende Harnwegsinfekte, Überlaufblase mit dekompensierter Blase, Harnstauungsnieren
■ Seltene Indikationen	chronische Prostatitis mit Obstruktion, Abszess

winkelige Beugung der unteren Extremitäten in den Hüftgelenken notwendig ist, damit die bei der Operation erforderlichen Körperbewegungen des Operateurs mit dem Instrumentarium nicht behindert werden. Die Licht- und Stromkabel und der Wasserzulaufschlauch sollten von oben zugeführt werden, um eine gute Beweglichkeit des Operateurs zu ermöglichen.

Auf eine routinemäßige *prophylaktische Vasektomie* kann verzichtet werden, da postoperative Epididymitiden bei sterilem Eingriff, effektiver Spültechnik, geschlossener Harnableitung und antibiotischer Abschirmung nur noch selten beobachtet werden [17].

Eine *präoperative Erektion*, die das Einführen des Instrumentes behindert und eine Resektion unmöglich machen kann, lässt sich mittels intrakavernöser Gabe von 5–10 mg Etilefrin (Effortil®) gut beherrschen. Dabei ist eine engmaschige Blutdruckkontrolle durch den Anästhesisten zur Behandlung einer sehr seltenen hypertensiven Krise erforderlich.

Das *Elektroresektoskop* besteht aus einem großlumigen Schaft von 26–28 Charr, einem Obturator, einem Elektrotom, einer Optik (12°) und einer Schlingenelektrode (Abb. 2.1). Die Größe des einzuführenden Resektionsschaftes ist so zu bemessen, dass ein müheloses Einführen und Gleiten des Instrumentes möglich ist. Nach Instillation von Gleitmittel wird die Vorhaut zurückgestreift und das Instrument eingeführt. Bei relativen distalen Harnröhrenengen kann ein konischer Metallstab zur scho-

nenden Dilatation verwendet werden, wobei eine Schleimhautverletzung wegen der Gefahr einer Strikturentstehung zu vermeiden ist. Bei unüberwindbaren vorderen und mittleren *Harnröhrenengen* sollte immer eine Otis-Meatotomie bis 30 Charr bei 12 Uhr durchgeführt werden. Hintere und langstreckige Strikturen erfordern eine Spaltung unter Sicht mit dem Urethrotom nach Sachse bei 12 Uhr (s. Kapitel 1, S. 5 f.).

Zweckmäßigerweise führt man den Resektionsschaft nach Gleitmittelapplikation mit Hilfe der Geradeaus-0°-Optik unter Sicht ein, um Läsionen der Urethralschleimhaut zu vermeiden. Die blinde Schafteinführung mit Mandrin ist zu vertreten, wenn vorher bereits eine Urethrozystoskopie oder ein Urethrogramm durchgeführt wurde. Bei Behinderungen sollte jedoch immer die 0°-Optik benutzt werden. Nach korrekter Einführung des Schaftes in die Harnblase wird der Mandrin entfernt und es entleert sich der Blasenurin. Eine Blasenspülung und ggf. auch Ausräumung von Blutkoageln ist bei stark blutigem Urin erforderlich, um klare Sichtverhältnisse für die geplante Resektion zu schaffen. Nach Einführen des Resektoskopes informiert man sich über die Ostien, den bereits präoperativ ermittelten Harnblasenhals-Sphinkter-Abstand und die proximale und distale Resektionsgrenze.

■ OP-Techniken

Spültechniken

Hoch- und Niederdruckirrigation sind die beiden Spülverfahren der TUR-Prostata. Der wesentliche Unterschied besteht in dem unterschiedlichen intraoperativ in der prostatischen Harnröhre und Blase entstehenden Druck.

Entscheidender Vorteil der *Niederdruckirrigation* ist die kontinuierliche Resektion ohne Zeitverlust und die niedrigen intravesikalen hydrostatischen Druckwerte mit seltenerer Ausbildung einer intrakorporalen Einschwemmung von Spülflüssigkeit (halbisoosmolares Gemisch aus Sorbitol und Mannitol, z.B. Purisole SM) (s. TUR-Syndrom, S. 22).

Zur Niederdruckirrigation wird vorzugsweise die Spülwasserabsaugung mit dem supra-

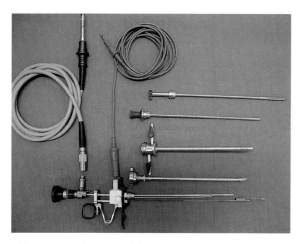

Abb. 2.1. Ansicht eines Elektroresektoskopes, bestehend aus Schaft, Obturator, Elektrotom, Optik und Schlingenelektrode.

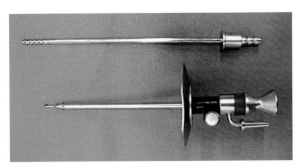

Abb. 2.2. Suprapubischer Trokar für einen kontinuierlichen Wasserabfluss über einen Drainageeinsatz.

pubischen Trokar verwendet (Abb. 2.2). Dieser wird präoperativ in die bei der vorausgegangenen Zystoskopie gut gefüllte Harnblase eingestochen. Nach Entfernung des Mandrins fließt die Spülflüssigkeit durch den geöffneten Schaft ab und es wird ein Drainageeinsatz zur kontinuierlichen Wasserabsaugung eingeführt.

Eine Niederdruckirrigation mit kontinuierlicher Spülung gestattet auch das Rückflussresektoskop nach Iglesias (1975), bei dem die Spülflüssigkeit permanent durch einen Spülkanal in die Blase geleitet und durch einen zweiten herausgeführt wird. Ein Nachteil liegt darin, dass sich bei länger dauernder Resektion die Poren des Rückflussresektoskopes durch Resektatchips verstopfen können.

Bei der *Hochdruckirrigation* nimmt der Spülwasserzufluss mit zunehmender Harnblasenfüllung und Erreichen der Blasenkapazität langsam ab und sistiert, wenn der Blaseninnendruck und der hydrostatische Druck des Spülsystems gleich sind. Wegen zunehmender Sichtverschlechterung ist eine intermittierende Blasenentleerung erforderlich, indem die Blasenspülflüssigkeit nach Entfernen des Arbeitseinsatzes durch den Resektionsschaft abfließen kann. Diese kurzzeitigen Unterbrechungen während der Resektion führen zu lästigen Zeitverlusten. Die Gefahr der Blasenüberdehnung und Einschwemmung bei nicht bemerktem Überdruck ist geringer als früher angenommen. Das Risiko einer Spülflüssigkeitseinschwemmung lässt sich senken durch eine limitierte Auffanghöhe des Irrigators von 30–50 cm über Körperniveau des Patienten.

Die Operation wird als *Video-TUR* durchgeführt. Der Operateur verfolgt die Resektion am Videomonitor und hat dabei eine ausge-

zeichnete Sicht auf das Operationsfeld. Auch die Ausbildungssituation wird hierdurch erleichtert.

Auf eine Niederdruckirrigation muss nur bei gleichzeitiger Blasentumor- und Prostataresektion in einer Sitzung verzichtet werden, um Implantationsmetastasen entlang der suprapubischen Trokarfistel zu vermeiden.

Resektionstechniken

Bei einer orientierenden Übersicht sind zunächst die Resektionsgrenzen festzulegen. Der wichtigste distale Markierungspunkt der hinteren Harnröhre ist der Samenhügel. Die Resektion kann nur dann begonnen werden, wenn dieser sicher ausgemacht worden ist, da es bei Verletzung dieser Struktur und des unmittelbar distal davon gelegenen Sphinkter externus zu einer Harninkontinenz kommen kann. Bei großen Seitenlappenhyperplasien kann der Samenhügel verdeckt sein. Dann ist es angebracht, ihn mittels rektaler Hilfe der Optik entgegenzudrücken. Verletzungen des Samenhügels sind zu vermeiden, um einen Reflux in die Samenwege und eine konsekutive Epididymitis zu verhindern.

Die proximale Begrenzung des Resektionsgebietes ist der Blasenhals, der wegen der unterschiedlichen Wuchsformen der Seitenlappen und des Mittellappens sehr vielgestaltig sein kann. Zwischen einem einfachen Übergang zur Harnblase mit Ausbildung einer Querbarre und einem großen, endovesikalen Mittellappen mit Verdeckung der Ostien bestehen zahlreiche Übergangsformen. Mit zunehmender Blasenfüllung durch Spülwasserzufluss rücken die Harnleitermündungen vom Blasenausgang weg, so dass sie ggf. erst zu einem späteren Zeitpunkt identifiziert werden können. Nach dieser orientierenden Besichtigung von Prostata und Blase und sicherer Festlegung der Resektionsgrenzen kann mit der eigentlichen Resektion begonnen werden.

■ **Resektion des kleinen Adenoms** (Abb. 2.3 a–f). Das Ende des Resektionsschaftes befindet sich unmittelbar über dem Samenhügel, so dass dieser durch das Schaftfenster schützend abgedeckt bleibt. Dann wird die Schneideschlinge ausgefahren, am Blasenhals eingehängt, der

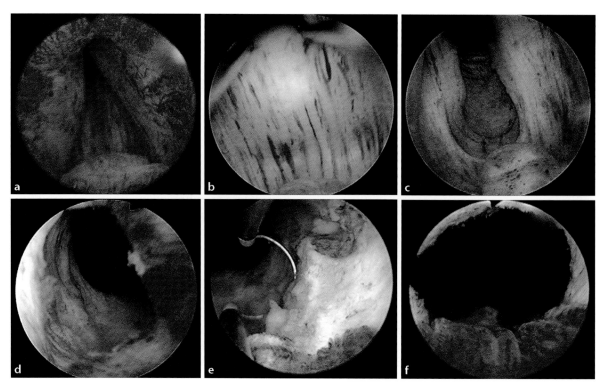

Abb. 2.3 a–f. Resektion des kleinen Adenoms: Ausgangsbefund (**a**). Eingehängte Elektrode am Blasenhals vor Anlegen des Grabenschnittes. Spitze des Samenhügels als distale Resektionsgrenze im unteren Bildrand sichtbar (**b**). Grabenschnitt bei 6 Uhr vom Blasenhals bis vor den Samenhügel (**c**). Nach Resektion des rechten Seitenlappens fällt der linke Seitenlappen in die Prostataloge vor. Am unteren Bildrand ist der Samenhügel erkennbar (**d**). Resektion des linken distalen Prostataseitenlappens. Im linken unteren Bildrand ist die Samenhügelspitze als distale Resektionsgrenze erkennbar (**e**). Endzustand mit Blick vom Sphincter externus, prominenter Samenhügel erkennbar: vollständig ausgehöhlte Prostataloge ohne apikale Reste (**f**).

Schneidestrom eingeschaltet und die Schlinge in den Schaft zurückgezogen. Die Tiefe des Schnittes sollte 1/2 Schlingentiefe betragen. Beim Schneidevorgang ist darauf zu achten, dass die Position des Schaftes selbst nicht geändert wird, so dass der Samenhügel stets geschützt bleibt. Der zweite Schnitt wird unmittelbar rechts oder links neben dem Grabenschnitt gelegt, damit eine gut einsehbare Rinne bei 6 Uhr entsteht. Anschließend erfolgt das Vertiefen der Rinne bis zur Prostatakapsel, um die Ausdehnung der Prostataloge zu erkennen. Nach jedem Resektionsschnitt wird die Schnittfläche beim Wiederausfahren der Schlinge auf größere Blutungen kontrolliert. Während bei guter Sicht systematisch weiter reseziert wird, sollten größere Blutungen zur Gewährleistung guter Sichtverhältnisse koaguliert werden. Anschließend werden die collikelnahen Seitenlappen entfernt und so der Resektionsgraben erweitert. Die verbliebenen Seitenlappenanteile werden anschließend von der 9- bzw. 3-Uhr-Position beginnend proximal am Blasenausgang bis nach distal zum erweiterten Orientierungsgraben reseziert. Dabei fällt das Gewebe der Seitenlappen in die Prostataloge und lässt sich damit gut entfernen. Sinnvoll ist eine symmetrische Resektion der lateralen Seitenlappenanteile, zunächst von 6 bis 2 Uhr, dann von 6 bis 10 Uhr, um Blutungen besser identifizieren zu können. Dabei sollte zunächst der größte Teil eines Seitenlappens entfernt werden. Das Restgewebe wird dann nach Beseitigung des sichtbehindernden Anteiles des nach medial fallenden kontralateralen Seitenlappens bis auf die Kapsel reseziert. Hier ist auf den notwendigen Sicherheitsabstand zum apikalen Gewebe zu achten. Nach Beendigung dieses Resektionsschrittes wölben sich die oberen, ventralen Gewebsabteile deutlich vor. Durch

Rotation des Instrumentes um 180° werden nun die ventralen Prostataanteile am Logendach zwischen 11 und 1 Uhr entfernt. Danach sollte ein glatter Übergang ohne Stufenbildung von der Prostataloge bis zur Harnblase bestehen. Abschließend erfolgt die Resektion des apikalen Gewebes, die zu den schwierigsten Phasen der Resektion zählt und größte Sorgfalt erfordert. Die Entfernung dieser Prostataanteile ist entscheidend für eine gute, ungehinderte Miktion. Dabei ist auf die Erhaltung des unmittelbar distal vom Samenhügel gelegenen Sphincter externus zu achten. Der Resektionsschaft wird so am Samenhügel positioniert, dass sein distales Ende gerade eben noch erblickt werden kann. Unter dieser Orientierung können die apikalen Adenomanteile in kurzen Schnittführungen links und rechts vom Colliculus im Uhrzeigersinn entfernt werden. Nach einzelnen Schnittserien sollte man sich immer wieder von der korrekten Position des Resektoskopes überzeugen; denn besonders bei den Richtungsänderungen in der vorderen Zirkumferenz zwischen 3 und 9 Uhr kann es zu unbeabsichtigten Positionsänderungen kommen. Nach Beendigung jeder Resektionsserie ist es ratsam, bei minimaler Blasenfüllung das Instrument in die hintere Harnröhre zurückzuziehen, um den Sphincter externus und die distale Resektionsgrenze sicher beurteilen zu können. Bei abgestelltem Spülstrahl gewinnt man nun den Eindruck, im Parkett eines Theaters zu sitzen und auf den in der Mitte nicht ganz geschlossenen Vorhang zu blicken, der die Bühne (Prostataloge) nicht vollständig abdeckt. Basal ist der Samenhügel nun als Souffleusekasten zu erkennen. Bei angestelltem Spülstrom wird der Sphincter-externus-Vorhang beiseite gedrängt und gibt nach Vorschieben des Instrumentes den Blick frei auf die ausresezierte Prostataloge. Mit kurzen Resektionsschnitten können verbliebene, in das Lumen vorspringende Gewebereste entfernt werden. Hiernach ist die Prostataloge vollständig ausgehöhlt und die Kapsel von hyperplastischem Gewebe befreit. Die resezierte Fläche sollte glatt sein, damit eine gute Wundheilung einsetzen kann.

Gelegentlich kann durch rektodigitale Anhebung der Samenhügel besser dargestellt werden, um apikale Reste zu entfernen. Diese Maßnahme ist bei der Video-TUR in Einzelfällen sinnvoll.

■ **Resektion des großen Adenoms.** Bei der Entfernung einer größeren Prostata über 50 g wird das Ziel verfolgt, die prostatische Blutgefäßversorgung früh zu unterbinden und dadurch den Blutverlust zu senken. Wesentlich für die Wahl der Operationsmethode ist zum einen die Konfiguration der Prostata, zum anderen die Erfahrung und der persönliche Operationsstil des Operateurs.

Bei dem Verfahren nach Nesbit (1943) wird der größte Prostataanteil von seiner Blutversorgung abgetrennt. Zunächst werden bei 12 Uhr die Spitzen beider Seitenlappen abgetragen, wobei durch wenige Schnitte der proximale Rand des Sphincter internus freigelegt werden kann. Mittels Langschnitten wird das Prostatagewebe bei 12 Uhr bis zum Apex entfernt. Durch Anlegen lateraler Schnitte links und rechts neben 12 Uhr entsteht ein ventrales Plateau. Die in diesem Bereich auftretenden größeren Blutungen werden sofort gestillt. Es schließt sich nun die Bildung eines Nesbit-Grabens an, wobei nach lateral vom Dach der Prostataloge absteigend auf beiden Seiten Prostatagewebe abgetragen wird. Bei der Anlage dieses Grabens werden die großen, kapselnahen Gefäße eröffnet und sofort gezielt koaguliert. Auf diese Weise werden die beiden Seitenlappen, vom ventralen Plateau ausgehend, zu 2/3 von der lateralen Kapselwand und somit von der Blutversorgung abgetrennt.

Im nächsten Schritt erfolgt das systematische Abtragen des Prostatagewebes bis auf das Niveau des Grabens, was aufgrund der geringen Blutung rasch möglich ist. In der letzten Phase wird die Abtragung der Gewebereste der Seitenlappen und des Mittellappens bis auf den Logenboden vorgenommen.

Der Sphincter internus wird in seiner gesamten Zirkumferenz freigelegt, bis ein glatter Übergang zur Blase entsteht. Danach werden apikale Reste entfernt und die Loge in typischer Weise ausgehöhlt.

Bei dem Verfahren nach Alcock-Flocks (1943) wird zunächst der Mittellappen entfernt. Der Schnitt erfolgt bis auf den Sphincter internus und die den Mittellappen versorgenden großen Gefäße, die gezielt koaguliert werden.

Auf diese Weise ist die Entfernung des gesamten Mittellappens blutarm möglich. Anschließend wird der Seitenlappen bei 3 bzw. 9 Uhr durch einen radiären Grabenschnitt geteilt. Die unteren Hälften der Seitenlappen werden von 9 bis 6 Uhr bzw. 3 bis 6 Uhr abgetragen [6]. Hiernach sinken die oberen Seitenlappenhälften auf den Logenboden und können mühelos reseziert werden. Es folgt die Entfernung der ventralen und apikalen Prostataanteile. Vorteil dieser Technik ist die Unterteilung der Drüse durch Anlegen von Grabenschnitten in mehrere Portionen, was eine gute Orientierung und ein Arbeiten in einem begrenzten Gebiet ermöglicht. Bei sehr großen Seitenlappen kann die Anlage des Orientierungsgrabens allerdings schwierig werden, da die Festlegung der proximalen Begrenzung erschwert ist.

Eine Prostata kann erheblich endovesikal entwickelt sein und den Blasenboden mit Ureterostien bedecken. Wegen der Unübersichtlichkeit macht die Resektion in solchen Fällen mitunter technische Schwierigkeiten. Vor der Resektion sollte eine Zystoskopie ggf. auch mit einer retrograden Optik zur genauen Identifizierung der endovesikalen Wachstumsform erfolgen.

Bei intravesikalen Seitenlappen beginnt man bei 6 Uhr mit einer Schnittserie bis auf den Sphinkter internus, die in paralleler Schnittführung auf einer Seite beginnend von 6 bis 12 Uhr fortgesetzt wird. Die Resektion erfolgt in 2 Etappen. Zunächst werden die proximalen Gewebsanteile symmetrisch entfernt, um die Blutversorgung durch die großen Arterien nahe des Sphincter internus zu unterbrechen. Anschließend folgt die Abtragung der distalen Prostataanteile in gleicher Weise. Vorsicht ist bei der Resektion in Trigonumnähe geboten, da die Verbindungen zwischen Blasenhals, Trigonum und Prostatakapsel bei 5 und 7 Uhr durchtrennt werden und eine so genannte Abhebung entstehen kann.

Bei der Resektion des intravesikalen Mittellappens kann auch ein Grabenschnitt zwischen Mittel- und Seitenlappen bis auf die Fasern des Sphincter internus entsprechend der beschriebenen Resektionstechnik nach Alcock und Flocks gelegt werden. Auf diese Weise können die großen, den Mittellappen versorgenden Gefäße koaguliert werden. Dieser Graben wird

auf beiden Seiten angelegt. Nach Koagulation der Gefäße erfolgt die Abtragung des verbleibenden Mittellappengewebes. Dabei ist auf den Schutz der Ostien zu achten.

Größere, zungenförmige, endovesikale Fortsätze verlieren vor allem nach Resektion des endourethralen Anteils ihre Stabilität und können aufgrund ihrer Mobilität in der Blase flottieren und die Ostien bedecken. Hier kommt ein Schnitt mit Kontrolle des Einsatzpunktes zur Anwendung, bei dem der intravesikale Prostatafortsatz mit der kalten Schlinge gefasst, ohne Einschaltung des Schneidestromes hochgehoben und erst dann abgeschnitten wird, wenn Schlinge und Gewebeanteil durch vorsichtiges Zurückziehen des Schaftes aus dem Bereich der Ostien entfernt sind [11].

■ **TUR des Prostatakarzinoms.** Die Technik entspricht im Wesentlichen der bei einer Hyperplasie. Meist besteht eine starre prostatische Harnröhre mit Einschränkung der Beweglichkeit des Instrumentes. Man beginnt mit einer Resektion im blasennahen Abschnitt und legt eine trichterförmige Tumorrinne an. Nach ausreichender Beweglichkeit des Instrumentes kann die Resektion in üblicher Weise fortgeführt werden. Die Resektion der apikalen Anteile gestaltet sich meist schwierig, da der Samenhügel durch tumoröse Infiltrationen nicht immer sicher identifiziert werden kann. Dann sollte die Resektion unter rektaler Assistenz erfolgen, um den Colliculus möglichst gut darzustellen. Auf eine kontinenzerhaltende, schonende Resektion der apikalen Tumoranteile muss geachtet werden. So sollte man besser einen Geweberest stehen lassen, als eine Verletzung des externen Sphinkters zu riskieren [12]. Bei weit fortgeschrittenen Karzinomen und/oder schlechtem Allgemeinzustand des Patienten sollte statt palliativer Resektion einer suprapubischen Blasenfistel der Vorzug gegeben werden.

■ **Blutstillung.** Die *arterielle* Gefäßversorgung der Prostata teilt sich an der Verbindungsstelle Prostata-Harnblase in einen äußeren kapsulären und einen inneren urethralen Ast. Die größeren Arterien finden sich blasenhalsnah zwischen 5 und 1 Uhr sowie zwischen 7 und 11 Uhr. Der urethrale Gefäßschenkel tritt mit seinen Hauptästen bei 7 und 5 Uhr in die Prostata ein. Dementsprechend findet man in diesem Bereich die dicksten spritzenden Gefäße bei der Resektion. Man hat die beste Sicht, wenn man diese früh versorgt.

Blutende Arterien müssen sofort koaguliert werden, um die Orientierung nicht zu beeinträchtigen und dem Patienten einen unnötigen Blutverlust zu ersparen. Der erfahrene, rasch arbeitende Operateur wird beim Anschnitt von Arterien nicht jedesmal eine Koagulation durchführen, sondern im blutenden Gebiet weiter resezieren, da er bei der nächsten Schnittführung die gleiche Arterie wieder anschneiden muss. Erst bei zu starker Sichtbehinderung bzw. nach Beendigung der Schnittserien wird er koagulieren. Am Logenboden anhaftende Blutgerinnsel erschweren die Orientierung und verdecken oft blutende Gefäße. Die Gerinnsel müssen mit der kalten Schlinge stumpf entfernt oder mit flachen Schnitten scharf abgetragen werden. Trifft ein arterieller Blutstrahl direkt das Optikfenster, so muss durch Lageveränderung des Resektoskopes bessere Sicht geschaffen werden, um eine gezielte Koagulation zu ermöglichen.

Im Gegensatz zur Blutstillung der Arterien ist die Versorgung *venöser* Blutungen von untergeordneter Bedeutung. Die Koagulation der Venensinus in der Kapsel ist aufgrund ihrer Größe sowie der sehr dünnen Gefäßwand mit fehlender Muskulatur- und Elastikaschicht kaum vollständig möglich.

Venöse Sickerblutungen bleiben deshalb unberücksichtigt, da bei wiederholten Koagulationsversuchen das Venenleck und damit die Perforationsgefahr nur größer werden und die Gefahr der Einschwemmung höherer Flüssigkeitsmengen in den Venensinus gegeben ist. Im Gegensatz zur arteriellen Blutung lässt sich jede venöse Blutung durch Ballonkatheterkompression beherrschen. Die Zahl der angeschnittenen kapselnahen Venensinus ist von großer Bedeutung, da sie eine Eintrittspforte für das Spülwasser in den Blutkreislauf darstellen können, was bei entsprechender Menge zu einem TUR-Syndrom führt.

■ Nachbehandlung

Nach Beendigung der Resektion, die möglichst nicht länger als 1 Stunde dauern sollte, erfolgt die *Entfernung der resezierten Gewebestücke* durch Absaugen mit der Blasen- oder Metallkolbenspritze (Abb. 2.4). Anschließend erfolgt die endoskopische Kontrolle der Prostataloge zur Beurteilung der vollständigen Gewebeentfernung. Bei eine Beobachtungsposition über dem Samenhügel wird der Spülwasserzufluss schwach angestellt. So kann die Loge nach Gewebearten und Blutungen abgesucht werden. Kleine Prostatareste können abgetragen und unregelmäßige Schnitte begradigt werden. Dann zieht man den Resektionsschaft in die membranöse Harnröhre in Höhe des Schließmuskels zurück, um die endgültige Konfiguration des Logenausgangs beurteilen zu können. Nach vollständiger Resektion stellt sich die distale Prostataloge in Form eines gotischen Torbogens in Höhe des Samenhügels dar. Bei leerer Blase sollte der suprapubische Trokar verschlossen und die Blase langsam über den Resektoskopschaft aufgefüllt werden. Dabei finden sich gelegentlich distale Prostagewebereste, die segelförmig in das Lumen der Loge hineinragen und gezielt entfernt werden können.

Bei der abschließenden Untersuchung wird die Blase auf unbemerkte Ostien- und Trigonumverletzungen untersucht, die bevorzugt bei der Resektion großer endovesikaler Mittellappen auftreten können.

Nach vollständiger Evakuation der Prostatachips und rosefarbener Blasenspülung wird der Eingriff mit der *Einlage eines transurethralen*

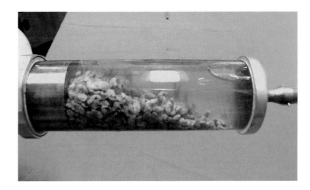

Abb. 2.4. Metallkolbenspritze zum Absaugen der Gewebsstücke aus der Blase.

Ballonkatheters beendet. Vorzugsweise wird ein 22- bis 24 Charr-Tiemann-Katheter verwendet. Das Einführen des Katheters kann vor allem nach vollständiger Resektion einer großen Prostata schwierig sein, da sich die Katheterspitze am Rand des Sphincter internus oder am Logenboden verfängt. Hier hilft die rektale Assistenz des Zeigefingers, der die Katheterspitze von Rektum aus anhebt, während mit der anderen Hand der Katheter eingeführt wird (s. S. 34, Abb. 2.13). Gelingt dennoch keine korrekte Platzierung, sollte der Katheter mit einem Metallmandrin versehen werden. Nach Einführen des Katheters wird der Ballon mit 5 ml gefüllt und langsam in die Loge zurückgezogen. Dann erfolgt die endgültige Ballonfüllung bis zum gewünschten Volumen. Nur ein in der Prostataloge platzierter Ballon erfüllt den Zweck der Hämostase [12]. In Abhängigkeit von dem entfernten Gewebsvolumen erfolgt eine Ballonfüllung von 40 bis 60 ml. Eine höhere Ballonfüllung führt meist nicht zur suffizienten Tamponade. Bleibt die Spülung und insbesondere der letzte Guss blutig, so empfiehlt sich eine nochmalige endoskopische Kontrolle mit gezielter Elektrokoagulation pulsierender Arterien.

Bei fehlender Nachblutung und zunehmend heller werdender Spülflüssigkeit ist meist schon am ersten postoperativen Tag ein *Ablassen des Katheterballons* um 20 bis 40 ml möglich. Entscheidend für den Termin der Katheterentfernung ist die Farbe der ablaufenden Dauerspülflüssigkeit bzw. der Urinfarbe. Meist ist eine Katheterentfernung problemlos nach 2–3 Tagen möglich. *Blasentenesmen* lassen sich durch Buscopansuppositorien oder anticholinerge Medikation (Trospiumchlorid) beherrschen.

Nach der *Katheterentfernung* sind weitere transurethrale Instrumentationen nur bei stärkeren Nachblutungen oder erschwerter Spontanmiktion notwendig. Ursache sind meist verzögerte Schorfabstoßung und/oder Prostatareste, die bei der ersten Sitzung wegen Zeitüberschreitung oder starker Blutung nicht vollständig entfernt werden konnten. Dann wird eine Nachresektion notwendig.

Der Stellenwert transurethraler *Instillationen* wird kontrovers bewertet. Schmerzhafte Miktionen nach Katheterentfernung lassen sich meist durch transurethrale Instillationen mit Farcotril® oder Urostilloson® beherrschen.

Zur Nachbehandlung gehört auch die Weiterführung der präoperativ bereits eingeleiteten *Thrombembolieprophylaxe*, das Weitertragen antithrombotischer Strümpfe, die Bettruhe am Operationstag und rasche Mobilisation an den folgenden Tagen [3]. Bei fehlendem präoperativen Harnwegsinfekt ist eine *Single-Shot-Antibiose* mit Cotrimoxazol oder Ciprofloxacin einer fehlenden Antibiotikatherapie vorzuziehen [7, 8]. Bei vorbestehendem Harnwegsinfekt ist nach antibiotischer Therapie eine perioperative Behandlung sinnvoll.

In der postoperativen Nachsorge lassen sich *Pollakisurie* und imperativer Harndrang durch spasmoanalgetische Medikamente wie Butylscopolaminiumbromid, Trospiumchlorid und Tolterodin beherrschen. Da es sich meist um ältere Patienten handelt, muss die Medikation auch unter Berücksichtigung der Nebenwirkungen, Kontraindikationen und Interaktionen mit anderen Medikamenten erfolgen.

Vor Entlassung sollte das Operationsergebnis durch eine *sonographische Restharn- und Urinkontrolle* dokumentiert werden. Eine Uroflowmetrie ist nicht dringend notwendig. Nach größeren Resektionen endovesikaler Prostataanteile empfiehlt sich zudem eine nephrosonographische Kontrolle zum Ausschluss einer asymptomatischen Ostiumverletzung mit sekundärer Abflussstörung. Erythro- und Leukozyturie ist in den ersten 3 postoperativen Monaten ein nicht behandlungsbedürftiger Befund, bei nitritpositivem Urin sollte durch eine Urinkultur ein signifikanter *Harnwegsinfekt* ausgeschlossen bzw. testgerecht behandelt werden.

Wichtig ist der Hinweis auf eine erhöhte Blutungsneigung in den ersten 4 postoperativen Wochen. In dieser Zeit sollte der Patient schwere körperliche Arbeit, heiße Bäder, Saunabesuche, Geschlechtsverkehr meiden, um keine Nachblutung zu provozieren.

■ Komplikationen und deren Beherrschung

Bei der *gedeckten Perforation* wird das periprostatische Fettgewebe gut sichtbar und ist nicht mehr von Bindegewebsfasern bedeckt. Das Fett klemmt sich jedoch in die Perforationsöffnung ein und es kommt dadurch in der Regel nicht zu einem gravierenden Spülwasseraustritt. In diesen Fällen ist eine Überfüllung der Blase zu vermeiden und auf eine Verminderung des Spülwasserdruckes zu achten, was jedoch bei einer Niederdruckresektion ohnehin gegeben ist. Die Resektionsstücke müssen dann vorsichtig abgesaugt und die Operation sollte nach gründlicher Blutstillung rasch beendet werden.

Die *freie Perforation* ist eine sehr seltene Komplikation, die typischerweise extraperitoneal im vesikoprostatischen Raum auftritt. Hier sind alle Schichten der Kapsel- und Blasenwand verletzt. Es klafft ein Loch, in welches das Spülwasser eintritt. Diese Komplikation tritt bei blindem Schneidevorgang mit zu tief penetrierender Schlinge ein. Neben der endoskopischen Verifizierung gibt auch die klinische Symptomatik Auskunft über diese seltene Notsituation. Es kommt zu starken Unterbauchschmerzen und Kreislaufstörungen. Spülwasserdefizite und Unmöglichkeit des Absaugens sind typische Merkmale. In dieser Situation ist eine sofortige suprapubische Freilegung, die Übernähung der Perforationsstelle und eine ausgiebige Drainage notwendig. Bei rechtzeitiger Erkennung, unverzüglicher Revision und antibiotischer Abschirmung und mindestens einwöchiger Dauerkatheterbehandlung kommt es meist zu einer problemlosen Abheilung. Wenn nötig kann die Resektion der Prostata zu einem späteren Zeitpunkt vollendet werden.

Eine *subtrigonale Blasenperforation* [10] entsteht durch eine zu radikale TUR oder ein brüskes Einführen des Instrumentes oder Katheters. Eine Vorstufe ist die sog. „Abhebung", wobei der unterhöhlte Trigonumanteil wie eine Klappe des Blasenausganges imponiert. Die Perforationsstelle sollte bei geringem Spülwasserzufluss genau inspiziert und evtl. Blutungen sorgfältig koaguliert werden. Die Operation wird dann vorzeitig beendet und eine einwöchige Dauerkatheterbehandlung unter antibiotischer Abschirmung vorgenommen. Stets sollte ein Zystogramm unter Röntgendurchleuchtung angefertigt werden. Bei Nachweis eines paravesikalen Extravasates empfiehlt sich eine lokale Drainage von einer suprapubischen Inzision aus. Das Einführen des Katheters kann in dieser Situation Schwierigkeiten bereiten. Es

sollte auf einen Ballonkatheter verzichtet werden, da der gefüllte Ballon die Flüssigkeitsdrainage aus der Perforationsstelle behindert. Hier kann ein Tiemann- oder Nelatonkatheter unter rektaler Assistenz verwendet werden, die sich im Perforationsgebiet nicht so leicht verfangen. Bei unkorrekter Katheterplatzierung wird der Katheter mit Hilfe eines gebogenen Führungsdrahtes eingeführt oder dieser über einen 5 Charr-Ureterkatheter, der als Leitschiene dient, vorgeschoben.

Eine sehr seltene Komplikation ist die *Verletzung des Ostiums*. Sie entsteht dann, wenn der Operateur die Orientierung verliert. Nur bei tiefer Resektion des Ostiums kann es zu starken Blutungen, Stenosen und Entwicklung eines Refluxes kommen. In diesen Fällen sollte postoperativ in regelmäßigen Abständen eine nephrosonographische Kontrolle zum Ausschluss einer Harnstauungsniere erfolgen.

Die *Verletzung des Sphincter externus* mit Harninkontinenz ist eine gefürchtete, aber sehr seltene Komplikation, die in ca. 0,1% der Fälle auftritt [2, 16]. Endoskopisch erkennt man neben dem meist erhaltenen Colliculus einen zu weit nach distal reichenden Schnitt oder Narbengewebe. Selten ist der Samenhügel vollständig wegreseziert.

Es sei jedoch auch auf postoperative Inkontinenzformen hingewiesen, die nicht Folge einer Sphinkterverletzung und pathogenetisch anders zu beurteilen sind. Häufig besteht eine Dranginkontinenz aufgrund einer persistierenden Blasentrabekulierung, die bei ausreichender Gabe anticholinerger Medikamente und Spasmoanalgetika zu beherrschen sind. Auch ein Prostatakarzinom mit Infiltration des Sphincter externus kann zu einem Verlust der Kontraktilität mit sekundärer Harninkontinenz führen. Bei zerebralsklerotischen Patienten ist nach korrekter Resektion ebenfalls postoperativ eine sensorische oder motorische Urge-Inkontinenz möglich. Zur Beurteilung der Schließmuskelfunktion dient neben der endoskopischen Beurteilung der faradische und hydraulische Sphinktertest.

Ein *außergewöhnlich großer Blutverlust* kann Folge der Resektion einer zu großen Prostata sein. Ferner gibt es die außergewöhnlich stark durchblutete Prostatakapsel, bei der es bei jedem Schritt zur Eröffnung größerer Arterien kommt. Hier muss die Resektion durch einen erfahrenen Operateur rasch, ggf. in einer zweiten Sitzung beendet werden [4].

Eine seltene, aber gefürchtete Komplikation ist das *TUR-Syndrom*, das in ca. 2% der Fälle auftritt [9, 11, 12, 14]. Durch Spülwassereinstrom in die eröffneten Venensinus der Prostatakapsel kommt es zu einer Überwässerung und Hyponatriämie. Diese Verdünnungshyponatriämie führt zu einer Erhöhung des Venendrucks, eine Erhöhung des systolischen und diastolischen Blutdrucks und in Spinalanästhesie zur Unruhe des Patienten (Gähnen oft Frühsymptom), was diagnostisch außerordentlich bedeutsam ist. Bei Entwicklung eines Lungenödems tritt Atemnot, Dyspnoe und Zyanose auf. Die endgültige Diagnose wird durch den stark erniedrigten Serum-Natriumwert (unter 120 mmol/l) bestätigt. Bereits bei klinischen Frühsymptomen sollte intraoperativ 40 mg Furosemid (Lasix®) und 2 g NaCl i.v. verabreicht werden. Der Patient bedarf einer intensivmedizinischen Überwachung und Behandlung und erst nach Ausscheidung des überschüssigen Wassers und der Normalisierung der Laborwerte ist diese Komplikation beherrscht.

Die *Epididymitis* ist eine selten gewordene postoperative Komplikation, die in 1–4% der Fälle auftritt. Eine prophylaktische Vasotomie vermindert das Risiko nicht signifikant [17].

Die *Harnröhrenstriktur* ist bei korrekter Einführung des Resektionsschaftes eine in 3–10% der Fälle zu beobachtende Spätkomplikation [1, 5]. Sie tritt bevorzugt im Meatus, bulbär und am Blasenhals auf. Die Strikturbehandlung besteht in der Durchführung einer Sichturethrotomie nach Sachse bei 12 Uhr bzw. Blasenhalsresektion (s. Kapitel 1, S. 5, 10). Präventiv sollte auf eine ausreichende Verwendung von Gleitmittel (z.B. Instillagel®) geachtet werden.

Das Auftreten einer postoperativen *erektilen Dysfunktion* wird mit 3,5–34% angegeben [14, 15, 17]. Mögliche Ursache ist eine Verletzung der unmittelbar der Prostatakapsel anliegenden Nervi cavernosi durch exzessive Koagulation oder elektrothermische Schädigung bei apikaler Resektion. Aus der Gutachtertätigkeit sei darauf hingewiesen, dass ein Kausalzusammenhang zwischen Erektionsstörung und TUR-Prostata schwierig ist, da die andrologische Funktion meist präoperativ nicht objektiviert wurde.

Literatur

1. Balbay MD, Ergen A, Sahin A, Lekili M, Ulcugay S, Karaagaoglu E (1992) Development of urethral stricture after transurethral prostatectomy: a retrospective study. Int Urol Nephrol 24:49–53
2. Bringer JP, Nguyen-Qui JL, Ziede E, Pellerin JP, Goldschmidt P, Bollack C (1984) Transurethral resection of the prostate. Our experience in a series of 244 cases. Mid-term results. Ann Urol (Paris) 18:33–37
3. Donat R, Mancey-Jones B (2002) Incidence of thromboembolism after transurethral resection of the prostate (TURP) – a study of TED stocking prophylaxis and literature review. Scand J Urol Nephrol 36:119–123
4. El Malik EM, Ibrahim AI, Gahli AM, Saad MS, Bahar YM (2000) Risk factors in prostatectomy bleeding: preoperative urinary infection is the only reversible factor. Eur Urol 37:199–204
5. Gritti A, Bellorofonte C, Ruoppolo M, DellAqua S, Zaatar C, Morosini D, Yamak R, Ferri PM, Tombolini P (1990) Complications and limitations of transurethral prostatic resection: retrospective study of 366 patients. Arch Ital Urol Nefrol Androl 62:435–438
6. Hartung R, May F (2002) Die transurethrale Elektroresektion der Prostata. Aktuelle Urologie 33:469–482
7. Knopf HJ, Funke PJ (2000) Die Bedeutung der bakteriellen Prostatabesiedlung für nosokomiale Harnweginfektionen nach transurethraler Prostataresektion. Urologe A 39:432–435
8. Knopf HJ, Weib P, Schafer W, Funke PJ (1999) Nosocomial infections after transurethral prostatectomy. Eur Urol 36:207–212
9. Kolmert T, Norlen H (1989) Transurethral resection of the prostate. A review of 1111 cases. Int Urol Nephrol 21:47–55
10. Koloszy Z, Csapo Z (1983) Bladder neck perforations caused by TURP (transurethral prostatectomy). Z Urol Nephrol 76:65–73
11. Malhotra V (2000) Transurethral resection of the prostata. Anaesthesiol Clin North America 18:883–897
12. Mauermeyer W (1981) Transurethrale Operationenen. Springer Verlag, Heidelberg
13. Mazur AW, Thompson IM (1991) Efficacy and morbidity of "channel" TURP. Urology 38:526–528

14. Mebust WK, Holtgreve HL, Cockett AT, Peters PC (1989) Transurethral prostatectomy: immediate and postoperative complications. Co-operative study of 13 participating institutions evaluating 3885 patients. J Urol 141:243–247

15. Quek KF, Loh CS, Low WY, Razack AH (2001) The effects of treating lower urinary tract symptoms on sexual function. Med J Malaysia 56:158–166

16. Ramsey EW (2000) Benign prostatic hyperplasia: a review. Can J Urol 7:1135–1143

17. Uchida T, Adachi K, Ao T, Fujino A, Omata T, Yoshizawa K, Kurokawa J, Kadowaki K, Shoji K, Yokoyama E et al (1993) Preoperative, operative and postoperative complications in 2266 cases of transurethral resections of the prostate. Nippon Hinyokika Gakkai Zasshi 84:897–905

18. Vale J (2000) Benign prostatic hyperplasia and erectile dysfunction – is there a link? Curr Med Res Opin 16 (Suppl 1):63–67

Holmium-Laser-Enukleation der Prostata (HoLEP)

R. M. Kuntz

■ Vorbemerkungen

Die TUR-Prostata gilt nach wie vor als operative Therapie der Wahl der BPH, zumindest für Drüsen bis zu einem Maximalgewicht von 80–100 g. Große Studien zeigten jedoch, dass zwar die Mortalität der TUR-Prostata praktisch auf Null gesenkt werden konnte, die peri- und postoperative Komplikationsrate aber unverändert hoch bei etwa 15–20% blieb [23]. Dies führte in den letzten 10 Jahren zu intensiven Bemühungen, Alternativverfahren mit ähnlicher Effektivität, aber geringerer Morbidität zu entwickeln. Mit dieser Zielsetzung wurden auch verschiedene Laser klinisch eingesetzt. Im Wesentlichen sind dies:

■ *der Neodym:YAG-Laser* zur transurethralen, berührungsfreien, seitlichen Bestrahlung (VLAP: visuelle Laserablation der Prostata in side-fire-Technik) oder zur Applikation von Laserenergie über Laserfasern, die in die Prostatalappen eingestochen werden (ILK: interstitielle Laserkoagulation) und

■ *der Holmium:YAG-Laser* zur Resektion bzw. Enukleation der Prostata (HoLEP).

Laser (Light Amplification by Stimulated Emission of Radiation, also Lichtverstärkung durch Anregung von Strahlenemission) erzeugen künstliches Licht, das u. a. dadurch charakterisiert ist, dass es aus einer einzigen Wellenlänge besteht. Die Wirkung einer Laserbestrahlung auf biologisches Gewebe hängt neben der Bestrahlungsdauer und -energie im Wesentlichen von den physikalischen Eigenschaften dieser Wellenlänge ab. Laser mit unterschiedlicher Wellenlänge können ganz unterschiedliche Effekte verursachen, kurz gesagt: Laser und Laser ist nicht das selbe! Auch die Wellenlängen des Neodym:YAG- und des Holmium:YAG-Lasers unterscheiden sich voneinander und erzeugen sehr unterschiedliche Veränderungen am Prostatagewebe.

Die Holmiumlaser-Wellenlänge zeichnet sich u. a. dadurch aus, dass sie sehr gut von Wasser resorbiert wird und somit eine nur sehr geringe Eindringtiefe ins Gewebe von 0,4 mm hat, d. h. das Laserlicht wird also schon auf dieser kurzen Strecke vom Gewebe absorbiert und in Hitze umgewandelt [12]. Je kürzer die Eindringtiefe einer Laserwellenlänge und je kleiner das bestrahlte Gewebeareal, desto höher ist die Energiedichte. Die hohe Energiedichte des Holmiumlasers ermöglicht es, Prostatagewebe auf über $100°$ zu erhitzen und damit zu vaporisieren. Wird die Laserfaser in direktem Gewebekontakt bewegt, so resultiert aus der Vaporisation ein Schnitt. Die Eindringtiefe von 0,4 mm sorgt dafür, dass dieser Schnitt äußerst präzise ist, fast so präzise wie mit der HF-Schlinge. Beim Schneiden wird durch abstrahlende Hitze auf einer Strecke von 2–3 mm angrenzendes Gewebe zwischen $46°$ und $100°$ erhitzt, was zur simultanen Koagulation von Gefäßen führt. Dadurch wird es möglich, schon während des Schneidens die Mehrzahl aller Gefäße zu koagulieren. Mit dem Holmiumlaser kann somit Prostatagewebe weitgehend blutungsfrei inzidiert, reseziert und enukleiert werden [4].

Dagegen wird die Wellenlänge des Neodym:YAG-Lasers wesentlich weniger gut vom Wasser resorbiert und dringt deshalb sehr viel tiefer in das Gewebe ein. Dadurch ist die Energiedichte geringer, das Gewebe wird nicht über 100° erhitzt und somit nicht vaporisiert. Schneiden ist nicht möglich. Das Resultat der Interaktion zwischen Neodym:YAG-Laser und Prostatagewebe ist lediglich eine Koagulationsnekrose. Erst nach Abstoßen oder Resorption der Nekrose wird die prostatische Harnröhre sekundär erweitert. Alle Verfahren führen zu einer Verbesserung der Miktion [9], der Holmium-Laser ist jedoch wesentlich effektiver [3].

■ Indikationen, Kontraindikationen

Grundsätzlich sind die Indikationen der Ho-LEP identisch mit denen der TUR-Prostata (s. Abschn. Indikationen, S. 13). Denn mit beiden Verfahren wird endoskopisch unter Sicht obstruierendes Prostatagewebe sofort abgetragen, so dass bei korrekter Durchführung am Ende der Operation das obstruierende Gewebe beseitigt ist.

Zu den seltenen Indikationen zählt die *palliative Resektion eines Prostatakarzinoms*. Sie ist indiziert bei stark störender Miktionssymptomatik, rezidivierenden Harnverhaltungen und Blutungen, und zwar unseres Erachtens unabhängig von Lebenserwartung und Alter des Patienten, solange der Patient vom Anästhesisten zur Operation freigegeben wird. Die suprapubische Blasenfistel sollte ultima ratio bleiben, weil durch unvermeidbare Infektionen irritative Symptome, Blasenkrämpfe und Blutungen den Patient erheblich belasten können. Zumindest theoretisch scheint die Holmiumlasertherapie besonders sinnvoll zu sein, da während des Schneidevorganges simultan Venen koaguliert werden und somit eine Einschwemmung von Tumorzellen reduziert werden könnte.

Theoretisch bietet aus dem gleichen Grunde auch die *Holmiumlaserinzision eines Prostataabszesses* Vorteile gegenüber der Operation mit der HF-Schlinge, da der Verschluss venöser Gefäße den Übertritt von Eiter in die Blutbahn verhindern bzw. reduzieren müsste.

Die *Prostatagröße* stellt keine Einschränkung der Indikation zur HoLEP dar [7, 15, 16, 24], da auch bei großen Drüsen über 100 g Gewicht kein wesentlicher Blutverlust auftritt [17] und wegen der Verwendung von Kochsalzlösungen

kein TUR-Syndrom entstehen kann [12]. Schwierigkeitsgrad und Zeitbedarf der Operation korrelieren jedoch eindeutig mit der Größe der Prostata, und größere Drüsen sollten nur von erfahrenen Operateuren operiert werden [17].

Es ist zwar wünschenswert, jedoch nicht zwingend notwendig, eine Antikoagulantientherapie präoperativ abzubrechen. Kleine Prostatae bis zu ca. 60 g können, falls nötig, auch unter Marcumartherapie mit dem Holmiumlaser enukleiert werden, eine Acetylsalicylsäuretherapie muss auch bei größeren Drüsen präoperativ nicht unbedingt abgesetzt werden [25].

Bei Patienten mit akutem Harnwegsinfekt sollte die Operation verschoben und der Harnwegsinfekt präoperativ behandelt werden.

Eine relative Kontraindikation zur HoLEP ist eine Detrusorinstabilität, die vor Durchführung einer HoLEP ausgeschlossen bzw. ausreichend therapiert sein sollte. Stark gehäufter Harndrang, imperativer Harndrang und besonders eine Harndranginkontinenz geben Anlass zur präoperativen urodynamischen Untersuchung mit Zystomanometrie. Bei Nachweis eines instabilen Detrusors empfiehlt sich die präoperative Therapie mit Anticholinergika. In der Regel verbessert sich dadurch die Drangsymptomatik erheblich, allerdings können obstruktive Beschwerden und Restharnbildung zunehmen, in Einzelfällen kann sogar ein akuter Harnverhalt auftreten. Dennoch ist es sinnvoll, schon präoperativ eine Urge-Inkontinenz zu behandeln, selbst wenn sich eine obstruktions-bedingte Detrusorinstabilität nach Beseitigung der Obstruktion unter Anticholinergika auch postoperativ beseitigen ließe. Doch würde sich der Therapieeffekt eventuell erst nach Wochen einstellen und bis dahin eine postoperative Harndranginkontinenz Patient und Operateur gleichermaßen irritieren und das Vertrauensverhältnis zwischen Arzt und Patient empfindlich stören können.

Echte Kontraindikationen sind internistisch-neurologische Begleiterkrankungen, die eine Narkose unmöglich machen. Eine HoLEP ist außerdem nicht möglich, wenn der Patient aufgrund einer massiv eingeschränkten Beweglichkeit im Hüftgelenk nicht adäquat gelagert werden kann, da eine korrekte Lagerung die nahezu rechtwinklige Beugung im Hüftgelenk erfordert.

Im Bedarfsfall sollte präoperativ eine Probelagerung erfolgen. Bei hochgradigen Harnröhrenstrikturen ist daran zu denken, dass diese Ursache der Miktionsbehinderung sein können und eventuell nach deren Beseitigung die Prostata nicht mehr operiert werden muss.

▪ Vorbereitung

Alle Patienten erhalten eine perioperative antibiotische Prophylaxe. Eigenblut oder Fremdblutkonserven brauchen auch für sehr große Drüsen nicht bereitgestellt zu werden. Außer bei der geplanten palliativen Resektion sollte ein Prostatakarzinom bei Patienten, die einer kurativen Therapie zugeführt werden könnten, präoperativ durch digitale rektale Untersuchung, transrektalen Ultraschall, Bestimmung des prostataspezifischen Antigens und randomisierte Prostatabiopsie ausgeschlossen werden.

Ansonsten entspricht die Vorbereitung der der TUR-Prostata (s. Abschn. Vorbereitung, S. 13 f.). Bei der Lagerung von Patienten mit eingeschränkter Beweglichkeit in den Hüftgelenken muss darauf geachtet werden, dass bei der Schmerzfreiheit während der Narkose kontrakte Gelenk- und Muskelstrukturen nicht gewaltsam überdehnt und traumatisiert werden.

Bei der Befestigung des Abdecktuches am Abdeckbügel, welches das Operationsfeld vom Anästhesiebereich abtrennt, sollte das Abdecktuch so viel Spiel haben, dass der Operateur mit seiner Hand das Abdomen des Patienten eindrücken kann. Dadurch kann nicht nur das Blasendach, sondern auch der Übergang vom Blasendach zur Prostataloge in Richtung Blasenboden bzw. Logenboden gedrückt werden und der ventrale Resektionsrand zwischen Blase und Prostataloge bei der abschließenden Blutstillung ausreichend gut inspiziert werden.

▪ OP-Technik

Instrumentarium

▪ **Holmiumlaser, Laserfaser.** Der Holmium:YAG-Laser ist ein gepulster Feststofflaser. Er produziert Licht im unsichtbaren Bereich mit einer Wellenlänge von 2140 nm. Die Laserleistung kann durch stufenförmige Veränderung entweder der Energie pro Einzelpuls und/oder der Anzahl der Pulse pro Sekunde reguliert werden. Je höher die Energie pro Puls, desto stärker ist der Schneideeffekt. Je höher die Frequenz, desto schneller ist der Schneidevorgang. Für Prostataoperationen hat sich eine Energieleistung von 2,0 Joule und eine Pulszahl von 50 Hertz bei 100-Watt-Lasern und 40 Hertz bei 80-Watt-Lasern als optimal erwiesen [4, 12].

Der Energietransport erfolgt über wiederverwendbare, wasserarme, flexible Quarzfasern mit einem Durchmesser von etwa 0,5 mm. Zur Kühlung der Faser ist eine Dauerirrigation nötig.

▪ **Spezielles Laserresektoskop.** Günstig sind Dauerspülresektoskope, die im äußeren Schaft einen drehbaren Innenschaft besitzen, mit dessen Hilfe das Resektoskop rotiert werden kann, ohne dass der äußere Schaft, der in Kontakt mit der Harnröhrenschleimhaut ist, bewegt wird. Darüber hinaus wurde in unserer Klinik ein spezieller Arbeitseinsatz entwickelt, der die Laserfaser stabilisiert und arretiert, und ermöglicht, die Faser aus dem Schaft herauszuführen und in den Schaft zurückzuziehen (Abb. 2.5). Dadurch werden Längsbewegungen des äußeren Schaftes weitgehend überflüssig. Die Minimierung der Rotations- und Längsbewegungen mit dem äußeren Schaft soll die Traumatisierung und Strikturierung der Harnröhre verhindern. Eine Stabilisierung der Laserfaser ist nötig, da der Holmiumlaser die Energie in gepulster Form auf die Laserfaser überträgt, was zu pulssynchronen seitlichen Ausschlägen der Faser beim Schneiden führen würde. Üblicherweise wird der transurethrale Eingriff in Videotechnik durchgeführt.

▪ **Morcellator.** Das enukleierte Prostatagewebe kann entweder mit der HF-Schlinge („Pilz-Technik") oder mit einem *mechanischen Gewebemorcellator* (Abb. 2.6) zerkleinert werden. Dieser besteht aus 2 röhrenförmigen Hohlmessern, die an ihrem Ende jeweils ein Fenster mit geschliffenen Kanten besitzen (Abb. 2.6 b), einem Handgriff, einer Vakuumrollenpumpe und einem Schlauchsystem. Das äußere Hohlmesser wird an den Handgriff geschraubt, das innere

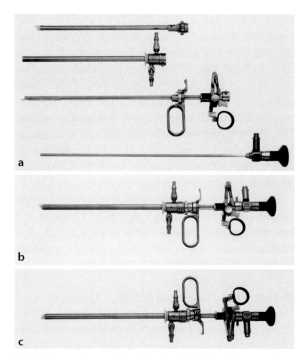

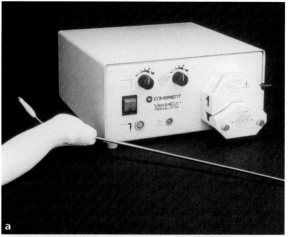

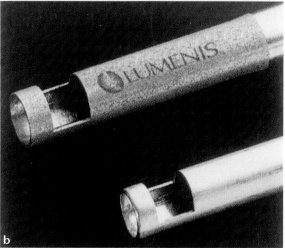

Abb. 2.5 a–c. Dauerspülresektoskop (**a**): Einzelelemente (von oben nach unten): drehbarer Innenschaft, äußerer Resektionsschaft (26 Charr); Laserarbeitseinsatz, mit dem die Laserfaser stabilisiert und arretiert wird und aus dem Resektoskopschaft herausgefahren bzw. in den Resektoskopschaft zurückgezogen werden kann, 12°-Hopkins-II-Optik (Karl Storz, Tuttlingen). Zusammengesetztes Resektoskop in Normalstellung (**b**). Zusammengesetztes Resektoskop (**c**): Innenschaft, Laserarbeitseinsatz und Optik um 180° gedreht, Außenschaft in unveränderter Position.

Abb. 2.6 a, b. a Gewebemorcellator (Versa Cut, Lumenis, Santa Clara, Ca., USA): Im Vordergrund: Handstück mit angeschraubtem äußeren rohrförmigen Hohlmesser und sich darin bewegendem inneren Hohlmesser, das an seinem weißen Aufsatzstück über ein (nicht abgebildetes) Schlauchsystem mit der Vakuumpumpe im Hintergrund verbunden ist. **b** Äußeres (oben) und inneres (unten) Hohlmesser mit distalem Fenster mit Kantenschliff.

Hohlmesser, welches sich innerhalb des äußeren Hohlmessers hin und her bewegt, wird über ein Schlauchsystem mit einer Vakuumpumpe verbunden. Die Pumpe wird über einen Fußschalter aktiviert, wobei beim ersten Druckpunkt ausschließlich die Saugung, beim zweiten Druckpunkt die zusätzliche Bewegung des inneren Hohlmessers im äußeren Hohlmesser in Gang gesetzt wird. Die Morcellierung findet also immer unter Absaugung von Spülflüssigkeit aus der Blase statt. Das Prostatagewebe wird in das Fenster des äußeren Hohlmessers hineingesaugt und vom inneren Hohlmessers, das mit der scharfen Kante seines Fensters am hineingesaugten Gewebe hin- und herfährt, guillotinenartig abgeschnitten und aus dem inneren Hohlmesser in das Schlauchsystem abgesaugt.

Der Morcellator wird mit einem *Nephroskop* (Abb. 2.7 a) mit schrägem Optikaufsatz und 6°-Optik verbunden und nach Entfernung des inneren Resektoskopschaftes über einen von uns speziell entwickelten Adapter mit dem äußeren Resektoskopschaft verbunden (Abb. 2.7 b). Dadurch ist es möglich, ohne Wechsel des äußeren Resektoskopschaftes und somit ohne zusätzliche Traumatisierung der Harnröhre von der Laserenukleation zur mechanischen Gewebemorcellation zu wechseln.

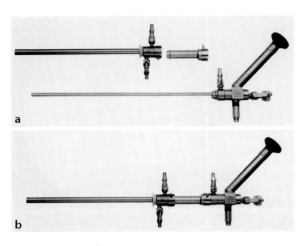

Abb. 2.7 a, b. a Äußerer Schaft des Resektoskopes, selbst entwickelter Adapter, Nephroskop mit 6°-Optik (Karl Storz, Tuttlingen). **b** Zusammengesetztes Nephroskop, angeschlossen an dem äußeren Schaft des Resektoskopes.

Prinzip der Enukleation

Ziel der Holmium-Laser-Enukleation der Prostata ist die sofortige, endoskopisch kontrollierte Desobstruktion der eingeengten prostatischen Harnröhre. Im Gegensatz zur klassischen transurethralen Resektion, in der das Gewebe Schnitt für Schnitt vom Harnröhrenlumen in Richtung prostatische Kapsel abgetragen wird, handelt es sich bei der Holmium-Laser-Enukleation um eine echte Enukleation. Das bedeutet, dass die Lappen in toto von der chirurgischen Kapsel abgetragen werden. Dabei bewegt sich die Laserfaser in derselben Schicht zwischen Adenomknoten und chirurgischer Kapsel wie der Zeigefinger des Operateurs bei der offenen Adenomenukleation. Im Endeffekt wird wie bei der TUR-Prostata und der offenen Enukleation das adenomatöse Gewebe komplett abgetragen und die chirurgische Kapsel in der gesamten Zirkumferenz der Prostataloge freigelegt, weshalb am Ende der HoLEP die Loge auch ähnlich aussieht wie nach TUR-Prostata oder offener Operation.

Die Holmium-Laser-Enukleation der Prostata ist eine eigene transurethrale Operationstechnik mit einer Lernkurve. Sie ist allerdings leichter zu erlernen als die TUR-Prostata, da wegen der geringen Blutung bessere Sichtverhältnisse herrschen. Außerdem kann in der Lernphase bei Schwierigkeiten jederzeit von

der Holmiumtechnik auf die klassische TUR-Prostata gewechselt werden. Etwa 10–20 Operationen von kleinen und mittleren Drüsen sind nötig, um die Methode relativ sicher zu beherrschen [16, 24, 25].

Enukleation des Mittellappens (Abb. I–VII)

Vor Beginn der Mittellappenenukleation werden beide Harnleiterostien identifiziert. Sie können bei großen Prostatae mit stark endovesikal entwickelten Mittellappen oftmals erst eingesehen werden, wenn die Blase sich mit zunehmender Füllung ausdehnt und sich der Abstand zwischen Harnleiterostium und Prostataadenom zunehmend vergrößert. Im Zweifelsfall kann intravenös appliziertes Indigokarmin durch Blaufärbung des Urins die Ostien besser sichtbar werden lassen, besonders bei stark trabekulierten Blasen, bei denen die Ureterleiste gelegentlich nur schwer von einem Trabekel zu unterscheiden ist.

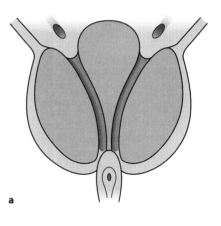

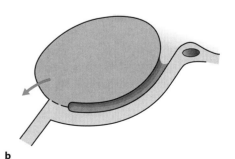

Abb. 2.8 a, b. Mittellappenresektion: Blasenhalsinzisionen bei 5 und 7 Uhr (**a**). Enukleation des Mittellappens (**b**): retrograde Dissektion auf Niveau der chirurgischen Kapsel.

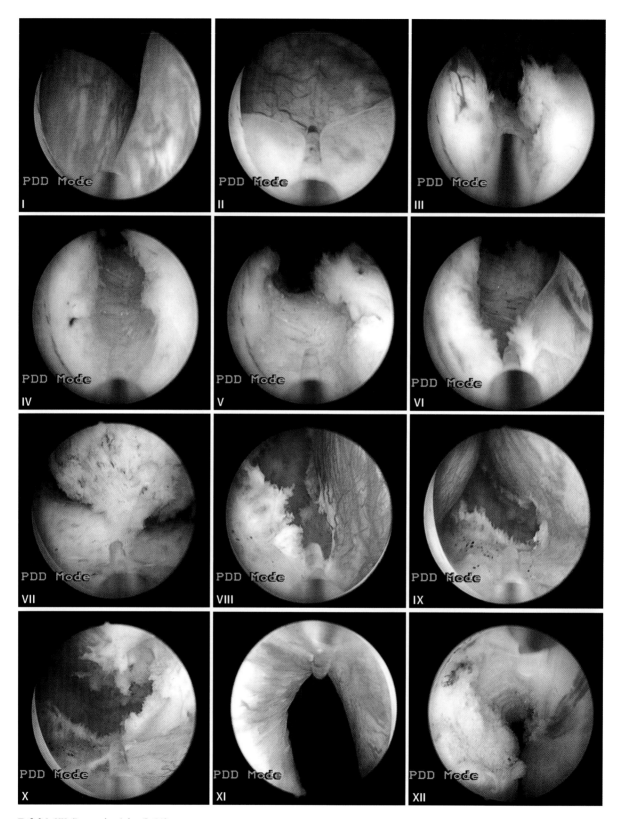

Tafel I–XII (Legende siehe S. 30)

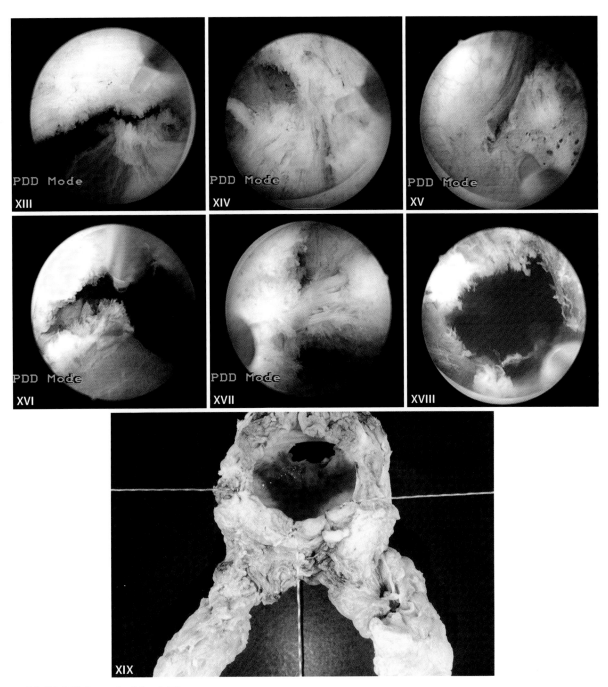

Tafel XIII–XIX (Legende siehe S. 30)

Nach Identifizierung beider Harnleiterostien folgt die Inzision des Blasenhalses ostiumnah bei 5 und 7 Uhr. Diese Inzisionen werden bis zum Colliculus seminalis verlängert und bis zum Erreichen der sog. chirurgischen Kapsel vertieft (Abb. 2.8 a). Die chirurgische Kapsel mit weißlichen, parallel verlaufenden Fasern lässt sich optisch einwandfrei von dem eher gelblichen Adenomgewebe mit unregelmäßiger „noppiger" Oberfläche unterscheiden. Sobald das Niveau der Kapsel erreicht wird, wird der Schnitt nach medial und lateral verbreitert, was zur Unterminierung des Mittellappens und des jeweiligen Seitenlappens führt. Direkt vor dem Colliculus werden beide Inzisionen quer miteinander verbunden, und die Querinzision ebenfalls bis zur Kapsel vertieft. Dann wird der gesamte Mittellappen in toto retrograd vom Colliculus seminalis zur Blase hin abgetragen (Abb. 2.8 b). Dabei muss beachtet werden, dass die Resektionsrichtung zunächst in Richtung Rektum und, nach Überschreiten der maximalen Ausdehnung des Adenoms in das Rektumlumen hinein, wieder in ventraler Richtung zum Trigonum der Blase hin verläuft. Bei Beginn der Enukleation des Mittellappens muss die Gerätespitze also zunächst nach rektal gesenkt werden und dann wieder nach ventral angehoben werden. Sonst bestünde die Gefahr der Trigonumunterfahrung.

Enukleation der Seitenlappen (Abb. VIII–XIX)

Beide Seitenlappen werden in analoger Weise entfernt. Die Resektion des linken Seitenlap-pens beginnt mit einer paracolliculären semizirkulären Inzision des apikalen Gewebes, von 5 Uhr nach 3 Uhr (Abb. 2.9 a). Der deutlich erkennbare Collicel ist als distale Resektionsgrenze leicht zu identifizieren. Da schon bei der Enukleation des Mittellappens der Seitenlappen auf der gesamten Länge der prostatischen Harnröhre weit unterminiert wurde, findet die apikale Resektion leicht Anschluss an die Ebene der vorherigen Seitenlappenunterminierung. Durch Drehen des Instrumentes wird das Gewebe nun zwischen 5 Uhr und 3 Uhr apikal inzidiert und von der Prostatakapsel abpräpariert. Bei großen Adenomen geschieht dies in der Regel recht leicht dadurch, dass mechanisch mit der Instrumentenspitze das Prostataadenomgewebe von der Kapsel weggedrückt und die Laserfaser lediglich noch hin und herbewegt wird, um Blutgefäße zu koagulieren.

Legenden der Tafeln I–XIX

Abb. I. Trilobäre Prostata mit prominentem Mittellappen. Der Laserarbeitseinsatz zur Führung der Laserfaser ist aus dem Instrument vorgeschoben und befindet sich im Sulcus zwischen Mittellappen und linkem Seitenlappen.

Abb. II. Vordergrund: Sulcus zwischen Mittellappen und linkem Seitenlappen, Laserfaser ist aus dem Laserarbeitsinstrument vorgeschoben.
Hintergrund: Linke Ureterleiste mit linkem Harnleiterostium.

Abb. III. Blasenhalsinzision bei 5 Uhr im Sulcus zwischen Mittellappen und linkem Seitenlappen.

Abb. IV. Vertiefung der Blasenhalsinzision bei 5 Uhr bis zur sog. chirurgischen Kapsel. Die chirurgische Kapsel ist weißlich, das BPH-Gewebe gelblich.

Abb. V. Verbreiterung der Blasseninzision bei 5 Uhr auf Niveau der chirurgischen Kapsel; links im Bild der Mittellappen, rechts der linke Seitenlappen. Die Laserfaser ist eine Quarzfaser und somit durchsichtig.

Abb. VI. Blasenhalsinzision bei 7 Uhr. Die Inzision ist bis zur chirurgischen Kapsel vertieft und durch Unterminierung des Mittellappens und rechten Seitenlappens verbreitert.

Abb. VII. Retrograde Enukleation des Mittellappens auf Niveau der chirurgischen Kapsel. Der Mittellappen ist nur noch über einen dünnen Gewebestiel mit der chirurgischen Kapsel verbunden.

Abb. VIII. Paracolliculäre Inzision des apikalen Gewebes bei 5 Uhr. Die blaue Umhüllung der Laserfaser ist sichtbar.

Abb. IX. Beginn der apikalen semizirkulären Inzision zwischen 5 und 3 Uhr zur Enukleation des linken Seitenlappens.

Abb. X. Fortführung der semizirkulären apikalen Inzision in Richtung 3 Uhr. Am linken Bildrand ist die linke Seite des freiresezierten Colliculus seminalis zu sehen.

Abb. XI. Drehung des Instrumentes um 180° als Vorbereitung der Blasenhalsinzision bei 12 Uhr.

Abb. XII. Blasenhalsinzision bei 12 Uhr.

Abb. XIII. Enukleation des linken Seitenlappens mit ventraler Inzision zwischen 12 und 3 Uhr.

Abb. XIV. Verbindung der oberen semizirkulären Inzision und der unteren semizirkulären Inzision bei 3 Uhr. Der Linke Seitenlappen ist nur noch über eine schmale Gewebebrücke mit der Prostatakapsel verbunden.

Abb. XV. Paracolliculäre Inzision bei 7 Uhr zu Beginn der Enukleation des rechten Seitenlappens.

Abb. XVI. Ventrale Enukleation des rechten Seitenlappens mit Abtragung des BPH-Gewebes von der chirurgischen Kapsel zwischen 12 und 3 Uhr.

Abb. XVII. Verbindung der oberen semizirkulären und der unteren semizirkulären Inzision bei 9 Uhr. Der rechte Seitenlappen ist nur noch über eine dünne Gewebebrücke mit der Prostatakapsel verbunden.

Abb. XVIII. Zustand nach Enukleation aller 3 Prostatalappen, der Blasenhals im Bereich des Colliculus seminalis ist weit geöffnet.

Abb. XIX. Radikales Prostatektomiepräparat mit anhängenden Samenblasen bei Zustand nach Holmiumlaserenukleation der Prostata. Die gut aussezierte Prostataloge mit glatter Oberfläche ist deutlich zu erkennen.

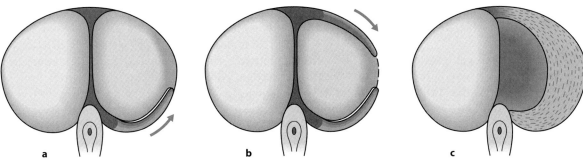

Abb. 2.9 a–c. Enukleation des linken Seitenlappens: apikale Inzision zwischen 5 und 3 Uhr (**a**), apikale Inzision zwischen 12 und 3 Uhr (**b**) und enukleierter Seitenlappen (**c**).

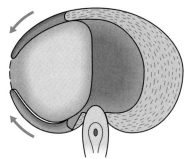

Abb. 2.10. Enukleation des rechten Seitenlappens: apikale Inzision zwischen 7 und 9 Uhr und zwischen 12 und 9 Uhr.

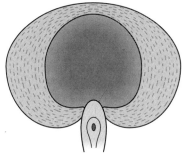

Abb. 2.11. Prostataloge nach Enukleation des Mittellappens und beider Seitenlappen.

Das mechanische Heraushebeln des Prostataseitenlappens mit der Spitze des Instrumentes entspricht exakt dem Vorgehen bei der offenen Operation, wenn die Spitze des Zeigefingers des Operateurs den Adenomknoten anhebt und ebenso mechanisch von der Kapsel ablöst. Nach Drehen des Instrumentes um 180° wird der ventrale Anteil des Seitenlappens präpariert. Die Abtragung beginnt am Übergang zwischen Blase und Prostataloge. Hier wird die Kapsel auf einer gewissen Strecke freigelegt, so dass sie sicher identifiziert werden kann. Erst dann wird die Inzision nach distal in den apikalen Bereich fortgeführt. Dieser Teil der Resektion ist technisch am schwierigsten, da die Orientierung zum Collicel fehlt. Sobald das apikale Gewebe erreicht ist, wird es semizirkulär zwischen 12 und 3 Uhr inzidiert, bis sich bei 3 Uhr die semizirkuläre obere und die semizirkuläre untere Inzision treffen (Abb. 2.9 b). Sodann wird der gesamte Seitenlappen wiederum retrograd vom Apex zur Blase enukleiert (Abb. 2.9 c). Die Enukleation des rechten Seitenlappens erfolgt in analoger Weise durch paracolliculäre apikale Inzision zwischen 7 und 9 Uhr und nach Drehen des Instrumentes um 180° zwischen 12 und 9 Uhr (Abb. 2.10).

Am Ende der Resektion kann genau wie bei einer klassischen TUR-Prostata bei Bedarf ventrales oder apikales Restadenomgewebe nachreseziert werden, bis in der gesamten Loge die sogenannte chirurgische Kapsel freigelegt ist (Abb. 2.11).

Gewebefragmentierung

■ **„Pilztechnik".** Wenn kein mechanischer Gewebemorcellator vorhanden ist, werden die Lappen subtotal von der Kapsel abpräpariert, bis sie nur noch durch einen dünnen Gewebestiel mit der Kapsel verbunden und praktisch devaskularisiert sind. Prostatalappen und Gewebestiel ragen dann wie ein Pilz in das Lumen der prostatischen Harnröhre [10, 12]. Nach Wechsel der Irrigationsflüssigkeit von physiologischer Kochsalzlösung auf elektrolytfreie Lösung werden die devaskularisierten Lappen mit Hilfe der HF-Schlinge weitgehend blutungsfrei rasch in kleine Stücke zerteilt und mit der Blasenspritze abgesaugt.

■ **Mechanische Gewebemorcellation.** Steht ein mechanischer Gewebemorcellator zur Verfügung, so werden die Prostatalappen in toto enukleiert, in die Blase befördert und komplett mit dem Gewebemorcellator fragmentiert und abgesaugt [5, 16, 24]. Vor Beginn der Morcellation sollte eine sorgfältige Blutstillung für optimale Sichtverhältnisse sorgen. Die Morcellation darf nur bei voller Blase erfolgen. Grundsätzlich muss der Abflusshahn am Resektoskop und eine eventuell vorhandene suprapubische Blasenfistel vor Gebrauch des Morcellators geschlossen und die Spülflüssigkeit auf Maximalfluss gestellt werden. Dadurch wird sichergestellt, dass die Blase nicht kollabiert und das Blasendach nicht verletzt wird, weil während der Morcellation mehr Flüssigkeit in die Blase hineinläuft, als durch die Vakuumpumpe des Morcellators aus der Blase abgesaugt wird. Das Fenster des Morcellatormessers darf nie zum Blasenboden zeigen, da sonst der Blasenboden angesaugt und verletzt werden könnte. Harte, kugelrunde Adenomknoten lassen sich gelegentlich nicht ins Morcellatorfenster hineinsaugen und müssen dann je nach Größe entweder mit einer Schlinge mechanisch extrahiert oder – selten – mit HF-Strom fragmentiert werden.

Sowohl die Pilztechnik als auch die mechanische Gewebemorcellation erlauben eine weitgehend uneingeschränkte histologische Beurteilung des enukleierten Prostatagewebes. Im eigenen Krankengut lag die Rate an inzidentellen Prostatakarzinomen bei 5% [18].

Blutstillung

Die Blutstillung ist bei der Holmium-Laser-Enukleation wesentlich unproblematischer als bei der TUR-Prostata oder der offenen Adenomenukleation. Allein schon dadurch, dass die Prostatalappen primär in toto von der chirurgischen Kapsel abpräpariert werden, wird der Blutverlust reduziert, weil die Gefäße jeweils nur einmal eröffnet werden, und zwar auf dem Niveau der chirurgischen Kapsel [15]. Im Gegensatz dazu wird bei der TUR dasselbe Gefäß mit jedem Schnitt immer wieder erneut eröffnet und muss mehrfach koaguliert werden. Anders als bei der offenen, transvesikalen Adenomenukleation, bei der zunächst der ganze Prostatalappen entfernt werden muss, bevor blutende Arterien identifiziert und koaguliert werden können (was häufig technisch äußerst schwierig, wenn nicht gar unmöglich ist), werden bei der Holmium-Laser-Enukleation blutende Arterien sofort gestillt, sobald sie eröffnet werden [15]. Eine weitere Reduktion des Blutverlustes ist durch die physikalischen Eigenschaften der Holmiumlaserwelle bei der Interaktion mit dem Prostatagewebe begründet. Kleinere und mittelgroße Arterien und Venen werden beim Schneiden des Prostatagewebes automatisch verschlossen. Größere Arterien werden durch Zurückziehen der Laserfaser um 1–2 mm koaguliert. Diese Defocussierung führt wegen des divergierenden Laserstrahls zur Verbreiterung der bestrahlten Prostataoberfläche und damit zur Reduktion der Energiedichte. Das Gewebe wird dann weniger erhitzt und nicht mehr vaporisiert, sondern nur noch koaguliert. Bei Bedarf kann zusätzlich die Energie auf 1,5 oder 1,2 Joule reduziert werden [12]. Bei der abschließenden Blutstillung nach Beendigung der Enukleation ist besonders darauf zu achten, dass die Gefäße, die am Schnittrand zwischen Blase und Prostataloge eröffnet wurden, sorgfältig koaguliert werden. Zur ventralen Inspektion der Loge wird die Blase entleert, so dass die Prostataloge zusammenfällt. Häufig wird erst dadurch die Resektionsgrenze zwischen Blase und Prostataloge sichtbar. Gelegentlich muss durch zusätzliches Pressen mit der flachen Hand auf die Bauchdecke dieses Kollabieren der Prostataloge verstärkt werden. Selbstverständlich muss zur Identifizierung kleinerer arterieller Blutungen die Spülung reduziert werden, da nur bei schwachem Spülstrom die pulsierende Blutfahne sichtbar wird. Bei zu starker Spülung können auch erstaunlich große Gefäße übersehen werden.

Bei der seltenen Eröffnung größerer Venensinus sollte die Operation zügig beendet werden. Zwar kann es nicht zur Ausbildung eines TUR-Syndroms kommen, da keine elektrolytfreie Spülflüssigkeit verwendet wird, jedoch kann auch die Einschwemmung größerer Mengen physiologischer Kochsalzlösung bei herzinsuffizienten Patienten zu einer kardialen Belastung führen. Hier sollte bei Bedarf frühzeitig Furosemid zur Ausschwemmung der eingeschwemmten Spülflüssikeit erfolgen. Eine perivesikale Drainage war auch bei einer größeren Perforation der Prostatakapsel bei keinem unserer Patienten nötig, selbst wenn sonographisch eingeschwemmte Spülflüssigkeit im perivesikalen und sogar im intraperitonealen Raum nachgewiesen wurde. Es genügte die forcierte Diurese. Allerdings sollten solche Risikopatienten intensiv überwacht werden.

Prostatakarzinom

Bei der Resektion bzw. Enukleation eines Prostatakarzinoms muss daran gedacht werden, dass ein Prostatakarzinom bis an bzw. in den Sphincter externus heran- bzw. hineingewachsen sein kann. Deshalb sollte bei unsicherer Identifizierbarkeit des Sphincter externus lieber Gewebe belassen und eventuell bei Bedarf in einer zweiten Resektion nachreseziert werden als primär zu radikal zu resezieren und eine Verletzung des äußeren Schließmuskels zu riskieren.

Prostataabszess

Grundsätzlich sollte sich die transurethrale Eröffnung eines Prostataabszesses, unabhängig davon, ob sie mit der HF-Schlinge oder mit der Holmium-Laserfaser erfolgt, tatsächlich auch nur auf die Inzision des Prostataabszesses oder der Prostataabszesse beschränken. Mit Nachdruck muss davor gewarnt werden, schon bei der Erstoperation eine komplette Enukleation der Lappen anzustreben und auch nichtabszediertes Prostatagewebe zu entfernen. Denn die Operationszeit muss auf das absolute Minimum beschränkt werden, da grundsätzlich die Gefahr einer Eiter-Einschwemmung mit konsekutiver Urosepsis besteht. Wer einmal erlebt hat, wie sich während der transurethralen Resektion eines Prostataabszesses in wenigen Minuten ein septischer Schock entwickelt, wird den Ernst dieser Warnung verstehen. Ohne Risiko kann 1–2 Wochen später eine Nachresektion mit der Resektion bzw. Enukleation des Restadenoms erfolgen.

Harnröhrenstriktur, Blasenhalssklerose, Blasendivertikel, Blasenstein

Eine Urethrotomia interna nach Sachse lässt sich problemlos statt mit dem Messer mit der Holmium-Laserfaser durchführen (Energie 0,8–1,0 J, Frequenz 10 Hz, Leistung 8–10 W). Die Indikation ist identisch mit der zur Sachse-Urethrotomie. Ein wesentlicher Vorteil liegt darin, dass der Harnröhrenschnitt vollkommen blutungsfrei durchgeführt werden kann.

Auch zur Blasenhalsinzision eignet sich der Holmiumlaser hervorragend, sowohl bei der postoperativen Blasenhalskontraktur als auch bei der primären Blasenhalsinzision als Alternative zur Resektion. Da keine Blutungen auftreten, können die Inzisionen bis tief in die Prostatakapsel geführt und somit die Rezidivneigung reduziert werden. Es wird dieselbe Energie genutzt wie bei der Holmium-Laser-Enukleation.

Ebenso lässt sich ein enger Blasendivertikelhals vollkommen blutungsfrei und somit in idealer Weise mit dem Holmiumlaser inzidieren. Der Blasenhals sollte so tief eingeschnitten werden, dass der tiefste Punkt des Divertikels erreicht wird. Erst dann kann sich das Blasendivertikel während der Miktion entleeren. Wird die Blasenwand an der Inzisionsstelle sehr dünn, sollte für drei Tage postoperativ der Katheter auf Dauerablauf belassen werden. Bei Eingriffen an der Blase muss die Energie allerdings erheblich niedriger gewählt werden als bei Eingriffen an der Prostata (0,5–1,0 J, 10–15 Hz, 5–15 W).

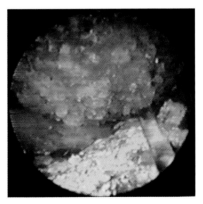

Abb. 2.12. Fragmentation eines Blasensteins. Lasersonde rechts unten. Steinschutt am Blasenboden.

Blasensteine jeglicher Größe und chemischer Zusammensetzung können mit dem Holmium-YAG-Laser mühelos in kleinste Partikel fragmentiert (0,5–1,0 J, 5–20 Hz) (Abb. 2.12) und abgesaugt werden. Um den Fragmentierungsprozess zu beschleunigen, wird bei großen Steinen die Frequenz entsprechend hoch gewählt. Selbst wenn die Lasersonde die Blasenwand berührt, so resultiert wegen der geringen Eindringtiefe nur eine oberflächliche Verletzung ohne therapeutische Konsequenzen.

■ Nachbehandlung

Nach Beendigung der Enukleation werden sämtliche Gewebereste abgesaugt. Es ist besonders darauf zu achten, dass auch Gewebestücke, die in Divertikeln versteckt sind, entdeckt werden. Nach der Absaugung muss die Prostataloge erneut inspiziert werden, da durch den Unterdruck während des Absaugens koagulierte Gefäße wieder eröffnet worden sein könnten. Am Ende der Operation wird ein transurethra-

ler Dauerspülkatheter eingelegt, dessen Durchmesser 20 Charr nicht zu überschreiten braucht.

Gelegentlich ist es schwierig, den Katheter bis in die Blase vorzuschieben. Dann muss die Katheterspitze – besonders bei tief nach rektal ausladender Prostataloge – von rektal her mit der Fingerspitze angehoben und nach ventral über die Kante zwischen Prostataloge und Blasentrigonum hinweg gehoben werden (Abb. 2.13). Falls dies nicht möglich ist, muss erneut das Resektoskop eingeführt, über das Resektoskop ein Lunderqvist-Draht in der Blase platziert und dann der Katheter über den Lunderqvist-Draht in die Blase vorgeschoben werden (Abb. 2.14). Der Ballon des Katheters wird in der Blase geblockt und zwar mit einer Flüssigkeitsmenge, die 20 ml mehr als die Resektionsmenge in g betragen sollte. So wird z. B. bei einem Resektionsgewicht von 40 g der Ballon mit 60 ml gefüllt. Falls es nach Platzierung des Katheters besonders in der Aufwachphase des Patienten mit vermehrtem Pressen und Husten zur deutlichen Blutbeimengung in der Spülflüssigkeit kommen sollte, kann an

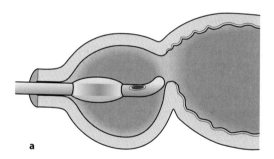
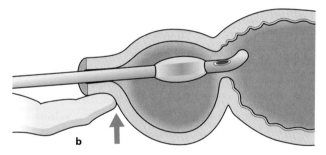

Abb. 2.13 a, b. Bei tief nach rektal ausladender Prostataloge kann es schwierig sein, den Katheter über die Kante zwischen Prostataloge und Blasentrigonum zu schieben (**a**). Anheben der Katheterspitze durch rektale digitale Führung (**b**).

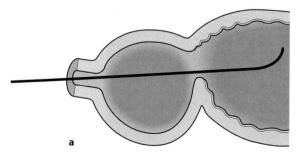
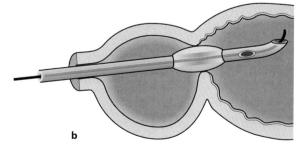

Abb. 2.14 a, b. Platzierung eines Lunderqvist-Drahtes in der Blase (**a**). Platzierung des Blasenkatheters über einen Lunderqvist-Draht (**b**).

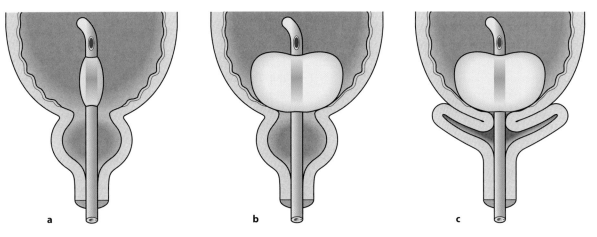

Abb. 2.15 a–c. Ungeblockter Katheterballon in der Blase (**a**). Geblockter Katheterballon in der Blase (**b**). Komprimierung der Prostataloge durch Gewicht am Katheter (**c**).

den Katheter ein Gewicht gehängt werden, so dass dadurch die Loge komprimiert wird (Abb. 2.15). In der Regel genügen 500 ml für etwa 6 Stunden. Sicherheitshalber kann der Zug am Katheter danach noch einmal für 6 Stunden mit 250 ml verlängert werden. Arterielle Blutungen lassen sich dadurch allerdings nicht stillen. Routinemäßig wird der Katheter am ersten postoperativen Tag entfernt. Die typischen postoperativen irritativen Blasenbeschwerden mit Tenesmen und gehäufter Miktion lassen in der Regel sehr rasch nach, und der Patient kann meistens schon am zweiten postoperativen Tag entlassen werden. Gründe für eine verlängerte Katheterisierung sind eine protrahierte Blutung und das postoperative Auftreten von Fieber.

Der Patient muss darauf hingewiesen werden, dass längeres Sitzen nicht nur schmerzhaft ist, sondern auch eine Blutung provozieren kann. Wir empfehlen, während der ersten vier postoperativen Wochen auf Saunagänge, heiße Sitzbäder und körperliche Anstrengungen zu verzichten, besonders auch das Fahrrad fahren (der Patient „sitzt mit der resezierten Prostataloge" auf dem Fahrradsattel).

■ Ergebnisse

Auch wenn noch keine Langzeitergebnisse vorliegen, so bestätigen zahlreiche klinische Studien weltweit die hohe Effektivität und geringe Morbidität der HoLEP [1, 2, 5–7, 13–16, 18, 21, 26], zum Teil als prospektive randomisierte Studien [3, 6, 14, 15, 19, 20], zum Teil mit einer postoperativen Beobachtungszeit von bis zu 4 Jahren [8]. Unabhängig von der Prostatagröße wird postoperativ der Blasenkatheter routinemäßig nur für einen Tag belassen, der postoperative Krankenhausaufenthalt auf 2 Tage beschränkt, und alle Patienten werden ohne Katheter entlassen. Eigene vergleichende Studien ergaben für Prostatae kleiner als 100 g eine mediane postoperative Katheterzeit und Krankenhausdauer von 1 und 2 Tagen, für die TUR-Prostata dagegen von 2 und 3 Tagen (p < 0,0001) [14, 20]. Für Prostatae größer als 100 g betrugen Katheterzeit und Krankenhausaufenthalt bei den HoLEP-Patienten ebenfalls 1 und 2 Tage, für die offene Adenomenukleation dagegen 6 und 10 Tage (p < 0,0001) [15]. Gilling et al. wiesen nach, dass Schmerzmittelverbrauch, Beanspruchung des Pflegepersonals und Gesamtkosten der Behandlung bei der HoLEP signifikant niedriger lagen als bei der TUR-Prostata [6]. In allen Vergleichsstudien war die Komplikationsrate der HoLEP deutlich niedriger als die der TUR-Prostata oder der offenen Operation [3, 6, 14, 15, 20]. Tan und Gilling berichten über eine Transfusionsrate von weniger als 0,2% [25], im eigenen Patientengut wurde bei 550 konsekutiven Patienten keine Konserve verabreicht [18]. Lediglich die Operationszeit der HoLEP war vor Einführung eines mechanischen Gewebemorcellators relativ lang.

Doch mit dem Einsatz effektiver Morcellatoren, die bis zu 10 g Gewebe pro Minute fragmentieren können, ließ sich die Operationszeit erheblich reduzieren [5, 7, 15, 16, 24], und ein erfahrener Operateur kann heutzutage eine 90 g Prostata in einer Stunde operieren.

Mit dem Holmium-Laser lassen sich Adenome jeder Größe operieren [18]. Im eigenen Krankengut betrug das maximal entfernte Resektionsgewicht 220 g. Vergleichende randomisierte prospektive Studien haben ergeben, dass sowohl beim Vergleich HoLEP versus TUR-Prostata [14, 20], als auch beim Vergleich HoLEP versus offene Adenomenukleation [15, 19] jeweils durch HoLEP gleiche Mengen an Prostatagewebe entfernt wurden wie in den Vergleichsgruppen. Die gleichermaßen „radikale" Adenomentfernung und die morphologische Ähnlichkeit der Loge am Ende der Operation begründen auch die Tatsache, dass die postoperative Abnahme des AUA-Symptom-Score und des Restharns und die postoperative Zunahme der maximalen Harnflussrate sowohl beim Vergleich TUR-Prostata versus HoLEP, als auch beim Vergleich HoLEP versus offene Adenomenukleation gleich ausgeprägt waren wie in der Kontrollgruppe. So sank der durchschnittliche AUA-Symptom-Score trotz schwerer präoperativer Symptomatik (durchschnittlicher Score über 20) selbst bei großen Prostatadrüsen über 100 g schon nach einer Woche um über 70% auf Normalwerte, der Restharn um über 90% auf Werte unter 20 ml und der Maximalflow stieg um mehr als das 6fache auf Durchschnittswerte über 20 ml/s [15]. Die Normalisierung der Miktion war anhaltend während der bisherigen Kontrollzeit von 18 Monaten [19].

Komplikationen

Einige der Komplikationen, die bei der TUR-Prostata auftreten, belasten auch die Holmiumlaserenukleation. Eine Kapselperforation tritt seltener auf, da die Präparationsschicht zwischen Kapsel und adenomatösem Gewebe bei der Holmiumlaserenukleation leichter zu identifizieren ist als bei der TUR-Prostata. Die subtrigonale Unterfahrung ist ein typischer Anfängerfehler, da der Anfänger gelegentlich übersieht, dass bei der retrograden Enukleation des

Mittellappens vom Collikel zur Blase die Präparationsrichtung zunächst von ventral nach dorsal in Richtung Rektum erfolgt und dann jedoch nach dem Erreichen des größten dorsalen Prostatadurchmessers die Präparation wieder von rektal nach ventral in Richtung Blasentrigonum erfolgt.

Die Verletzung des Harnleiterostiums ist extrem selten und liegt unter 1%.

Auch Harnröhrenstrikturen sind selten. In einer eigenen prospektiven Studie über die transurethrale Holmiumlaserenukleation bei großen Drüsen zwischen 100–250 g Gewicht (TRUS) lag die Strikturrate der Holmiumlaserenukleation trotz einer mittleren Resektionszeit von ca. 2 Stunden 18 Monate postoperativ lediglich bei 1,6% [19] und war somit deutlich niedriger als die Strikturrate von knapp 3,1%, die für die konventionelle TUR-Prostata als typisch angesehen wird [22].

Die seltene postoperative Blasenhalskontraktur (sekundäre Sphinktersklerose) tritt besonders bei der Enukleation kleiner Adenome auf und lässt sich am besten dadurch vermeiden, dass am Ende der Operation bei 6 Uhr im Bereich des Überganges zwischen Prostataloge und Blase eine prophylaktische Inzision des Blasenhalses erfolgt, ähnlich dem Verfahren nach Turner-Warwick zur transurethralen Inzision einer Sphinktersklerose.

In etwa 2,5% der Fälle ist eine apikale Nachresektion nötig, bei etwa 2% der Patienten eine Laserkoagulation wegen arterieller Nachblutung, in der Regel innerhalb der ersten 12 postoperativen Stunden [18].

Andere Komplikationen, die typisch für die klassische TUR-Prostata sind, treten jedoch bei der HoLEP nicht auf. Dies ist in erster Linie das gefürchtete TUR-Syndrom, welches nicht auftreten kann, weil bei der Resektion keine elektrolytfreie Spülflüssigkeit, sondern physiologische Kochsalzlösung benutzt wird. Blutungen sind sehr viel seltener als bei der TUR-Prostata, der Blutverlust ist sehr viel geringer und in unserem Krankengut, welches mittlerweile über 700 Patienten mit einem Prostataadenom von 20–250 g (TRUS) erfasst, musste bei keinem einzigen Patienten eine Blutkonserve transfundiert werden. Der deutlich geringere Blutverlust der HoLEP im Vergleich zur klassischen TUR-Prostata und selbstverständlich erst recht im Vergleich zur offenen Adenomenukleation zeigte sich auch in unseren beiden randomisierten prospektiven Studien, in denen die HoLEP mit der TUR-Prostata [14] und mit der offenen Adenomenukleation [15] verglichen wurden. Während die Transfusionsrate bei der TUR-Prostata bei 4% lag und bei der offenen Adenomenukleation sogar über 13%, betrug sie bei der HoLEP 0% ($p < 0{,}0001$). Auch der durchschnittliche Hämoglobinverlust war bei der HoLEP signifikant geringer als bei der klassischen TUR-Prostata (1,2 versus 1,8 g%, $p = 0{,}0003$) [17] und selbstverständlich ebenfalls bei der offenen Adenomenukleation (HoLEP 1,9 versus offene Adenomenukleation 2,8 g%, $p < 0{,}0001$) [7].

Eine erektile Dysfunktion (ED) wird auch nach HoLEP beobachtet [6, 14, 15]. Die Genese bleibt allerdings unklar. Die häufig vermutete thermische Schädigung der Gefäßnervenbündel im Bereich des Apex prostatae kann – wenn überhaupt – nicht die alleinige Ursache sein, denn beim Vergleich der HoLEP versus offene Adenomenukleation trat bei beiden Verfahren eine identische Rate an postoperativer erektiler Dysfunktion auf [15]. Da bei der offenen Adenomenukleation die Gefäßnervenbündel nicht thermisch geschädigt werden, müssen also noch andere Faktoren eine Rolle spielen. Wahrscheinlich ist die ED nach Prostataoperation rein zufällig und ohne kausalen Zusammenhang, wie eine Vergleichsstudie an operierten und nichtoperierten BPH-Patienten ergab [11] (s. auch S. 22).

▊ Literatur

1. Bukala B, Denstedt JD (1999) Holmium:YAG laser resection of the prostate. J Endourol 13:215–218
2. Chilton L, Mundy I, Wisemann O (2000) Results of holmium laser resection of the prostate for benign prostatic hyperplasia. J Endourol 14:533–535
3. Gilling PJ, Cass CB, Malcolm A, Cresswell M, Fraundorfer MR, Kabalin JN (1998) Holmium laser resection of the prostate (HoLEP) versus Neodymium:YAG visual laser ablation of the prostate: a randomized prospective comparison of two techniques for laser prostatectomy. Urology 51:573–577
4. Gilling PJ, Fraundorfer MR (1998) Holmium laser prostatectomy: a technique in evolution. Curr Opinion Urol 6:11–15
5. Gilling PJ, Kennett KM, Das AK, Thompson D, Fraundorfer MR (1998) Holmium laser enucleation of the prostate (HoLEP) combined with transurethral tissue morcellation: an update of the early clinical experience. J Endourol 12: 457–459
6. Gilling PJ, Mackey M, Cresswell M, Kennett KM, Kabalin J, Fraundorfer MR (1999) Holmium laser versus resection of the prostate. A randomized prospective trial with 1 year follow-up. J Urol 162:1640–1644
7. Gilling PJ, Kennett KM, Fraundorfer MR (2000) Holmium laser enucleation of the prostate for glands larger than 100 g: an endourological alternative to open prostatectomy. J Endourol 14:259
8. Gilling PJ (2002) Holmium laser resection of the prostate vs. transurethral resection of the prostate (abstract). J Urol 167:293
9. Hoffman RM, MacDonald R, Slatow JW, Wilt TJ (2003) Laser prostatectomy versus transurethral resection for treating benign prostatic obstruction: a systematic review. J Urol 169:210–215
10. Hochreiter WW, Thalmann GN, Burkhard FC, Studer UE (2002) Holmium laser enucleation of the prostate combined with electrocautery resection: the mushroom technique. J Urol 168:1470–1474
11. Kassabian VS (2003) Sexual function in patients treated for benign prostatic hyperplasia. Lancet 361:60–62
12. Kuntz RM, Gilling PJ, Fraundorfer MR (1998) Transurethrale Holmium-Laser-Resektion der Prostata und Holmiumlaserenukleation der Prostata (HoLEP). Akt Urol 29:139–148
13. Kuntz RM, Fayad A, Lehrich K, Pramono S (2001) Transurethral holmium laser enucleation of the prostate (HoLEP) – a prospective study of 100 patients with one year follow-up. Med Laser Appl 16:15–22
14. Kuntz RM, Lehrich K, Fayad A (2001) Transurethral laser enucleation of the prostate (HoLEP) compared to classical transurethral resection of the prostate (TURP): a randomized prospective trial in patients with prostates smaller than 100 g. Med Laser Appl 16:165
15. Kuntz RM, Lehrich K (2002) Transurethral holmium laser enucleation versus transvesical open enucleation for prostate adenoma greater than 100 mg: a randomized prospective trial of 120 patients. J Urol 168:1465–1469

16. Kuntz RM, Lehrich K, Ahyai S (2002) Transurethrale Holmiumlaserenukleation der Prostata (HoLEP): eine sichere und effektive endourologische Alternative zur offenen Adenomenukleation. Akt Urol 33:357–363

17. Kuntz RM, Lehrich K, Ahyai S, Fayad A (2002) Does the perioperative outcome of transurethral holmium laser enucleation of the prostate (HoLEP) depend on prostate size? (abstract). J Endourol 16 (suppl 1):A127

18. Kuntz RM, Lehrich K, Ahyai S, Fayad A (2002) Transurethral holmium laser enucleation of the prostate (HoLEP): intraoperative and perioperative outcome in 550 consecutive patients (abstract). J Endourol 16 (suppl 1):A127

19. Kuntz RM, Lehrich K, Ahyai S, Gerlach A (2002) Transurethral holmium laser enucleation of the prostate (HoLEP) compared to transvesical open prostatectomy – 18 months follow-up of a randomized prospective trial (abstract). J Endourol 16 (suppl 1):A127

20. Kuntz RM, Ahyai S, Lehrich K (2003) Holmium laser enucleation vs. transurethral resection of the prostate – a randomized prospective study with 2 years of follow-up. BAUS, Annual Meeting, p 85

21. Matsuoka K, Iida S, Tomiyasu K, Shimada A, Suekane S, Noda S (1998) Holmium laser resection of the prostate. J Endourol 12:279–282

22. McConnell JD, Barry MJ, Bruskewitz RC, Bueschen AJ, Denton SE, Holtgrewe HL, Lange JL, McClennan BL, Mebust WK, Reilly NJ, Roberts RG, Sacks SA, Wasson JH (1994) Clinical Practice Guidelines for Benign Prostatic Hyperplasia: Diagnosis and Treatment. Agency for Health Care Policy and Research, Public Health Service publication No. 94-0582, Rockville, Maryland

23. Mebust WK, Holtgrewe HL, Cockett ATK, Peters PC and the Writing Commitee (1989) Transurethral prostatectomy: Immediate and postoperative complications. A cooperation study of thirteen participating institutions evaluating 3885 patients. J Urol 141:243

24. Moody J, Lingeman JE (2001) Holmium laser enucleation for prostate adenoma greater than 100 mg: comparison to open prostatectomy. J Urol 165:459–462

25. Tan AH, Gilling PJ (2002) Holmium laser prostatectomy: current techniques. Urology 60:152–156

26. Vismara A, Hurle R, Manzetti A, Piccinelli A, Valenti S, Vavassori I (2002) Holmium laser enucleation of the prostate combined with mechanical morcellation: 2 years of experience with 196 patients (abstract). J Endourol 16 (suppl):A 127

3 Blase

Katheterismus

J. Steffens, E. Stark

Der Blasenkatheterismus stellt ein wichtiges diagnostisches und therapeutisches Verfahren dar. Eine erfolgreiche Anwendung setzt sterile Bedingungen, Auswahl des geeigneten Kathetertyps, Kenntnis der Anatomie des unteren Harntraktes und ordnungsgemäße Handhabung voraus [2, 3].

Indikationen

Ein *diagnostischer Katheterismus* wird bei pathologischem Spontanurinbefund der Frau notwendig, da falsch positive Befunde durch entzündliche Formbestandteile aus der Scheide möglich sind (Tabelle 3.1). Weiterhin wird diese Maßnahme zur Diagnostik der unteren Harnwege (Urodynamik, Miktionszysturethrogramm) erforderlich.

Die Überwachung anurischer oder oligurischer Patienten zur Harnbilanzierung kann einen Katheterismus notwendig machen. Bei längerer Überwachung sollte jedoch vor allem bei Männern einer suprapubischen Harnableitung der Vorzug gegeben werden, um das Risiko katheterbedingter Harnwegsinfekte zu vermindern.

Ein *therapeutischer Katheterismus* wird nach transurethralen Eingriffen an Harnröhre, Prostata und Blase mit großlumigem Dauerkatheter notwendig (Tabelle 3.1). Bei einer Makrohämaturie oder nach Ausräumung einer Blasentamponade ist ein passagerer Spülkatheter erforderlich.

Nach operativen Interventionen kann es aufgrund einer postnarkotischen Harnblasenato-nie zu einem Harnverhalt kommen, der medikamentös (Doryl®, Ubretid®) nicht immer beherrschbar ist und dann nur mittels Einmalkatheterismus behandelt werden kann. Auch die transurethrale Entlastung einer gefüllten Blase beim Harnverhalt infolge einer Prostatahyperplasie wird immer wieder nötig.

Zur Behandlung einer neurogenen Blasenentleerungsstörung bietet sich der intermittierende Selbstkatheterismus in jedem Lebensalter bei beiden Geschlechtern an und erspart Patienten oft eine operative Harnableitung [4]. Kontraindikation für dieses Verfahren sind obere Querschnittsläsionen, assoziierte Wirbelsäulen- und Hüftanomalien und schwere Hydronephrosen. Zur palliativen Behandlung der Harninkontinenz sollte die Einlage eines Dauerkatheters nur in Ausnahmefällen zur Anwendung kommen.

Zur Senkung des Infektionsrisikos und der Harnröhrenstrikturrate beim Mann sollte eine suprapubische Zystostomie bevorzugt werden, wenn eine Harnableitung länger als 3 Tage nötig ist, der Patient inoperabel erscheint oder eine längere Operationsvorbereitung benötigt wird.

Techniken

Voraussetzung ist die sorgfältige Vorbereitung des Materials und die Wahl des geeigneten Katheters [2, 3].

In Rückenlage wird das Genitale des *Mannes* mit einem sterilen Schlitztuch abgedeckt. Mit sterilen Handschuhen erfasst eine Hand den Penis hinter der Eichel und streckt das Glied lang. Die andere Hand reinigt die Glans penis mit einem Tupfer, der zuvor mit einem Desinfektionsmittel (Braunol®) getränkt worden ist. Anschließend wird reichlich Gleitmittel (Instillagel®) in

Tabelle 3.1. Indikation für den Katheterismus

Diagnostischer Katheterismus	Therapeutischer Katheterismus	Palliativer Katheterismus	Intermittierender Katheterismus
Harngewinnung für bakteriologische Untersuchung	Blasenentleerungs-störungen	bei Harninkontinenz (selten)	bei neurogenen Blasen-entleerungsstörungen
Diagnostik der unteren Harnwege (Urodynamik, Miktionszysturethrogramm)	postoperativ	zur Ausräumung von Blasentamponaden	
Flüssigkeitsbilanzierung bei Anurie/Oligurie	bei subvesikaler Obstruktion	zur Spül- und Instillations-behandlung	
Harnröhrenkalibrierung zum Ausschluss einer Harnröhrenenge (selten)	bei neurogenen Blasenentleerungs-störungen		

die gestreckte Harnröhre instilliert. Ein steriler 14–18-Charr-Katheter wird nun mit der freien Hand oder einer sterilen Pinzette in die Harnröhre eingeführt. Bei fehlender Harnröhrenenge kann die penile Urethra gut passiert werden. Im Sphinkter-externus-Bereich kommt es zu einem Widerstand, der aber in der Regel glatt überwindbar ist. Bei nicht obstruktivem Prostataadenom gelingt anschließend eine problemlose Sondierung der hinteren Harnröhre. Nach korrekter Platzierung des Katheters in der Blase kommt es zum Ablaufen des Urins. Die Wahl der Katheterstärke ist abhängig vom zugrundeliegenden Krankheitsbild. So wird man bei einer Harnröhrenstriktur oder Prostatahyperplasie einen dünnlumigen 14–18-Charr-Katheter verwenden, während bei einer Makrohämaturie oder Blasentamponade ein dickerer 24–26-Charr-Spülkatheter erforderlich ist, um Blutkoagel absaugen zu können.

Bei der *Frau* werden die großen Schamlippen mit einem Tupfer vom Schambein zum Anus desinfiziert und dann mit Daumen und Zeigefinger gespreizt [2]. Die kleinen Schamlippen werden in gleicher Weise desinfiziert. Die eine Hand spreizt während des gesamten Katheterisiervorganges die Labien, da nur mit der anderen Hand manipuliert wird. Nach der Instillation von sterilem Gleitmittel (Instillagel®) wird der Katheter in die Harnröhrenöffnung eingeführt und langsam vorgeschoben, bis Urin fließt. Soll der Katheter als Dauerkatheter verbleiben, wird ein Ballonkatheter verwendet. Der Ballon wird mit sterilem Aqua

dest. bzw. steriler Kochsalzlösung gefüllt. Nach Zurückziehen des Katheters sitzt er fest in der Blase.

Treten Schwierigkeiten bei der transurethralen Einführung des Katheters auf, so eignet sich ein stabilerer, an der Katheterspitze leicht gebogener und konisch zulaufender Verweilkatheter nach Tiemann.

Der *Einmalkatheterismus* erfolgt in sitzender oder liegender Position. Bei der Frau wird nach Reinigung des äußeren Genitales mit Hilfe eines an der Oberschenkelinnenseite fixierten Spiegels unter sterilen Bedingungen ein mit Gleitmittel benetzter Katheter in die Harnröhre eingeführt (Lofric®). Nach vollständiger Blasenentleerung wird er entfernt und verworfen. Beim Mann verfährt man analog, jedoch ist die Identifizierung der äußeren Harnröhrenmündung einfacher.

■ Nachsorge

Bei Dauerkathetern dürfen nur geschlossene Urindrainagesysteme mit Rückflussventil verwendet werden. Es ist auf einen ständig freien Harnabfluss zu achten. Die Verbindung zwischen Katheter und Drainagesystem darf nur unter aseptischen Kautelen getrennt werden, z. B. beim Wechseln des Drainagesystems [3]. Der Urinauffangbeutel darf nie über Blasenniveau angehoben werden, die Drainagebeutel sind regelmäßig zu leeren. Der Übergang des Dauerkatheters in den Meatus muss sauber gehalten werden [1].

Eine nebenwirkungsfreie, effektive Maßnahme zur Infektprophylaxe ist die konsequente Harnansäuerung durch L-Methionin (Acimethin®).

Blasenspülungen sind nur nach strengen Indikationen, z. B. nach Operationen notwendig. Dabei ist die intermittierende Blasenspülung zu bevorzugen.

Der Inkrustationsbildung sollte durch eine ausreichende Diuresesteigerung mit Flüssigkeitszufuhr vorgebeugt werden. In Abhängigkeit von der individuellen Inkrustationsneigung ist ein 4–6-wöchiger Katheterwechsel notwendig.

Eine Antibiotikatherapie oder -prophylaxe ist weder beim diagnostischen noch beim therapeutischen Katheterismus notwendig. Eine langfristige Katheterlage erfordert nur bei einem floriden, symptomatischen Harnwegsinfekt eine testgerechte antibiotische Therapie, um einer Resistenzentwicklung vorzubeugen.

Literatur

1. Exner M, Glaß U, Brands W, Brühl P (1980) Hygienische und klinische Aspekte zur Qualitätsbeurteilung geschlossener Harnableitungssysteme. Krankenhaus 72:258
2. Sökeland J (1987) Urologie. Thieme Verlag, Stuttgart, S 82–87
3. Sökeland J (1998) Katheterismus. Spitta Verlag, Balingen, S 23–38
4. Stöhrer M, Sauerwein D (2001) Der intermittierende Katheterismus bei neurogener Blasenfunktionsstörung. Urologe (B) 41:354–368

Probeexzision

J. STEFFENS, E. STARK

■ Indikationen

Eine Probeexzision ist indiziert, wenn man bei der Zystoskopie suspekte Blasenveränderungen sieht oder vor einer weiteren Behandlung die Diagnose sichern will.

Bei makroskopisch unauffälligen Bezirken kann eine so genannte Quadrantenbiopsie (Mapping) vorgenommen werden, um ein okkultes Tumorwachstum (Carcinoma in situ) zu erfassen [1].

Eine Probeexzision ist nicht sinnvoll bei einwandfreiem Tumornachweis, da sie dann mit einer transurethralen Resektion in einer Sitzung durchzuführen ist.

Alternativ zur Blasenbiopsie kann eine diagnostische TUR-Blase durchgeführt werden, der auch sofort eine vollständige Tumor-TUR angeschlossen werden kann. Bei kleinen Blasentumoren sollte primär eine kalte Zangenbiopsie der Elektroresektion vorausgehen, weil damit das gewonnene Gewebe vom Pathologen einwandfrei beurteilt werden kann, während TUR-Gewebe schon so denaturiert werden kann, dass die Diagnose schwierig wird. Ferner kann bei klinischem Verdacht auf eine interstitielle Zystitis eine Probeexzision erforderlich werden, wobei hier auf eine tiefe Entnahme geachtet werden muss, bei der die Muskulatur mit erfasst wird.

■ Techniken

Die Probeexzision ist mit einer endoskopischen Biopsiezange mit oder ohne Koagulation möglich. Die starre Probeexzisionszange wird an den Tumor herangeführt und ein großes Gewebestück aus der Oberfläche und möglichst auch aus der Basis des Tumors entnommen. Die Zangenbiopsie kann am Blasendach und -ausgang technisch schwierig werden.

Nachteil der Zangenbiopsie ist einerseits die eingeschränkte Sicht und andererseits die Entnahme nur oberflächlicher Tumoranteile, so dass keine morphologische Aussage über die Infiltrationstiefe gemacht werden kann. Auch die Stillung größerer Blutungen ist entweder nur nach Einführung einer Koagulationssonde oder bei Verwendung einer Biopsiezange mit gleichzeitiger Koagulationsmöglichkeit durchführbar. Die meist entstehenden kleineren Blutungen bedürfen jedoch keiner gezielten Koagulation, da diese nach Entfernung des Instrumentes durch Kontraktion der erschlaffenden Blasenmuskulatur rasch sistieren. Der Eingriff

Blase

wird mit der Einlage eines transurethralen Spülkatheters für 24 Stunden abgeschlossen.

■ Nachsorge

Bei klarer oder rosefarbener Urinentleerung kann der transurethrale Blasenkatheter meist am ersten postoperativen Tag entfernt werden. Nur bei stärkerer Blutung oder Probebiopsie bei transurethral nicht beherrschbarem Blasentumor verbleibt der Katheter bis zur definitiven Therapie.

Nach Katheterentfernung erfolgt eine Urinuntersuchung zum Ausschluss eines Harnwegsinfektes und eine sonographische Untersuchung der Nieren und Blase zur Sicherstellung eines ungehinderten und restharnfreien Harnabflusses. Die Nachbehandlung richtet sich nach dem histologischen Befund sowie dem Alter und Allgemeinzustand des Patienten.

Literatur

1. Jakse G, Hofstätter F (1982) Das Risiko der Tumorzellimplantation bei der systematischen Blasenschleimhautbiopsie. Urologe A 21:182–184

TUR-Blase

J. STEFFENS, E. STARK

■ Indikationen

Grundsätzlich gibt es 3 verschiedene Indikationen zur transurethralen Resektion eines Blasentumors:

■ Die *diagnostische Resektion* bzw. Probebiopsie. Bei diesem Eingriff wird Tumorgewebe entfernt, um Dignität, Tumorart und -ausbreitung zu beurteilen. Der pathohistologische Befund entscheidet dann über die weiteren therapeutischen Maßnahmen.

■ Die *kurative Resektion*: Bei oberflächlichen, nicht muskelinfiltrierenden Blasentumoren wird eine Resektion mit dem Ziel der vollständigen Tumorentfernung im Gesunden durchgeführt.

■ Die *palliative Resektion* des inkurablen Tumors: Dieses Vorgehen erfolgt bei großen, invasiven Blasentumoren bei Patienten in reduziertem Allgemeinzustand, die keiner radikalen Zystektomie mehr zugänglich sind. Ziel ist die Reduktion der Tumormasse und Vergrößerung der Blasenkapazität, die Blutstillung bei den meist großen, nekrotisch zerfallenen Tumoren und die Linderung dysurischer Beschwerden durch die Schaffung glatter Wandflächen.

■ OP-Techniken

Vor jedem Eingriff erfolgt eine sorgfältige *Urethrozystoskopie* zur Beurteilung der Tumorausbreitung in der Blase und eine bimanuelle Palpation des kleinen Beckens.

Beim Mann führt man zunächst eine Urethroskopie mit Geradeausoptik (0°, 5°, 12°) durch, um ein Tumorwachstum der proximalen, von Urothel ausgekleideten Harnröhre erfassen zu können [6]. Die Zystoskopie wird mit einer 70°-Übersichtsoptik vorgenommen. Bei großer endovesikaler Prostata kann ergänzend auch eine 110°-Optik verwendet werden, die als echte Rückblickoptik eine vollständige Kontrolle auch des Blasenhalses ermöglicht. Zur Detaildarstellung dient die 30°-Optik, die eine größere Tumordarstellung bewirkt. Mit den verschiedenen Optiken muss die Blase vor jedem transurethralen Eingriff in allen Abschnitten genau ausgeleuchtet und inspiziert werden, um keinen Tumor zu übersehen [1]. Sinnvoll ist die Durchführung einer „dynamischen Zystoskopie" [7]. Dieses Verfahren beinhaltet die Untersuchung der Blase bei unterschiedlichem Füllungsvolumen und Inspektion durch „Abtasten der Blasenwand mit dem Spülstrahl". Aufgrund des unterschiedlichen Füllungszustandes können dann einige Blasenabschnitte wie Dach und Seitenwände besser dargestellt werden. Zur Beurteilung des Blasendaches empfiehlt sich die Ausübung eines manuellen suprapubischen Druckes, um sich diesen Bezirk entgegenzudrücken. Beim schwachen Füllungszustand der Blase bemerkt man bei normaler Blasenwand kleine Impressionen, während tumorinfiltrierte Bezirke unbeweglich und starr sind.

Bei ostiennahen Tumoren muss die Harnleitermündung genau identifiziert werden, um in dieser Region keine Blasen- und Harnleitertumoren zu übersehen.

Der Nachweis eines Blasendivertikels muss stets Anlass zur sorgfältigen Inspektion geben, um keinen Divertikeltumor zu übersehen. Gelingt dies bei engem Divertikeleingang nicht, so muss eine endoskopische Inzision zur Erweiterung des Divertikeleingangs durchgeführt werden.

Resektionstechniken

Die *Resektion* erfolgt mit einem 24-Charr- oder 26-Charr-Resektionsinstrument beim Erwachsenen bzw. 9,5-Charr- oder 11-Charr-Gerät bei Kindern. Bei großer Prostata sollte keine gleichzeitige TUR-Prostata erfolgen, um Implantationsmetastasen in der Prostataloge vorzubeugen. Im Rahmen einer Nachresektion eines Blasentumors kann jedoch im Einzelfall bei großer Prostatahyperplasie mit Restharnbildung nach der Blasentumornachresektion in gleicher Sitzung eine TUR-Prostata angeschlossen werden. Hierdurch wird eine restharnfreie Entleerung zur Rezidivprophylaxe des Blasentumors ermöglicht und endoskopische Kontrolluntersuchungen der Blase erleichtert. Das operative Vorgehen ist neben der Lokalisation abhängig von der Größe und Wuchsform des Blasentumors. Beachtung verdient auch der Füllungszustand der Blase. Eine ausreichende Entfaltung der Blasenwand führt zu optimaler Lagebeurteilung des Tumors, Beurteilung der Resektionstiefe und Senkung des Operationsrisikos.

■ **Horizontale Tumorresektion.** Mittelgroße, gut überschaubare Tumoren werden schichtweise von ihrer Oberfläche beginnend bis zur Basis abgetragen (Abb. 3.1 a–c). Blutende Gefäße sollten erst nach vollständiger Entfernung der Geschwulst koaguliert werden, da eine gezielte Blutstillung in dem weichen Tumorgewebe

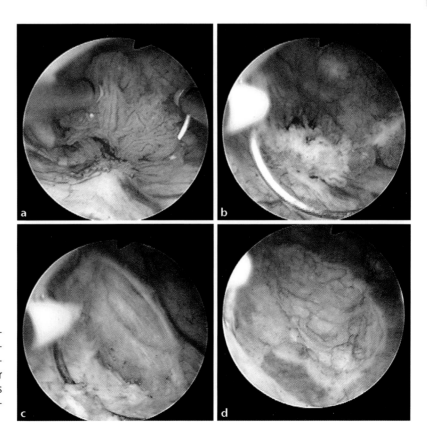

Abb. 3.1 a–d. Horizontale Blasentumorresektion mit beginnender Geschwulstentfernung an der Oberfläche (**a**). Horizontale Blasentumorresektion bis zur Basis (**b**). Resektion des Tumorgrundes bis zur Muskulatur (**c**). Endzustand: gezielte gedeckte Perforation (**d**).

kaum möglich ist. Bei jeder Tumorentfernung sollte die optisch geschwulstfreie Umgebung bis zu einem Abstand von 1,5 cm rundum mit erfasst werden (Abb. 3.1 d).

■ **Vertikale Tumorresektion.** Bei großen, unscharf begrenzten Tumoren erfolgt die Geschwulstabtragung in radiärer Schnittrichtung. Die Schnittserien werden an einer Randzone des Tumors begonnen und von der Geschwulstoberfläche zur Basis hin ausgeführt. In dieser Weise wird der gesamte Tumor bis zum Blasengrund entfernt. Nach Resektion einzelner Tumorabschnitte kann eine gezielte Koagulation vorgenommen werden.

■ **Resektion des Tumorstieles.** Bei kleinen oder größeren gestielten Tumoren kann die Operationszeit verkürzt werden, indem man den Tumorstiel gezielt mit einzelnen Schnittserien im Schleimhautniveau abträgt. Voraussetzung ist ein gut erkennbarer, von der Umgebung abgrenzbarer Stiel. Die entfernten Geschwulstanteile werden mit einer Blasen- oder Metallkolbenspritze abgesaugt. Nach jeder Geschwulstentfernung muss eine sorgfältige Blutstillung der Tumorbasis durchgeführt werden. Man verfährt in gleicher Weise, wie bei der Prostataresektion, indem man die Stärke des Spülstromes der Intensität des Blutstrahles anpasst. Zunächst werden die größeren und dann die kleineren Gefäße mit abnehmender Spülstärke koaguliert. Diese subtile Blutstillung ist mit einer generellen Koagulation des gesamten Wundbettes und der Wundränder zu verbinden, welche der Zerstörung evtl. noch vorhandener Tumorzellen dient. Vor Beendigung des Eingriffes sollte das Operationsgebiet mit nahezu abgestellter Spülung erneut inspiziert werden, um keine Blutungsquellen zu übersehen.

Resektionstechnik in Abhängigkeit von der Lokalisation

■ **Tumorresektion in Ostiumnähe.** Bei ostiumnahen Blasentumoren ist möglichst auf eine Schonung der Uretermündung zu achten. Bei unübersichtlichen Verhältnissen kann dabei eine Indigokarminblauausscheidung hilfreich

sein. Diese Maßnahme dient der Vermeidung einer nachfolgenden narbigen Stenosierung mit Harnstauung sowie eines Refluxes, der zu einer Tumorzellaussaat in den oberen Harntrakt führen kann. Aus Gründen der Radikalität hat jedoch die vollständige Entfernung ostiumbedeckender oder ostiuminfiltrierender Tumoren Vorrang, so dass ein resektionsbedingter Reflux nicht immer zu vermeiden ist. Dies gilt auch für die seltenen postoperativen Stenosen. Dabei entfaltet der Koagulationsstrom traumatisierende Wirkung mit postoperativer Vernarbung, während der Schneidstrom für das Ostium eher folgenlos bleibt [5].

■ **Tumorresektion an der Blasenhinterwand.** Die Resektion an der Blasenhinterwand mit der konventionellen, um 90° abgewinkelten Elektrodenschlinge gestaltet sich durch die Schwierigkeit lateraler Schnittserien oft problematisch. Das Perforationsrisiko ist erhöht. Durch ein weiteres Abwinkeln der Schlinge kann ein besserer Einstellwinkel geschaffen werden, so dass ein leichteres Abtragen des Tumors möglich wird. In schwierigen Fällen hat sich die gerade gebogene „Mähschlinge" (Mauermeyer 1962) bewährt, mit der eine flächenhafte, mähende Bewegung wie mit einer Sense zur Tumorabtragung möglich ist. Diese Schlingenform sollte allerdings nur von erfahrenen Operateuren verwendet werden, da die Handhabung aufgrund der zu koordinierenden Bewegungsabläufe Übung erfordert. Die Mähschlinge muss jeweils bei optimalen Sichtverhältnissen eingesetzt und geführt werden. Um Sichtbehinderungen durch zu starke Blutungen zu vermeiden, muss nach jedem Schnitt eine weitestgehende Blutstillung erfolgen.

■ **Tumorresektion am Blasendach.** Diese Resektionsform erfordert das Arbeiten mit einem um 180° gedrehten Instrument. Es muss auf einen geringen Spülwasserzufluss geachtet werden, da sich das Blasendach bei zunehmender Blasenfüllung vom Resektoskop entfernt. Hilfreich ist die Assistenz der eigenen linken Hand, die das Blasendach durch leichten suprapubischen Druck der Resektionsschlinge entgegendrückt. Sichtbehindernde Luft- und Gasblasen am Blasenfundus können mit dem Zentralhahn oder durch Öffnen des Abflussstutzens abgesaugt werden. Eine gezielte, sachgemäße Entfernung eines Tumors in der Luftblase wird erst nach Absaugen der Flüssigkeit möglich. Wegen der schwierigen Darstellung des Tumors in dieser Position muss hier besonders vorsichtig reseziert werden, um eine Perforation zu vermeiden. Dazu gehört, dass man bei unterschiedlicher Blasenfüllung und mit verschieden starkem Druck von außen prüft, wie man am besten mit der Schlinge an den Tumor herankommt. Hilfreich kann dabei auch die Lageveränderung des Patienten (z.B. Kopftieflage) sein, weil dadurch andere und ggf. günstigere Anstellwinkel des Resektoskopes zu erreichen sind.

■ **Tumorresektion an der Blasenseitenwand.** Besondere Aufmerksamkeit muss bei der Resektion größerer Seitenwandtumoren auf die Anästhesie des N. obturatorius gelegt werden, da der durch den Hochfrequenzstrom gereizte Nerv Kontraktionen der Becken- und Oberschenkelmuskulatur (Adduktoren) verursachen und es aufgrund abrupter Bewegungen des Patienten zu einer Perforation kommen kann. Zur Vermeidung dieser ernsthaften Komplikation kann eine lokalanästhesiologische Blockade des N. obturatorius erfolgen [2]. Dennoch ist ein gesundes Mißtrauen gegenüber der Anästhesie angebracht. Deshalb sollte die Entfernung eines Seitenwandtumors trotz Obturatoriusblockade immer nur bei geringer Blasenfüllung in kurzen Schnittserien erfolgen. Erst wenn man sich von der ausreichenden Obturatoriusblockade überzeugt hat, ist eine großzügigere und tiefere Blasenwandresektion empfehlenswert.

■ **Tumorresektion am Blasenausgang.** Infiltrierende Blasentumoren mit Ausdehnung auf den Blasenausgang können oft nur radikal entfernt werden, wenn auch Anteile der Prostata reseziert werden. Das Ausmaß der Gewebedifferenzierung richtet sich dabei nach der Infiltrationstiefe des Tumors. Bei im toten Winkel gelegenen, schwer einsehbaren und nur mit extremem Anstellwinkel des Instrumentes zu resezierenden Blasentumoren empfiehlt sich eine Tumorentfernung bei fast leerer Blase. Sehr selten wird eine suprapubische transvesikale Trokarresektion notwendig.

Bei der Frau ist die Tumorresektion am Blasenausgang sparsamer durchzuführen, um den Sphinkter zu schonen und die Kontinenz zu erhalten. Zu tiefe Schnittführungen bergen zudem das Risiko der Blasen- und Harnröhrenscheidenfistel in sich. Hier sollte eine vaginale Assistenz mit dem Zeigefinger erfolgen, um durch Entgegendrücken des Blasenbodens die Situation besser kontrollieren und eine sorgfältige Tumorentfernung vornehmen zu können. Bei großen, die Harnröhre infiltrierenden Tumoren muss die Indikation zum transurethralen Eingriff sorgfältig gestellt und das Risiko der Gefahren abgewogen werden. In Abhängigkeit vom Tumorstadium kann eine radikale Zystourethrektomie und/oder Chemotherapie zweckmäßig sein.

■ **Gezielte gedeckte Perforation.** Bei oberflächlichen T1G2- bis G3-Blasenkarzinomen erfolgt innerhalb der ersten 3 postoperativen Monate eine Nachresektion (EAU-Leitlinien 2002). Dabei werden die tiefen und der ehemaligen Tumorregion benachbarten Gewebeschichten entfernt. Alle Blasenwandanteile werden bis auf des perivesikale Fett entfernt. Besondere Vorsicht ist bei den Wandanteilen geboten, denen das Peritoneum unmittelbar anliegt (Hinterwand). Die Resektion muss bei geringem, aber für die Sicht ausreichendem Spülwasserzufluss erfolgen, um die Perforationsgefahr zu senken. Bei der Resektion werden die Gewebeschichten schrittweise entfernt, bis das perivesikale Fettgewebe durch die Muskulatur hindurch erkennbar wird (s. Abb. 3.1d). Jede Blutung bedarf einer sorgfältigen, subtilen Blutstillung. Unter Beachtung dieser Regeln wird die gedeckte Perforation zur wertvollen Operationsmethode, die zur Entfernung aller Tumoranteile und zum exakten Staging verhelfen kann.

■ **Palliativresektion.** Wenn eine kurative Tumorresektion nicht mehr möglich ist und eine radikale Zystektomie dem Patienten nicht mehr zugemutet werden kann, so besteht gelegentlich eine Indikation zur palliativen Resektion. Ziel ist die Beherrschung von Makrohämaturien sowie von Dysurie und Pollakisurie durch eine Vergrößerung der Blasenkapazität und Schaffung glatter Abflussverhältnisse. Meist bestehen große, nekrotisch zerfallene, leicht blutende

Tumoren. Die Infiltrationstiefe lässt sich durch bimanuelle rektale und vaginale Palpation und transrektale Sonographie abschätzen. Die Resektion beginnt mit dem Abtragen exophytisch wachsender, nekrotischer Tumoranteile und sollte, in Abhängigkeit vom Lokal- und Allgemeinbefund, zur Entfernung aller erreichbaren Tumoranteile führen. Bei Tumoren des Blasenhalses wird in vielen Fällen auch eine Prostata- oder Prostatateilresektion notwendig, um durch Beseitigung des obstruktiven Geschwulstwachstums die Spontanmiktion zu erleichtern.

■ **Blutstillung.** Der Zeitpunkt der Blutstillung richtet sich nach der Intensität der Blutung (Sichtbehinderung) und der Größe des Tumors. Eine große, unübersichtliche Geschwulst erfordert nach jedem, bis zum Tumorgrund angelegten Resektionsschritt eine sorgfältige Koagulation der Tumorbasis. Die Blutstillung bei einer kleinen Geschwulst kann nach Abtragung des Tumors durchgeführt werden, da dann die Gefäße am Tumorgrund gut erkennbar sind. Die Blutstillung bei angeschnittenem, exophytischem Tumor ist problematisch, da das Gefäß meist nicht exakt zu sehen ist und die blinde Koagulation erfolglos bleibt. In diesen Fällen muss unter forciertem Spülstrom zunächst das nekrotische Gewebe abgetragen werden, um dann die Blutung unter Sicht besser stillen zu können.

Prinzipiell sollte stets gezielt ein Geschwulstanteil abgetragen werden, um dann an der Basis eine Koagulation durchführen zu können. Dabei richtet sich die Spülstärke nach der Pulsationsintensität der Arterie, wie dies auch bei der Prostataresektion erfolgt. Zunächst werden größere Arterien aufgesucht und mit abnehmender Spülstärke dann kleinere Arterien koaguliert. Schließlich erfolgt bei nahezu abgestelltem Spülstrom die Blutstillung der kleinen Venen.

Bei stärkeren *arteriellen Blutungen* infolge sehr tiefer Resektion in die Muskulatur empfiehlt sich die langsame Auffüllung der Blase unter optischer Kontrolle. Meist erkennt man dann die pulsierende Arterie zwischen den einzelnen Muskelfasern. Die Gefahr einer spontanen Perforation durch Überdehnung der Blasenwand besteht dabei nur dann, wenn durch die Muskelfasern durchschimmerndes perivesi-

kales Fett sichtbar wird. Kann auch auf diese Weise keine anhaltende Blutstillung erreicht werden, so entfernt man nach Füllung der Blase das Resektoskop, vergewissert sich über den Abfluss der eingebrachten Spülmenge, um dadurch eine Perforation auszuschließen und legt einen transurethralen Dreiwegkatheter ein. Unter forcierter Dauerspülung der Blase sistiert dann meist die Blutung nach kurzer Zeit aufgrund Konstriktion der Muskulatur. Hier ist eine besonders sorgfältige Überwachung in der ersten postoperativen Phase erforderlich, da bei anhaltend starker Blutung eine endoskopische Revision angezeigt ist.

Venöse Blutungen sind in der Regel problemlos zu beherrschen. Die Blutstillung sollte mit einer Koagulation der Resektionsränder bei schwach eingestelltem Spülwasserzufluss erfolgen, um auch kleine submuköse Sickerblutungen zu erfassen. Diese abschließende Koagulation sichert die Resektionsgrenzen.

Sehr selten kommt es durch zu tiefe Resektion der Muskulatur zur Eröffnung größerer Venensinus, die analog zur Situation in der Prostataloge kaum zu koagulieren sind. Eine anhaltende Blutstillung gelingt hier auch nach Resektion der umliegenden Bezirke kaum. In diesen ausgesprochen seltenen Fällen ist die Einlage eines transurethralen Katheters mit großvolumigem Ballon hilfreich, der mit 80–100 ml in der Blase geblockt wird und eine Blutstillung durch Kompression der erschlafften Blasenwand herbeiführt. Eine langsame Dauerspülung ergibt anhand der Flüssigkeitsfarbe Auskunft über den Nutzen dieser Therapie. Bei erfolgreicher Blutstillung muss bei diesen Patienten postoperativ stets ein Zystogramm zum Ausschluss einer Blasenperforation durchgeführt werden.

■ **Beendigung des Eingriffs.** Nach Entfernung aller Tumoranteile und sorgfältiger Blutstillung müssen die abgeschnittenen Gewebeanteile vollständig aus der Blase entfernt werden. Dies gelingt am besten mit einer Metallkolbenspritze, da diese im Gegensatz zum Ellik-Evakuator das Absaugen auch größerer Gewebeschnitzel ermöglicht. Nach Entfernung des Instrumentes wird ein 18–24-Charr-Dauerkatheter eingeführt. Die Blase wird erneut gefüllt und die abfließende Flüssigkeit kontrolliert. Nur bei klarer bis höchstens himbeerfarbener Beschaffenheit kann der Eingriff beendet werden. Bei stärkeren Blutungen muss eine erneute endoskopische Blutstillung durchgeführt werden. Nach Palliativresektionen empfiehlt sich die Einlage eines dreiläufigen 24-Charr-Katheters zur Durchführung einer Dauerspülung der Blase. Die Einlage einer suprapubischen Harnableitung (Zystofix®) sollte zur Vermeidung möglicher Impfmetastasen vermieden werden.

■ **Gewebeaufarbeitung.** Zur Bestimmung der Tumorausdehnung sollten die unterschiedlichen Tumorabschnitte getrennt aufgefangen und in unterschiedlichen Behältern zur histologischen Untersuchung eingesandt werden. Zunächst werden die oberflächlichen Tumoranteile bis zum Tumorgrund entfernt, ausgespült und sichergestellt. Anschließend gewinnt man tiefere Schichten aus der Muskulatur und asserviert sie getrennt. Danach erfolgt eine Resektion aus dem Randgebiet des Tumors mit getrennter Entnahme. Nur diese gezielte Aufbereitung und gewebeorientierte Einsendung gewährleistet eine sichere Bestimmung von Infiltrationstiefe und Ausdehnung des Blasentumors. Bei zirkulären Tumoren des Blasenausgangs erlaubt die segmentale Geschwulstentfernung der oberflächlichen und tiefen Schichten im Uhrzeigersinn eine genaue Information über die Tumorausdehnung. Dabei ist die grafische Befunddokumentation anhand einer Skizze hilfreich. Der endoskopische Befund kann so mit dem histologischen Ergebnis verglichen werden. Bei Tumorinfiltration einer bestimmten Gewebeschicht kann anhand dieser Befunddokumentation dann in einer 2. Sitzung eine gezielte Nachresektion des befallenen Segmentes erfolgen.

■ **Nachbehandlung**

Über den 3-läufigen, transurethralen Ballonkatheter wird eine Dauerspülung der Blase durchgeführt. Dabei hat sich die Verwendung physiologischer Kochsalzlösung bewährt, wenn es nicht zu sehr blutet. Die abfließende Spülflüssigkeit sollte klar bis himbeerfarben sein. Eine vermehrte Blutungsneigung kann Folge einer ungenügenden intraoperativen Blutstillung sein oder auf eine postoperative Überdeh-

nung der Blase durch Verstopfung des Dauerkatheters mittels Koageln zurückzuführen sein. In diesen Fällen muss eine manuelle Blasenspülung, Ausräumung einer möglicherweise bestehenden Tamponade oder ein Wechsel des Dauerkatheters vorgenommen werden. Die Palpation und ggf. auch Sonographie ermöglicht die Beurteilung des Blasenfüllungszustandes und sollte immer postoperativ durchgeführt werden, um eine Überdehnung der Blase durch ein Abflusshindernis rechtzeitig zu erkennen. Bei komplikationslosem postoperativen Verlauf kann der Katheter in Abhängigkeit von Resektionsausmaß und -tiefe sowie der Blutbeimengung zur Spülflüssigkeit nach 2–3 Tagen entfernt werden.

Nach der Katheterentfernung besteht oft eine Pollakisurie und Dysurie. Diese Beschwerden lassen sich durch spasmoanalgetische Medikamente (Buscopan®, Spasmex®, Detrusitol®) und transurethrale Instillationen von schleimhautanästhesierenden und antiphlogistischen Medikamenten (Farcotril®) bessern. Nur bei vorbestehendem Harnwegsinfekt ist eine antibiotische Behandlung notwendig. Bei sterilem Urin und kurzer komplikationsloser Operation kann auf eine antibiotische prophylaktische Behandlung verzichtet werden. Durch die Verabreichung miktionsbeeinflussender anticholinerger Medikamente zur Beseitigung von Tenesmen und schmerzhafter Blasenentleerung (Spasmex®, Miktonorm®, Detrusitol®) lässt sich der Heilverlauf erleichtern. Bei fehlender antibiotischer Behandlung erfolgt nach Katheterentfernung eine Urinkontrolle mit Urinkultur zur Erfassung eines Infektes [4]. Bei antibiotischer Behandlung wird ambulant 2 Tage nach Beendigung der antibiotischen Behandlung eine Urinkontrolle vorgenommen. Eine Sonographie der Nieren informiert bei ostiumnaher Resektion über mögliche Abflussstörungen des oberen Harntraktes.

Einen hohen Stellenwert hat die regelmäßige, lebenslange *Tumornachsorge*. Diese orientiert sich an den EAU-Leitlinien (2002). Unilokuläre, primäre TaG1-Tumoren werden nach 3 Monaten endoskopisch kontrolliert und bei unauffälligem Befund erst nach weiteren 9 Monaten einer Kontrollzystoskopie zugeführt (Tabelle 3.2). Bei unauffälligem Befund schließt sich eine jährliche Endoskopie bis zum 5. postoperativen Jahr an. Bei einem Tumorrezidiv be-

Tabelle 3.2. Tumornachsorge der Blasentumoren (EAU-Leitlinien)

LOW-RISC TCC unilokulär, primär, TA G1, <3 cm, kein CIS
Urethrozystoskopie nach 3 Monaten unauffälliger Befund: – nächste Skopie nach 9 Monaten unauffälliger Befund: 1×jährliche Skopie bis zum 5. Jahr **bei Rezidiv:** – in 95% Histo wie bei Primärbefund – neuerliche Nachsorge von Punkt 0

Tabelle 3.3. Nachsorge oberflächlicher Blasentumoren

HIGH-RISC TCC T1, G2 und G3 (multifokal, CIS, >3cm*)
Nachresektion (nicht später als 3 Monate) **Urethrozystoskopie** – alle 3 Monate 1. und 2. Jahr – alle 4 Monate 3. Jahr – alle 6 Monate 4. und 5. Jahr – 1×jährlich ab 6. Jahr lebenslang **Urinzytologie** **Bei Rezidiv**

* lt. EAU-Guidelines nicht explizit in high-risk-Gruppe

Tabelle 3.4. Nachsorge oberflächlicher Blasentumor

INTERMEDIATE-RISC-Gruppe
■ lt. EAU Nachsorge je nach Risikofaktoren zwischen low- und high-risk-Gruppe ■ jährliche Skopie nach 10. Jahr beenden ■ Patienten mit Rezidiv in ersten 4 Jahren lebenslange Kontrollskopien

Tabelle 3.5. Nachsorge oberflächlicher Blasentumoren

Ergänzende und fakultative Untersuchungen
■ **Sonographie** – zur Verlaufskontrolle TCC ungeeignet ■ **Urinzytologie** – eingeschränkte Bedeutung low grade TCC – „nur" zum Ausschluss high grade TCC – neue TU-Marker noch nicht etabliert ■ **AUG/IVP** – keine Routine, nur bei pos. Zytologie (Hämaturie lt. Ref.) ■ **Biopsie** – keine Routine (Gefahr Tu-Implantation) – nur suspekte Läsionen und pos. Zytologie trotz unauffälliger Skopie, dann auch PE prost. Urethra notwendig

steht in 95% der gleiche histologische Befund wie beim Primärbefund. Nach Resektion des Rezidivs erfolgt die gleiche Nachsorge wie beim Erstbefund.

Beim T1G2-3-Karzinom schließt sich in den ersten 3 postoperativen Monaten eine Nachresektion an (Tabelle 3.3). Eine zystoskopische Kontrolle folgt alle 3 Monate im ersten und zweiten Jahr, alle 4 Monate im dritten Jahr, alle 6 Monate im vierten und fünften Jahr. Ab dem sechsten postoperativen Jahr ist eine jährliche lebenslange Kontrolle und Endoskopie ausreichend. Die endoskopische Kontrolle wird durch eine urinzytologische Untersuchung ergänzt. Bei einem Tumorrezidiv wird die Nachsorge in gleicher Weise wie nach Behandlung des Ersttumors fortgeführt. Bei der Nachsorge oberflächlicher Blasentumoren, der sog. intermediären Risikogruppe, kann die jährliche Zystoskopie nach dem 10. rezidivfreien Jahr

beendet werden (Tabelle 3.4). Patienten mit einem Rezidiv in den ersten 4 Jahren erhalten jedoch lebenslange Kontrollzystoskopien.

In der Nachsorge oberflächlicher Blasenkarzinome ist die Sonographie zur Verlaufskontrolle ungeeignet, die Urinzytologie von eingeschränkter Bedeutung beim low-grade-Tumor, nur zum Ausschluss eines high-grade-Tumors wichtig, das Ausscheidungsurogramm nur bei positiver Zytologie sinnvoll und eine Blasenbiopsie nur bei suspekter Blasenläsion und positiver Zytologie trotz unauffälligem endoskopischem Befund indiziert (Tabelle 3.5).

Eine Prostataresektion, die zur Beseitigung von Restharn oder Sichtverbesserung für kurzfristige Kontrollen angestrebt werden soll, kann bei der Nachresektion im Einzelfall erfolgen. Ob durch restharnfreie Blasenentleerung eine Rezidivprophylaxe betrieben werden kann, ist wissenschaftlich nicht erwiesen.

■ Komplikationen und deren Beherrschung

Kleine Blutungen können meist durch forcierte Spülung beherrscht werden. Bei stärkeren *Nachblutungen* sollte rasch eine erneute endoskopische Blutstillung durchgeführt werden. In Narkose wird der Resektionsschaft eingeführt und es werden zunächst die Blutkoagel ausgeräumt. Im Operationsgebiet finden sich immer zahlreiche, z.T. adhärente Koagel, die sich mit der kalten Schlinge meist entfernen lassen. In einigen Fällen muss allerdings hierzu auch der Schneidstrom verwendet werden. Nach Säuberung der Resektionsfläche kann man meist eine spritzende Arterie, die unter den Koageln verborgen war, entdecken. Das blutende Gefäß wird gezielt und bis zur Bluttrockenheit koaguliert. Die suffiziente Blutstillung ist an der makroskopisch klaren Spülflüssigkeit zu erkennen.

Eine ernste Komplikation ist die ungewollte Perforation der Blasenwand [1]. Ihre rasche Erkennung und Behandlung ist wesentlich für den ungestörten weiteren Krankheitsverlauf. Eine *intraperitoneale Perforation* ereignet sich meist bei voroperierten und bestrahlten Blasen nach zu tiefer Resektion der Hinterwand bzw. der Blasenkuppe. Meist veranlassen fortgeschrittene Tumore den Operateur zu tieferen Schnitten in die Blasenwand, um eine radikale Tumorsanierung zu erreichen. Die eigentliche Perforation während des Resektionsvorgangs ist unverkennbar, da es plötzlich zu einem Auseinandergleiten der Muskelfasern und einem Durchschimmern von Fettgewebe kommt. Selten stößt man auch auf Darmschlingen. Die Diagnose ist auf diese Weise endoskopisch sofort zu stellen. Klinisch kommt es in Spinalanästhesie zum Auftreten starker abdomineller Beschwerden, Übelkeit, Unruhe, Schweißausbrüchen und bei großen Perforationen mit Eindringen größerer Flüssigkeitsmengen in den Bauchraum auch zu Schockzuständen. In Intubationsnarkose fehlen diese Anzeichen, doch ist eine Tachykardie, ein Hypertonus und die Zunahme des Bauchumfanges wegweisend. In dieser Situation muss der Eingriff sofort abgebrochen werden und unverzüglich eine offen-operative Intervention erfolgen. Nach Unterbauchlaparatomie wird die eingedrungene Spülflüssigkeit abgesaugt, die Perforationsstelle

aufgesucht und unter Schonung des Darmes mit einer zweischichtigen Naht verschlossen. Soweit der Blasentumor noch nicht vollständig entfernt war, kann jetzt die vollständige Exzision des Tumors mittels Blasenteilresektion erfolgen. Der Eingriff wird durch Einlegen intraabdomineller und paravesikaler Drainagen sowie transurethralen Spülkatheters beendet. Postoperativ wird ein Antibiotikum prophylaktisch verabreicht. Die Drainage wird entfernt, wenn sich kein Wundsekret mehr entleert. Der Katheter kann am 8. postoperativen Tag nach zystographischer Dokumentation einer intakten Blase gezogen werden.

Die *extraperitoneale Perforation* entsteht oft aufgrund einer plötzlichen Kontraktion der durch den N. obturatorius versorgten Muskulatur. Zur Vermeidung dieser unverhofften Kontraktion ist eine Lokalanästhesie des Nervs notwendig. Findet sich endoskopisch nur eine kleine, von Fettgewebe bedeckte Perforationsstelle und ist radiologisch nur ein kleines Extravasat nachweisbar, so genügt eine Dauerkatheterbehandlung von 5–8 Tagen unter antibiotischer Abschirmung. Bei einer großen, freien, nicht gedeckten Perforation kommt es zum Austritt von Spülflüssigkeit in den Perivesikalraum. In diesen Fällen ist unverzüglich eine Zystographie anzuschließen und bei Nachweis eines großen extravesikalen Kontrastmitteldepots eine operative Freilegung, Defektübernähung und Drainage vorzunehmen. Nach abgeschlossener Wundheilung muss in einer zweiten Sitzung eine zusätzliche Resektion mit dem Ziel der vollständigen Tumorentfernung angeschlossen werden.

In Abhängigkeit von der Lokalisation kann es bei einer freien Perforation des Blasenbodens oder der dorsalen Harnröhre zu einer Blasen-, Harnröhren-, Gebärmutter-, Scheiden-, oder Darm-*Fistel* kommen, was am Flüssigkeitsabgang durch Vagina bzw. Rektum erkennbar ist. Zur Verifizierung der Fistel eignet sich die i.v. Injektion von Indigokarmin. Der Blauaustritt markiert unter makroskopischer bzw. endoskopischer Kontrolle der Scheide bzw. des Mastdarmes die Perforationsstelle. Bei einer Frau kann eine Harnröhren-Scheiden-Fistel meist direkt besichtigt werden, während eine Harnröhren-Blasen-Mastdarmfistel mit Hilfe der Rektoskopie nachweisbar ist. Stets muss eine Urethrozystographie durchgeführt werden, die durch Darstellung eines Extravasates oder Abfluss des Kontrastmittels in das perforierte Nachbarorgan die Diagnose sichert. Therapeutisch ist bei nur geringgradigen Dehiszenzen die Einlage eines transurethralen Dauerkatheters für 2 Wochen erfolgreich. Bei größeren Defekten muss eine offen-operative Intervention erfolgen.

Eine Resektion durch das Ureterostium kann zu einer narbigen intramuralen *Harnleiterstriktur* führen. Eine operative Korrektur ist erforderlich, wenn es zu einer Harnabflussstörung mit sekundärer Harnstauungsniere kommt. Bei ostiumnahen Resektionen empfiehlt sich aus diesem Grunde eine wiederholte postoperative Kontrolle mittels Sonographie und/oder Ausscheidungsurogramm. Die Indikation zur Operation einer Ostiumenge und Harnstauung richtet sich nach Tumorstadium und Erkrankungsverlauf. Nur nach sicher kurativer transurethraler Tumorresektion ist eine endourologische Korrektur oder selten Ureterozystoneostomie indiziert. Über eine perkutane Nephrostomie in Bauchlage lässt sich ein Führungsdraht bis zur Ostiumstenose herunterführen. In Rückenlage erfolgt dann eine transurethrale Ostiumresektion unter radiologischer Kontrolle auf den Führungsdraht zu. Nach Freiresektion des vernarbten Ostiums wird der Führungsdraht gefasst, in die Blase gezogen und das Ostium so weit aufreseziert, dass ein innerer Harnleitersplint problemlos eingelegt werden kann.

Ein transurethral nicht beherrschbarer, lokal begrenzter Tumor erfordert eine radikale Zystektomie, so dass sich das Problem einer Ostiumrekonstruktion von selbst löst. Bei palliativen Resektionen inkurabler Tumoren ist auf eine Harnleiterneueinpflanzung oder endourologische Korrektur zu verzichten und ggf. eine perkutane Nephrostomie zu bevorzugen.

Weitere Komplikationen einer Ostiumresektion kann ein *vesikoureteraler Reflux* sein [3]. Er stellt aus pathophysiologischen Gesichtspunkten insofern ein ernsthaftes Problem dar, als es zu einer intrakanalikulären Verschleppung von Urotheltumorzellen und zur Implantation von Zweittumoren in den oberen Harnwegen kommen kann. Weitere Folgen sind rezidivierende Harnwegsinfekte und aszendierende Pyelonephritiden. Aus diesem Grunde sollte dann postoperativ ein Miktionszysturethrogramm angefertigt werden. In Abhängigkeit vom Alter des Patienten und der Tumorsituation ist auch hier die Frage der Ureterozystoneostomie zu diskutieren.

Literatur

1. Alken P, Köhrmann KU (1993) The essentials of transurethral resection of bladder tumors (TUR-B). Arch Ital Urol Androl 65:629–632
2. Augsburger RR, Donohue RE (1980) Prevention of obturator nerve stimulation during transurethral surgery. J Urol 120:57–59
3. Chepurov AK, Nemenova AA (1996) The complications of transurethral resection of the bladder for tumor. Urol Nefrol 2:21–23
4. Goldwasser B, Bogokowsky B, Nativ O, Sidi AA, Jonas P, Many M (1983) Urinary infections following transurethral resection of bladder tumors–rate and source. J Urol 129:1123–1124
5. Kurth KH (2001) Transurethrale Resektion von Blasentumoren. Urologe B 41:501–511
6. Mauermeyer W, Tauber R (1977) Transurethral resection of bladder tumors – indication, technique and results. Urologe A 16:185–189
7. Mauermeyer W (1983) Transurethrale Operationen. Springer Verlag, Berlin

Laserbehandlung

R. MUSCHTER

Die Laserbehandlung des Harnblasenkarzinoms wurde als alternative Therapie zur transurethralen Resektion mit weitgehend identischem Indikationsbereich konzipiert. Für die ersten Experimente und Patientenbehandlungen wurde der Argonlaser benutzt. Untersuchungen zur Eindringtiefe in das Gewebe zeigten allerdings erhebliche Vorteile der infraroten Wellenlänge des Nd:YAG-Lasers (1064 nm) [5]. Zwar wurden in jüngerer Vergangenheit weitere Laser (KTP, Ho-YAG) bzw. Applikationsmodi (Kontaktvaporisation) erprobt, das Standardsystem für die Tumorkoagulation ist jedoch nach wie vor der Nd:YAG-Laser mit einfachem Lichtleiter.

Die Laserkoagulation ergab experimentell im Vergleich mit der transurethralen Resektion sowohl eine deutlich homogenere Nekrose, als auch eine schärfere und besser definierte Grenze zum unbehandelten Gewebe [1]. Die Zahl lebender und überlebensfähiger Tumorzellen in der Spülflüssigkeit war nach Elektrokoagulation um 840% höher, als nach Laserkoagulation [8]. Hieraus ergeben sich potenzielle Vorteile der Laserbehandlung, die in der besseren lokalen Tumorkontrolle und in dem geringeren Risiko einer Tumorzellaussaat mit Adhäsion und neuer Tumorbildung an der Blasenschleimhaut liegen [7]. Inwieweit dieser Tatsache eine praktische Bedeutung zukommt, ist bis heute nicht eindeutig geklärt. Dies gilt auch für die „Versiegelung" der Lymphgefäße, die experimentell nachgewiesen wurde [5] und der theoretisch eine Bedeutung bei der Verhinderung einer Tumorzellmigration und somit der möglichen Tumorprogression bzw. Metastasierung zukommen kann. Weitere mögliche Vorteile der Laserkoagulationstherapie des Harnblasenkarzinoms sind eher ökonomischer Natur. Die Möglichkeit, die Laserbestrahlung blutungsfrei in Lokalanästhesie durchzuführen, erlaubt eine ambulante Therapie [7].

Klinische Ergebnisse der Laserbehandlung des Harnblasenkarzinoms wurden von zahlreichen Autoren publiziert [6] und sind ohne Ausnahme positiv. Eine wissenschaftliche Bewertung ist dennoch eingeschränkt, da nur relativ kurze Nachbeobachtungszeiten berichtet und bei den Behandlungskollektiven oftmals oberflächliche und infiltrierende Tumore zusammengefasst wurden. Entsprechendes gilt auch für die beiden gegen die TUR prospektiv randomisierten Studien [2, 3] und den Einsatz der Laserkoagulation in der organerhaltenden Therapie fortgeschrittener infiltrierender Harnblasenkarzinome [6].

■ Indikationen

Die Indikationen zur transurethralen Elektroresektion und zur Lasertherapie des Blasentumors überschneiden sich weitgehend.

■ Die alleinige Laserkoagulation kommt als kurativer Therapieansatz grundsätzlich bei allen oberflächlichen Tumoren in Betracht. Einschränkungen ergeben sich im Einzelfall aufgrund der Tumorgröße (Eindringtiefe der Laserstrahlung bis 0,8 cm, thermische Wirkung

bis 1,6 cm [4–6]) sowie der Tumorlokalisation. Letzteres lässt sich durch die Verwendung geeigneter Umlenksysteme ausgleichen. Sowohl das Carcinoma in situ, als auch der infiltrierende Blasentumor kann analog zur Resektion mittels Laserkoagulation *lokal* kurativ behandelt werden, da eine Thermonekrose der gesamten Blasenwand und somit eine komplette Eradikation erreicht werden kann. Das bei diesen Tumorstadien typische Risiko heterotoper Rezidive bleibt allerdings ebenso immanent wie die Möglichkeit einer nicht vollständigen Lokaltherapie bei infiltrierendem Tumor aufgrund einer Unterschätzung der Tumorausdehnung oder des Tumorstadiums. In erster Linie indiziert ist die Laserkoagulation mit Vorteilen gegenüber der Elektroresektion bei multiplen kleinen Tumoren.

■ Als palliative Behandlungsmaßnahme kann die Laserkoagulation ebenfalls eingesetzt werden. Auch hierfür gelten die o.g. Einschränkungen, daneben ist der alleinige Lasereinsatz bei akuter Blutung und großer Tumormasse nicht indiziert.

■ Die Kombination der Laserkoagulation mit der Elektroresektion kann sowohl bei kurativer, als auch bei palliativer Therapie sinnvoll sein. Nach Resektion und Blutstillung vermag die zusätzliche Laserbestrahlung des Tumorgrundes und der Tumorränder aufgrund der homogenen Tiefenkoagulation der verbliebenen Tumoranteile bei palliativem Ansatz die Zeit bis zum Auftreten neuer Komplikationen zu verlängern, bei kurativem Ansatz eine eventuelle Unterschätzung des Tumorstadiums bzw. der Tumorausdehnung auszugleichen. Die der Laserkoagulation folgende Elektroresektion bzw. kalte Biopsie dient in erster Linie der Materialgewinnung für die histologische Untersuchung und ist als Therapiekonzept nur im Einzelfall sinnvoll.

■ OP-Technik

Wie bei der transurethralen Elektroresektion erfolgt auch bei der Lasertherapie vor dem Eingriff die spezifische Diagnostik mit sorgfältiger und umfassender Urethrozystoskopie und bimanueller Palpation (s. Abschn. Techniken, S. 42 f.).

Instrumente und Geräte

Beim Lasereinsatz müssen die Bestimmungen des Laserschutzes beachtet werden. Die Bestrahlung erfolgt über ein Standardzystoskop mit Arbeitskanal, ggf. mit Albarraneinsatz für die Abwinklung des Lichtleiters. Alternativ kann ein Rückspülresektoskop mit Dauerspülung verwendet werden. Die Blase sollte vorzugsweise einen mittleren Füllungszustand (physiologische Kochsalzlösung) aufweisen. Die infrarote Strahlung des Nd:YAG-Lasers (1064 nm) wird über einen flexiblen Lichtleiter („bare fiber", Kerndurchmesser 400, 600 oder 1000 μm; ggf. mit strahlumlenkender Applikationsspitze) vom Lasergerät in die Harnblase übertragen.

Insbesondere für die (ambulante) Behandlung in Lokalanästhesie ist der Einsatz eines flexiblen Urethrozystoskops zu empfehlen.

Bestrahlungstechnik

Die Bestrahlung wird mit Hilfe des rot- oder grünfarbigen Pilotlasers sichtkontrolliert mit einer Laserleistung von 20–40 W je nach Tumorgröße und Harnblasenfüllung bzw. Blasenwanddicke möglichst senkrecht zur Oberfläche durchgeführt [4]. Während der Bestrahlung ist der Kontakt des Lichtleiters mit dem Gewebe zu vermeiden, da hierdurch eine Vaporisation mit Karbonisation und Verschmutzung der Lichtleiterspitze resultiert, was die Eindringtiefe verringert bzw. die weitere Bestrahlung beeinträchtigt. Die laserinduzierte Koagulationsnekrose ist scharf begrenzt und homogen, die Eindringtiefe beträgt ca. 0,4–0,8 cm, thermische Effekte sind bis in 1,2–1,6 cm Tiefe festzustellen (cave Blasenhinterwand: Risiko der Darmperforation). Bei hyperämischer Schleimhaut (Entzündung), starker Vaskularisation, Blutung oder blutiger Spülflüssigkeit ist die Eindringtiefe vermindert [4].

Kleine Tumoren bzw. Areale werden punkt- oder kreisförmig, größere zeilenförmig bestrahlt. Soweit möglich, beginnt die Bestrahlung an der Tumorbasis unter Einbeziehung der Peripherie (mit ausreichendem Sicherheitsabstand analog zur Resektion). Anschließend wird der exophytische Tumoranteil koaguliert. Die Bestrahlung erfolgt bis zum Auftreten eines optisch erkennbaren Koagulationseffektes, meist einer Weißverfärbung. Nach eventueller Abtragung des nekrotischen Tumors mit einer Biopsiezange (Histologie) kann eine weitere Bestrahlung des Tumorgrundes und der Peripherie sinnvoll bzw. erforderlich sein.

Bestrahlungstechnik bei spezieller Tumorlokalisation

Bei Tumorlokalisation im Bereich der Hinterwand besteht das potenzielle Risiko der unbeabsichtigten Koagulation blasenanliegender Darmwand mit anschließender Darmperforation, die typischerweise nicht sofort, sondern erst nach Abbau der Nekrose durch die im Darm vorhandenen Enzyme ca. 24–48 Stunden nach der Bestrahlung auftritt [6]. Dies ist durch Anpassung der Bestrahlungstechnik (kürzere Applikationen bei punktförmiger, schnellere Strahlbewegung bei zeilenförmiger Bestrahlung, nicht zu hohe Laserleistung) möglich. Bei individueller Indikation kann bei großen und infiltrierenden Tumoren die Bestrahlung laparoskopisch kontrolliert und der Darm weggehalten werden [4].

Bei Tumorlokalisation in Ostiumnähe kann wegen des hitzebedingten Ödems bzw. der Gewebeverhärtung durch die Koagulation im Einzelfall eine passagere Harnleiterschienung erforderlich sein.

Bei Tumoren am Blasenausgang konnte früher der Einsatz spezieller Instrumente mit Spezialoptiken und 180°-Umlenkung des Lichtleiters erforderlich sein. Mit den heute üblichen flexiblen Instrumenten ist auch dieser Bereich problemlos erreichbar.

Beendigung des Eingriffs

Die Gewinnung von Material für die histologische Untersuchung ist z.B. mittels einer Biopsiezange möglich. Bedenken, dass nach der Laserkoagulation die histologische Untersuchung des Tumors und damit das genaue Staging und Grading beeinträchtigt seien, konnten schon frühzeitig ausgeräumt werden [5].

Bei alleiniger Laserkoagulation treten in der Regel keine relevanten Blutungen auf. Situationsbedingt ist jedoch analog zu anderen transurethralen Behandlungsmaßnahmen eine passagere Harnableitung oder auch die Einlage eines transurethralen Spülkatheters mit Dauerspülung empfehlenswert oder notwendig.

■ Nachbehandlung

Die Nachbehandlung gestaltet sich analog zur transurethralen Elektroresektion (s. S. 47).

■ Komplikationen

Zu den Risiken der Laserkoagulation der Harnblasenwand wurden ausgiebige experimentelle Untersuchungen vorgenommen [6]. Das Risiko einer Perforation konnte auch bei großflächiger Bestrahlung oder bei Abtrag der gesamten Mukosa praktisch ausgeschlossen werden. Klinisch wurde nur ein einziger Fall beschrieben. Das einzig relevante Risiko der Laserkoagulation ist das der oben beschriebenen Darmperforation (s. S. 49).

■ Photodynamische Therapie

Die relativ selektive Anreicherung einer photosensitiven Substanz in Tumorzellen lässt sich therapeutisch nutzen, wenn durch Einwirkung von Licht einer geeigneten Wellenlänge aufgrund einer photochemischen Reaktion zytotoxische Produkte entstehen. Dieses Prinzip liegt der photodynamischen Therapie (PDT) zugrunde, die in der Urologie erstmals 1975 beim Harnblasenkarzinom eingesetzt wurde. Der damals verwendete Photosensitizer war ein Hämatoporphyrinderivatgemisch (HPD), das heute pharmazeutisch verbessert als Photofrin® kommerziell zur Verfügung steht. In der jüngeren Vergangenheit wurden mehrere andere Photosensitizer, z.B. die Aminolävulinsäure (ALA) experimentell bzw. klinisch bezüglich ihrer Eignung für die PDT untersucht.

Die Bestrahlung erfolgt mit bezüglich ihrer Wellenlänge auf den jeweiligen Photosensitizer adaptierten Lasersystemen, beim HPD mit einer Wellenlänge um 630 nm. Die Eindringtiefe beträgt nur wenige mm, so dass sich die PDT bei einer Bestrahlung vom Lumen der Blase aus nur für flache und oberflächliche Tumore eignet. Die Bestrahlung erfolgt in der Regel integral, d.h. die gesamte Harnblasenschleimhaut wird erfasst. Hierzu wird die Blase entweder mit einem Streumedium gefüllt oder ein diffus abstrahlender Applikator oder Katheter verwendet. Die früher ebenfalls eingesetzte, auf ein oder nacheinander auf mehrere Areale gerichtete fokale Bestrahlung spielt heute praktisch keine Rolle mehr [9].

Die Nachteile des HPD sind vielfältig, zum Einen besteht eine deutliche und lang anhaltende Photosensibilisierung vor allem der Haut, so dass sich der Patient in abgedunkeltem Raum aufhalten sollte, zum anderen sind allergische Reaktionen möglich. Bei neueren Photosensitizern, insbesondere bei ALA bleibt die Photosensibilisierung äußerst gering und kurzdauernd. Sonstige Nebenwirkungen der PDT sind die Chemozystitis mit Dysurie und Urge-Symptomatik sowie die selten auftretende Schrumpfblase.

Einen definierten Indikationsbereich für die PDT gibt es nicht. Ihre Eignung wurde untersucht für die Behandlung des anderweitig therapierefraktären bzw. rezidivierenden, oberflächlichen, flachen, multifokalen Urothelkarzinoms der Harnblase und des multifokalen Carcinoma in situ. Hier wurden gute Erfolge erzielt.

▌ Literatur

1. Beisland HO, Kvernebo K (1986) The microcirculation in Neodymium-YAG laser irradiated and in electro coagulated urinary bladder tumors evaluated with laser doppler flowmetry. Urol Res 14:149–152
2. Beisland HO, Seland P (1986) A prospective randomized study on Neodymium-YAG laser irradiation versus TUR in the treatment of urinary bladder cancer. Scand J Urol Nephrol 20:209–221
3. Hofstetter A (1987) Neodymium: YAG Laser treatment of bladder tumors. J Endourology 1:115–117
4. Hofstetter AG (Hrsg) (1995) Laser in der Urologie. Eine Operationslehre. Springer-Verlag, Berlin Heidelberg New York
5. Hofstetter A, Frank F (1979) Der Neodym-YAG-Laser in der Urologie. Editiones „Roche", Basel
6. Muschter R, Hofstetter A (1996) Laseranwendungen in der Urologie, Teil 1. Lasermedizin 12:135–145
7. Schmiedt E (1981) Laserbehandlung in der Urologie. Editorial. Urologe [A] 20:291–292

8. See WA, Chapman WH (1987) Tumor cell implantation following Neodymium-YAG bladder injury: a comparison to electrocautery injury. J Urol 137:1266–1269
9. Szeimies RM, Jocham D, Landthaler M (Hrsg) (2003) Klinische Fluoreszenzdiagnostik und Photodynamische Therapie. Blackwell Verlag, Berlin

Lithotripsie

J. STEFFENS, E. STARK

■ Indikationen

Blasensteine sind meist Folge subvesikaler Obstruktion. Beim Mann besteht fast immer eine Prostatahyperplasie oder eine Harnröhrenstriktur, während sie bei Frauen meist Folge einer mechanischen Abflussstörung (Harnröhrenstriktur, ausgeprägter Deszensus) oder neurogenen Blasenentleerungsstörung sind [2]. Selten sind bei beiden Geschlechtern Fremdkörper in der Blase mit sekundärer Steinbildung. Pathogenetisch führt die Restharnbildung zu Harnwegsinfekten und diese meist zu Phosphatsteinen [1].

Bei sehr großer Prostata sollte man Stein und Prostata offen sanieren, da dies meist rascher bewerkstelligt werden kann und den Patienten weniger belastet. Die Mehrzahl der Steine kann jedoch transurethral entfernt werden. Dabei sollten Stein, Prostatavergrößerung und/oder Harnröhrenstriktur zur Rezidivprophylaxe immer gleichzeitig beseitigt werden [3]. Bei einer großen, endovesikal entwickelten Prostata ist es manchmal zweckmäßig, zunächst die Elektroresektion der Prostata und erst dann, bei guter Sicht, die Lithotripsie – ggf. auch erst in einer 2. Sitzung – durchzuführen.

■ OP-Techniken

Eine Lithotripsie kann bei großem endovesikalem Prostatamittellappen und tiefem Blasenboden wegen der Sichtbeeinträchtigung schwierig werden. In diesen Fällen empfiehlt sich eine Änderung der Patientenlage durch Kopfwärtssenkung des Operationstisches, da sich dann eine gut zugängliche neue Steinposition an der Blasenhinterwand ergibt.

Bei der *mechanischen Lithotripsie* erfolgt eine Zerkleinerung der Konkremente unter Sicht mit manuellem Kraftaufwand. Das Gerät ähnelt dem Zystoskop und besitzt vorne unterhalb der Optik zwei abgewinkelte Zangenbranchen, die einen Stein fassen und zerbrechen können. Das Gerät wird blind nur mit dem Obturator ein- und ausgeführt und darf nicht mit eingeführter arretierter, das Instrumentenende um 1 cm überragender Optik aus der Blase entfernt werden, um eine Verletzung der Harnröhre und Blasenschleimhaut zu vermeiden. Mit dem mechanischen Lithotriptor lässt sich die Mehrzahl der Steine mit einem Durchmesser bis 2 cm unter optischer Kontrolle mit manuellem Kraftaufwand mühelos zertrümmern. Eine zu große Kraftanwendung muss allerdings vermieden werden, da es zu einem Abbruch der Metallbranchen kommen kann. Die bei der Steinzertrümmerung entstehende Sichtverschlechterung lässt sich durch eine intermittierende Blasenspülung leicht beherrschen. Die Steinfragmente sind soweit zu zerkleinern, dass sie gut durch den Schaft des Lithotriptors oder den Schaft eines Resektoskopes abgesaugt werden können.

Zur Entfernung größerer Steinanteile wird der Lithotriptor gegen einen Evakuator ausgetauscht. Nach Entfernung des an der Spitze biegsamen Trokars wird eine Ellik-Absaugvorrichtung angebracht.

Eine Weiterentwicklung der mechanischen Lithotripsie stellt der von Mauermayer und Hartung (1976) entwickelte *Steinpunch* dar, der aufgrund der fehlenden Metallzange weniger traumatisierend ist. Durch einen Schaft wird ein Lithotriptor eingeführt, der nach dem Punchprinzip Steinstücke aus dem Konkrement herausstanzt. Unter Sicht und guter Spülleistung können kleinere Steine bis zu einem Durchmesser von 1 cm mit dem Punchmaul erfasst und zerdrückt werden. Nach Zerkleinerung aller Konkremente werden diese schließlich durch den Schaft abgesaugt.

Die *Druckwellenlithotripsie* wurde 1955 in der Sowjetunion inauguriert und führte zur Entwicklung des Uratlithotriptors. Mit einem Standardzystoskop wird unter endoskopischer Kontrolle die Spitze einer biegbaren 9–10-Charr-

Koaxialsonde an den Stein gebracht. Über einen externen elektrischen Generator (Riwolith®) wird ein Hochspannungsstrom erzeugt. Durch Betätigung eines Fußschalters erfolgt die Weiterleitung einzelner Impulse oder Pulsfolgen bis zu einer maximalen Impulsation von 30 Hz über ein isoliertes, doppeladriges Kabel zum Stein. Am nicht isolierten Sondenende kommt es zu Funkenentladungen zwischen der inneren zentralen und der äußeren Elektrode. Hierdurch entstehen elektrohydraulische Druckwellen, die zur Steinzertrümmerung führen. Wichtig ist die Verwendung einer gut leitenden Spüllösung (isotonische Kochsalzlösung), um eine optimale Druckwelle zu erzeugen.

Die Sondenspitze wird auf der Steinoberfläche angesetzt, wobei ein leichter Druck zur Fixierung des Konkrementes am Blasenboden oder der Hinterwand ausgeübt werden muss. Dabei ist auf einen Sicherheitsabstand von 1 cm zwischen Sonde und Objektiv zu achten, um dieses nicht durch die Stoßwellen zu beschädigen. Eine effektive Steinzertrümmerung gelingt nur, wenn die Sondenspitze direkten Kontakt mit dem Konkrement hat. Mit kürzeren Impulsserien wird ein kleiner Krater geschaffen, der durch festen Kontakt mit der Sonde weiter bearbeitet wird, bis der Stein zerfällt. Bei den weichen Phosphatsteinen gelingt dies mühelos in kurzer Zeit, während die härteren Oxalat- und Harnsäuresteine meist höhere Energie, eine längere Bearbeitungszeit und die Bohrung mehrerer Löcher erfordern. Grundsätzlich sollte mit der Energiestufe II begonnen werden. Nur wenn sich nach einigen Minuten kein Riss an der Steinoberfläche zeigt, empfiehlt sich die Einstellung der höchsten Energiestufe. Nach Aufbrechen der Konkrementschale kann mit der Stufe II weitergearbeitet werden. Die Dauer der Impulsserien sollten 10 s nicht überschreiten. Zwischen den Arbeitsvorgängen sind kurze Pausen einzulegen, um den Spülwasserabfluss zu gewährleisten. Die Druckwellenlithotripsie sollte nur bis zur Aufarbeitung in linsengroße Fragmente erfolgen, da kleinere Steinreste bei der Zertrümmerung geschossartig wegspringen und in die Blasenwand eindringen können. In dieser Endphase muss ein direkter Kontakt mit der Schleimhaut vermieden werden [5]. Zur Vorbeugung dieser Komplikationen empfiehlt sich

zur Entfernung der kleinen Steinreste der Einsatz des mechanischen oder Steinpunchlithotriptors. Bei größeren Steinresten, die mit dem Punchmaul nicht gefasst werden können, muss nochmals elektrohydraulisch lithotripsiert werden, bis die Steinreste soweit fragmentiert sind, dass die Punchlithotripsie sich gut bewerkstelligen lässt. Zerkleinerte Konkremente können auch mit einer Blasenspritze oder einem Evakuator abgesaugt werden.

Die *Ultraschalllithotripsie* ist gegenüber der vorgenannten Technik komplikationsärmer und hat den Vorteil einer geringeren Gefährdung der Schleimhaut, der einfacheren Operationstechnik und der gleichzeitigen Steinstaubentfernung.

Das Instrument besteht aus 3 Funktionseinheiten, nämlich dem Endoskop, dem Ultraschallgenerator und der Absaugvorrichtung.

In den Metallschaft wird das Operationselement eingeführt und verriegelt. Es wird eine abgewinkelte Spezialoptik verwendet. Der Ultraschallbohrer und der aus einem Keramikschwinger bestehende Ultraschallwandler besitzen einen Zentralkanal, durch den das Spülwasser und der Steinstaub abgesaugt werden. Die Absaugvorrichtung wird mit einem Wasseranschluss verbunden. Das Spülwasser dient gleichzeitig zur Kühlung des Ultraschallschwingers. Bei der Einschaltung der Saugpumpe durch einen Fußschalter wird gleichzeitig der Ultraschallgenerator in Gang gesetzt, so dass Bohren, Absaugen und Kühlen gleichzeitig erfolgen. Zur Steinzertrümmerung wird der Bohrer durch einfaches Hin- und Herschieben im Schaft in Kontakt mit dem Stein gebracht. Dabei wird das Konkrement mit der Bohrspitze leicht in die Blasenwand gedrückt. Nach kurzer Einwirkungszeit, bei der die Bohrspitze hämmernde Bewegungen ausführt, kommt es zur Loch- und Kraterbildung. Wie bei einem elektrischen Haushaltbohrer darf kein zu starker Druck auf den Stein ausgeübt werden, da der Bohrer sonst abgewürgt wird.

Vorteilhaft ist der sofortige Absaugvorgang der Steintrümmer bzw. des Steinstaubes. Bei größeren Steinen sollte zunächst eine Rinne aus dem Konkrement herausgebohrt werden, so dass Bruchflächen entstehen. Auch bei diesem Verfahren empfiehlt sich nach Entfernung größerer Fragmente die weitere mechanische

Zerkleinerung der Steinreste mittels Zange oder Steinpunch.

Bei der *ballistischen Lithotripsie* mittels *Lithoclast* wird Energie nach dem Prinzip eines pneumatischen Hammers über eine Metallsonde auf den Stein gebracht. Bei dieser druckluftgetriebenen Lithotripsieeinheit wird eine 8-Charr-Sonde verwendet. Direkter Kontakt zwischen Sonde und Stein ist bei der Behandlung notwendig. Mittels Fußschalter wird das Konkrement mit salvenartigen Behandlungsserien bearbeitet, bis es zerbricht. Das System ist effektiv mit hohen Fragmentationsraten von über 90%, gewebeschonend und weist eine ausgezeichnete Kosten-/Nutzenrelation mit günstigem Anschaffungspreis und geringen Folgekosten auf, da keine Einmalsonden verwendet werden müssen. Die Lithoclastlithotripsie ist ein im gesamten Harntrakt einsetzbares, ideales System [4].

Bei der *laserinduzierten Stoßwellenlithotripsie* führt die Einstrahlung von Laserpulsen mit hoher Energiedichte zu Ionisationsprozessen im gasförmigen und flüssigen Medium. Das heiße Plasma dehnt sich explosionsartig aus und führt zu einer Stoßwelle. Mit Hilfe dünner flexibler Glasfasertransmissionssysteme ist eine lokale endoskopische Steinbehandlung möglich. Unter allen bisher verfügbaren Lasermedien (Neodym-Yag, Farbstoff und Alexandrit) hat sich in jüngster Zeit der Holmiumlaser als ideales System bewährt. Er ist genauso effektiv wie der Lithoclast. Nachteil ist jedoch der sehr hohe Anschaffungspreis und die Folgekosten, da die Lasersonden nach Gebrauch abgeschnitten werden müssen. Deshalb kommt dieses Verfahren bei der endovesikalen Behandlung nur selten zum Einsatz. Im Gegensatz zu den anderen Verfahren wird ein direkter Kontakt zwischen Sonde und Stein vermieden (s. Kapitel 2, Abb. 2.12, S. 33). Der rote Pilotstrahl des Lasers wird auf die Steinoberfläche gerichtet. Mit Hilfe eines Fußschalters werden salvenartig Laserimpulse ausgelöst, bis der Stein fragmentiert ist.

■ Nachbehandlung

Nach der Lithotripsie erfolgt, unabhängig von der verwendeten Technik, die Einlage eines transurethralen Spülkatheters. Bei stärkeren Blutungen kann eine Blasenspülung notwendig

werden. Prophylaktisch empfiehlt sich nach längeren und komplizierten Sitzungen eine antibiotische Behandlung auch bei primär sterilem Urin. Bei Schmerzen kommt eine antiphlogistische Zusatzmedikation zur Anwendung.

■ Komplikationen und deren Beherrschung

Vor allem bei der mechanischen und der Druckwellenlithotripsie besteht die Gefahr der Blasenwandperforation. Sie bedarf einer unverzüglichen operativen Intervention, um den Defekt zu übernähen, wenn es sich um größere Läsionen handelt. Kleinere Defekte heilen unter konsequenter transurethraler Harnableitung für 8–10 Tage komplikationslos ab. Selten auftretende größere Blutungen müssen gezielt elektrokoaguliert werden.

Nach Steinsanierung und gleichzeitiger Resektion der Prostata muss die vollständige Ausheilung eines Harnwegsinfektes angestrebt werden. Auch ist auf eine konsequente Harnsteinprophylaxe zu achten, wenn sich Hinweise auf eine Harnsteindiathese ergeben.

▌ Literatur

1. Abrahams HM, Stoller ML (2002) Infection and urinary stones. Curr Opin Urol 13:63–67
2. Chen Y, DeVivo MJ, Lloyd LK (2001) Bladder stone incidence in persons with spinal cord injury: determinants and trends 1973–1996. Urology 58:665–670
3. Chtourou M, Ben Younes A, Binous MY, Attyaoui F, Horchani A (2001) Combination of ballistic lithotripsy and transurethral prostatectomy in bladder stones with benign prostatic hyperplasia: report of 120 cases. J Endourol 15:851–853
4. Miller K (1994) Interventionelle und operative Steintherapie. In: Jocham D, Miller K (Hrsg) Praxis der Urologie, Bd 1, 1. Aufl. Thieme, Stuttgart, S 552–554
5. Robert M, Bennani A, Chevallier P, Guiter J, Averous M, Grasset D (1993) Ballistic (Lithoclast) and hydroelectric (Riwolith) endoureteral lithotripsy. Report of 60 cases. Prog Urol 3:438–443

4 Harnleiter

Retrograde Ureteropyelographie

T. KALEM, D. ECHTLE

■ Indikationen

Die radiologische Darstellung des oberen Harntraktes durch direktes intraureterales Einspritzen von Kontrastmittel wurde 1906 von Völker und von Lichtenberg eingeführt. Die Indikation zu diesem diagnostischen Eingriff ist dann gegeben, wenn die intravenöse Urographie und Sonographie keine ausreichenden Aussagen zulassen. Die retrograde Ureteropyelographie dient meistens zur Abklärung einer stummen Niere, einer unklaren Stauungsniere, Kontrastmittelaussparungen, einer ureterointestinalen und ureterovaginalen Fistel. Die retrograde Kontrastmitteldarstellung wird im Rahmen einer Ureterorenoskopie vor der geplanten Harnleitersteinbehandlung, Schlitzung von Harnleiterstenosen und Nierenbeckenabgangsstenosen oder ureterorenoskopischer Entfernung von Harnleitertumoren durchgeführt. Bei Verdacht auf eine iatrogene Harnleiterverletzung und vor einer Harnleiterschienung/Harnleiterstentanlage wird der Harnleiter retrograd dargestellt. Die retrograde Ureteropyelographie bei Nierenbeckenabgangsstenose erfolgt in der gleichen Narkose kurz vor der Nierenbeckenplastik. Im Rahmen der Abklärung einer blutigen Urinejakulation aus einem der Ostien wird vor der retrograden Ureteropyelographie etagenweise Urin zur zytologischen Untersuchung entnommen [25]. Die kraniale Harnleitersteinreposition und Harnleitersteinhochspülung im Rahmen einer retrograden Ureteropyelographie sind heute obsolet.

■ Kontraindikationen

Eine akute Harnwegsinfektion ist eine absolute Kontraindikation. Die retrograde Darstellung bei infizierter Harnstauungsniere darf nur dann durchgeführt werden, wenn eine unmittelbare retrograde oder perkutane Harnableitung geplant ist. Eine Darstellung beider Seiten während einer Sitzung sollte nicht angestrebt werden. Es ist ratsam, erst nach 24 Stunden eine zweite Darstellung durchzuführen.

■ Technik

Bei der Frau ist die retrograde Pyelographie ohne Narkose und selten in Analgosedierung durchführbar. Beim Mann ist oft eine Sedierung bzw. eine spinale Anästhesie erforderlich [26]. Standard zur Vorbereitung des Eingriffs ist die Desinfektion des Genitalbereiches, das Abdecken mit sterilen Tüchern, die Desinfektion der Hände, das Tragen steriler Handschuhe und steriler Operationskleidung. Die Untersuchung erfolgt in Steinschnittlagerung und beginnt mit einer ausführlichen Urethrozystoskopie. In der Regel empfiehlt sich eine einseitige Darstellung und nur in Ausnahmefällen eine beidseitige Ureteropyelographie. Lediglich eine prophylaktische Antibiotikagabe ist bei Endokarditisrisiko und immunsuppressiven Patienten erforderlich. Vor der Kontrastmittelapplikation empfiehlt sich eine Halbseitenleeraufnahme der betreffenden Seite. Für die retrograde Ureteropyelographie wird 30%iges Kontrastmittel verwendet, bei sehr adipösen Patienten 60%iges. Ein falsch negativer Befund kann entweder erzeugt werden durch die Gabe von zu konzentriertem oder zu schnell appliziertem Kontrastmittel. Nach der Identifizierung des Ostiums wird über den Arbeitskanal des Urethrozystoskopes der Ureterkatheter in

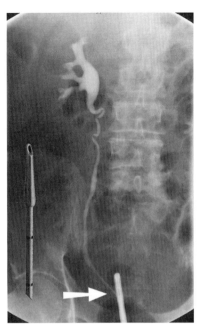

Abb. 4.1. Retrograde Ureteropyelographie nach Einführung eines Chevassu-Katheters mit kolbenförmiger Spitze zur Vermeidung eines Kontrastmittelrückstroms aus dem Ostium.

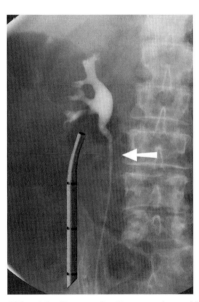

Abb. 4.2. Retrograde Ureteropyelographie nach Einführung eines Ureterkatheters mit gebogener Spitze in den proximalen Harnleiter.

der Harnblase platziert. Jetzt erfolgt die Gabe von Kontrastmittel, wodurch der Katheter von Luftbläschen befreit wird. Es werden meistens Chevassu-Ureterkatheter (UK) 4–6 Charr benutzt (Abb. 4.1) [25]. Über den Arbeitskanal

des Urethrozystoskopes wird der entlüftete Ureterkatheter mit Metallmandrain unter Assistenz des Albarranhebels maximal 1 cm in das Ostium eingeführt. Dieses wird mit der Spitze des Chevassu-Katheters okkludiert. Nach Entfernung des Metallmandrains wird von einer assistierenden Pflegeperson langsam Kontrastmittel injiziert. Unter Durchleuchtung wird das Aufsteigen der Kontrastmittelsäule bis ins Nierenhohlsystem kontrolliert. Die pathologischen Befunde und das gesamte Hohlraumsystem werden radiologisch dokumentiert. Mit Hilfe einer digitalen Röntgenanlage ist es möglich, während des Eingriffs die Bilder zu vergrößern, zu kontrastieren und zu invertieren (schwarz-weiß). Zudem stehen digital archivierte Bilder jeder Zeit schnell zur weiteren Verarbeitung zur Verfügung. Bei Ausschluss einer extraureteralen Verkalkung und einer Harnleiterfistel sind seitengedrehte Aufnahmen notwendig. In einigen Fällen wird ein Standard-UK 4–7 Charr bis zur gewünschten Höhe des fraglichen Befundes eingeführt (Abb. 4.2). Von dort wird erneut Kontrastmittel injiziert, um zusätzliche Informationen zu gewinnen (z. B. Ausmaß einer Harnleiterenge, Lokalisation einer ureteroenteralen oder einer ureterovesikalen Fistel) [16].

■ Befundung

Die Auswertung der Bilder und der Durchleuchtung ist rein morphologisch. Es werden Harnleiterverlauf, Anomalien, Weite des Ureters, Kontrastmittelaussparungen, extraluminäre Kompressionen und Lage/Form des Nierenbeckenkelchsystems beurteilt. Digitale Röntgenaufnahmen können hingegen auch nachträglich verarbeitet werden. Die Diagnose einer beschränkten funktionellen Peristaltik der Harnleiter und des Nierenbeckenkelchsystems ist nur auf einem Abflussbild unter Durchleuchtung möglich.

■ Komplikationen

Die häufigsten Komplikationen sind: Ostiumunterminierung, Harnleiterschleimhautläsionen, Harnleiterperforationen mit Kontrastmittelextravasation. Massive Blutungen, Urinombildung und eine Harnleiterstenose sind selten.

Bei der raschen Kontrastmittelinjektion kommt es zu Fornixrupturen und selten Nierenbeckenrupturen durch Überspritzung. Bei Harnleitersondierungen mit einem Standard-UK kann es durch unsachgemäßes UK-Vorschieben zur Perforation des Nierenbeckens bzw. Verletzung des Parenchyms kommen. Auf Grund einer Keimverschleppung und Überspritzung in die oberen Harnwege mit folgender Abflussbehinderung sind septische Verläufe nach Ureteropyelographie möglich [25]. Bei allen diesen Komplikationen sollte eine intraureterale passagere Harnableitung mittels Doppel-J-Katheter, gegebenenfalls Mono-J-Katheter und in seltenen Fällen eine perkutane Nephrostomie unter Antibiotikaschutz gewährleistet werden.

▌Harnleiterschienung

T. Kalem, D. Echtle

■ Indikationen

Die Harnleiterschienung findet unter diagnostischer und/oder therapeutischer Zielsetzung statt (s. Abschn. „Retrograde Ureterpyelographie", S. 57). Die Indikation für Harnleitersondierung und Harnleiterschienung besteht im gesamten Spektrum primärer und sekundärer Harnleitererkrankungen, die eine vorübergehende oder eine dauerhafte Abflussstörung verursachen. Die endoskopisch einsetzbare innere Harnleiterschiene verwendeten Schmitz und Hagemann (1966) erstmals. Die selbsthaltende Harnleiterschiene, der sog. Doppel-J-Katheter, wurde 1978 durch Finney etabliert. Die Applikation erfolgt je nach Bedarf retrograd durch Zystoskopie, perkutan-antegrad nach Nierenfistelung und transconduital. Diese Katheter werden intravesikal, transurethral und transconduital ausgeleitet. Nach jeder endoskopischen Harnleiteroperation entsteht ein Mukosaödem, das die Einlage einer Harnleiterschiene erfordert und so eine suffiziente postoperative Drainage sichert [1]. Die häufigste Indikation zur Harnleiterschienung stellt die Obstruktion des Harnleiters durch Steine dar. Der Ureterkatheter kann am Stein vorbei in das Nierenhohlsys-

tem zur Entlastung des gestauten Urins eingeführt werden. Die Harnleiterschienung sollte bei allen größeren Harnleitersteinen und bei allen Nierenbeckensteinen über 1,5 cm vor der geplanten ESWL erfolgen, um nach der Behandlung eine ungehinderte Urinpassage zu ermöglichen und obstruktionsbedingtes Fieber und Koliken zu vermeiden [25]. Bei Kindern ist die Harnleiterschienung auch bei großen Steinen nur selten erforderlich, da bei ihnen die Abgänge unproblematischer verlaufen. Die notfallmäßige Harnleiterschienung erfolgt bei infiziertem gestautem oberen Harntrakt. Die schwangerschaftsbedingte Harnstauung wird ebenso mittels Einlage eines DJ-Katheters unter sonographischer Kontrolle abgeleitet. Eine präoperative Harnleiterschienung ist indiziert bei großen intraabdominellen Tumormassen mit Infiltration und/oder Verlagerung des Harnleiters. Intraoperativ kann so der Harnleiter besser dargestellt und geschont werden. Eine palliative Harnleiterschienung bei Patienten mit einer weit fortgeschrittenen malignen Erkrankung und gestauter Niere erfolgt durch einen „Tumorstent". Dieser besteht aus einer Kombination spezieller Kunststoffe, die auf einen Innenkörper aus Titan aufgetragen sind. Dadurch können die „Tumorstents" hohen Außendrücken standhalten [20]. Die Indikation für eine prophylaktische Harnleiterschienung ist bei plastisch-rekonstruktiven Eingriffen am oberen und mittleren Harntrakt als Platzhalter bei Anastomosen und Sicherung eines guten Abflusses bis zum Abklingen des Schleimhautödems gegeben. Die Ureterkatheteranlage dient einer ungehinderten Urinpassage und Schienung von Anastomosen nach Nierenbeckenplastiken, Harnleiterdarmanastomosen, Harnleiterneuimplantationen, Harnleiterverletzungen im Rahmen eines Polytraumas und bei iatrogenen Verletzungen nach urologischen, gynäkologischen und abdominell-chirurgischen Eingriffen. Bei der Blasentumorresektion nahe des Ostiums wird zur Sicherung vor einer Ostiumüberresektion und zur Vermeidung einer postoperativen Ödembildung ein Standard-UK 4–7 Charr. für 1–2 Tage platziert. Zur inneren Harnableitung eignet sich am besten ein so genannter Doppel-J-Ureterkatheter. Auf Grund seiner Fähigkeit, sich an beiden Enden einzurollen (Memoryeffekt), hält er sich selbstän-

Harnleiter

dig im Nierenbecken und in der Harnblase und ermöglicht so eine sofortige Mobilisierung des Patienten. Der Mono-J-Katheter wird nach außen abgeleitet und direkt am Harnblasenkatheter fixiert, um eine Dislokation zu vermeiden. Eine Immobilisierung des Patienten wäre von Nachteil. Ein nach außen abzuleitender Uretersplint (Mono-J-Katheter 6–8 Charr) wird bevorzugt bei Patienten mit einer desolaten Gerinnung und bei Patienten, die Antikoagulantia einnehmen, gelegt. Nach der auf diese Weise entlasteten septischen Niere ist eine seitengetrennte Bilanzierung und eine eventuelle Nierenbeckenkelchsystemspülung bei Verstopfung möglich. Wenn eine Harnableitung bei Ileumconduit erforderlich ist, muss wegen einer raschen Mukusobstruktion ebenfalls ein Mono-J-Katheter appliziert werden [7, 18].

■ Techniken

Harnleiterdarstellung, -sondierung und -schienung werden im Rahmen einer Zystoskopie durchgeführt. Vor der Ureterschienung ist eine retrograde Darstellung obligat, um den Harnleiter und das Nierenhohlsystem für die nachfolgende Splintplatzierung zu beurteilen. Vor dem Eingriff wird außerdem die Schienenlänge bestimmt, die Schienenstärke ausgesucht und eine von der Liegedauer abhängige Schienenmaterialauswahl getroffen. Die Länge des Doppel-J-Katheters kann am Röntgenbild ausgemessen werden. In der Regel sind Längen zwischen 26 und 32 cm, meist 30 cm (Kinder und Nierentransplantierte: 12 bis 16 cm) erforderlich. Die Schienenstärke beträgt zwischen 5 und 9 Charr, meist sind 6 und 7 Charr ausreichend. Abhängig von der Grunderkrankung und der Harnleiterläsion wird eine durchschnittliche Liegedauer von 1 bis 6 Wochen und bei „Tumorstent" bis zu 6 Monaten empfohlen [20]. Heutzutage werden in der Regel beidseits offene Doppel-J-Katheter hergestellt. Über einen zystoskopisch bereits im Nierenbecken korrekt platzierten, leicht gestreckten Führungsdraht wird ein beidseits offener Doppel-J-Katheter aufgefädelt (Abb. 4.3). Mit Hilfe eines zweiten geraden Katheters, dem so genannten Schieber, wird das kraniale Ende des Doppel-J-Katheters im Nierenbecken positio-

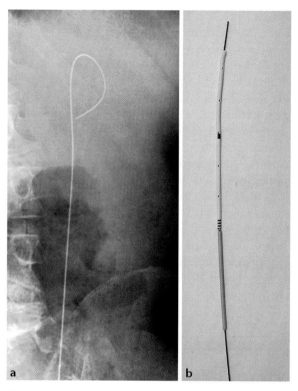

Abb. 4.3 a, b. Korrekte Lage des Führungsdrahts im Nierenbecken (**a**). Positionierung des Doppel-J-Katheters (gelb) mit Hilfe des Schiebers (blau) über den gestreckten Führungsdraht (schwarz) (**b**).

niert. Nach Überprüfung der korrekten Lage der Katheterspitze im Nierenbecken wird unter Durchleuchtung der Führungsdraht langsam ca. 1 bis 3 cm zurückgezogen, bis sich die Katheterspitze im Nierenbecken einrollt (Abb. 4.4). Das kaudale Ende des Katheters wird unter zystoskopischer Kontrolle mit Hilfe des Schiebers und während des langsamen Entfernens des Führungsdrahtes in der Harnblase abgeworfen (Abb. 4.5).

Eine perkutan antegrade Einlage eines Doppel-J-Katheters erfolgt nach der Punktion des Nierenbeckenhohlsystems (s. S. 101 ff.) in der selben Technik wie bei der retrograden Einlage. Es wird lediglich über eine Nephrostomie der Führungsdraht in der Harnblase platziert. Bei Patienten mit einem Ileumconduit erfolgt die transkonduitale retrograde oder eine perkutane antegrade Doppel-J-Katheter-Einlage. Die korrekte Schienenlage wird röntgenologisch und bei schwangeren Patientinnen sonographisch

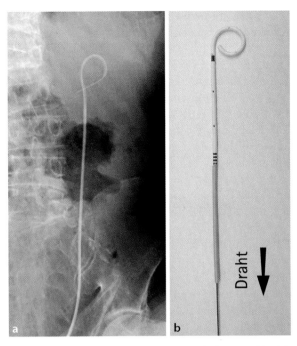

Abb. 4.4 a, b. Zurückziehen der Führungsdrahtspitze, bis sich das proximale Doppel-J-Katheterende im Nierenbecken einrollt (**a**). Zurückziehen des Führungsdrahts bei unveränderter Lage des Schiebers, bis sich die Doppel-J-Katheterspitze komplett einrollt (**b**).

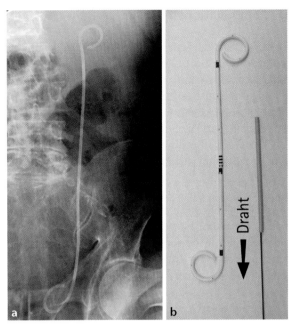

Abb. 4.5 a, b. Entfernung des Führungsdrahts bei korrekter Position der eingerollten Katheterspitze im Nierenbecken. Der Führungsdraht wird weiter zurückgezogen, bis sich das sichtbare Ende des Doppel-J-Katheters in der Harnblase einrollt (**a**). Korrekte Doppel-J-Katheterposition nach Entfernung des Schiebers und des Führungsdrahtes (**b**).

dokumentiert. Die einwandfreie Doppel-J-Funktion wird sonographisch durch den Ausschluss einer Harnstauung überprüft. Ist die retrograde und antegrade Harnleiterschienung durch Stenosen, Harnleiterverlagerung, Kompressionen, Kinking oder einen obstruierenden impaktierenden Stein erschwert, kann sie unter Anwendung der aus der Angiographie bekannten Techniken (Bigongiari 1981) überwunden werden. Zunächst führt man eine Harnleitersondierung mit einem offenen Ureterkatheter bis zur Stenose durch. Dann erfolgt eine Kontrastmittelapplikation und Stenosendarstellung. Über den korrekt liegenden ureteralen Katheter führt man bis zur Stenose – durch rotatorisches Drehen – einen sehr dünnen, hydrophil beschichteten Führungsdraht ein. Wenn es gelingt, den Draht über die Stenose zu führen, kann der ureterale Katheter weiter über den Führungsdraht geschoben werden. Für die Überwindung von Harnleiterkinkings wird dieselbe Technik benutzt. Bei Harnleiterstenosen und Harnleiterkinkings wird die Einlage eines Doppel-J-Katheters durch einen steifen Führungsdraht erleichtert. Bei dem endoskopischen Versuch, eine ureterovaginale Fistel mittels Doppel-J-Katheter zu sanieren, ist entweder die zusätzliche Einlage eines Harnröhrenkatheters, suprapubischen Fistelkatheters oder einer perkutanen Nephrostomie erforderlich.

Zur Doppel-J-Entfernung wird ein Urethrozystoskop in die Blase eingeführt und mit einer Zange das distale Doppel-J-Ende gefasst. Durch den korrekt liegenden Zystoskopschaft wird der Doppel-J-Katheter entfernt. Der Zystoskopschaft liegt in der Harnröhre und dient als Schleimhautschutz. Ein festgefasstes intravesikales Doppel-J-Katheterende kann auch mitsamt dem Zystoskop entfernt werden. Eine prophylaktische Antibiotikagabe ist bei Patienten mit sterilem Urin nicht erforderlich. Bei geplanten Liegezeiten von 1 bis 3 Tagen kann der Faden, der am intravesikalen Ende der Schiene befestigt ist, durch die Harnröhre herausgeleitet und für eine einfache Schienenextraktion benutzt werden [1]. Selbstauflösende Doppel-J-Katheter aus Polyglykolsäure (PGA) haben bis jetzt keinen klinischen Einsatz gefunden.

Harnleiter

■ Komplikationen und deren Beherrschung

Bei einer unsachgemäßen Einführung des Harnleiterkatheters können folgende Komplikationen auftreten: Ostiumunterminierung, Harnleiterschleimhautunterminierung, Harnleiterperforation, Nierenbeckenperforation mit nachfolgender Extravasation, Blutungen, Stenosen und selten ein Harnleiterabriss. Bei einem zu kurz gewählten Doppel-J-Katheter kommt es oft zu einem versehentlichen Hochschieben der distalen Katheterspitze in den Harnleiter. Der Doppel-J-Katheter soll dann möglichst rasch mittels eines Ureteroskopes extrahiert und korrekt platziert werden. Eine spontane Dislokation tritt selten auf, wenn der Doppel-J-Katheter exakt liegt, und seine Länge gut gewählt wurde. Obwohl heutzutage antiadhäsive Hightechmaterialien verwendet werden, wirken die Schienen im Harnleiter als Fremdkörper und führen daher zu Ödembildungen mit reaktiver Ureteritis. Inkrustierte Sonden erschweren deren Extraktion und führen zu Schleimhautläsionen, protrahierten Blutungen und können Harnleiterabrisse verursachen. Bei länger liegenden Schienen und bei harnsteinbildenden Patienten entstehen vorzugsweise intraluminale Oberschichtläsionen mit Inkrustationen. Bei einer Inkrustation mit anschließender Harnstauung kann es zu einer Pyelonephritis und Urosepsis kommen. Doppel-J-Abrisse sind bei Patienten mit großen, den Harnleiter extrinsich infiltrierenden Tumoren beschrieben worden. Die Harnleitergefäß- und Harnleiterdarmfistel, verursacht durch eine Drucknekrose bei lang liegenden Doppel-J-Kathetern, sind eine sehr seltene Komplikation und vergesellschaftet mit schweren Grunderkrankungen wie Strahlenschäden, Tumorinfiltrationen oder Gefäßerkrankungen [18]. Ein zu langer Doppel-J-Katheter verursacht Pollakis- und Dysurie, die sich mit Anticholinergika therapieren lassen. Die am häufigsten beschriebene Komplikation ist der Refluxschmerz, verursacht durch die reflektorische Harnleiterdilatation und den Rückfluss durch das Innenlumen des Katheters. Um Beschwerden zu lindern, sollen die Patienten zu verkürzten Miktionsintervallen angehalten und über eine langsame Miktion ohne Pressen aufgeklärt werden. Durch eine kurze Schienenliegezeit und eine ausreichende Flüssigkeitszufuhr wird das Risiko von Inkrustationen stark reduziert. Bei seltenen, aber ausgeprägten Inkrustationen, beschränkt auf das kraniale Doppel-J-Katheterende, ist eine ESWL-Therapie, ggf. PCNL, vor der Extraktion erforderlich. Massive Verkalkungen im mittleren Doppel-J-Katheterabschnitt erfordern eine ESWL-Therapie. Bilden sich am intravesikalen Doppel-J-Katheterende Steine, wird eine „Blasensteinlithotripsie" angeraten. Der Patient erhält nach jeder Harnleiterschieneneinlage einen Katheterausweis. Bei einer auswärtigen Schienenextraktion empfiehlt sich für die Klinik/Praxis, dieses der Klinik/Praxis zu melden, in der die Schiene gelegt wurde. Der Arzt, der die Schiene gelegt hat, muss Sorge tragen, dass diese zeitgerecht entfernt oder gewechselt wird. Bei Patienten, die über einen langen Zeitraum mit einem Doppel-J-Katheter versorgt sind, müssen regelmäßig Urinkontrollen und Ultraschalluntersuchungen im Rahmen der Nachsorge durchgeführt werden.

▌ Ureterorenoskopie

■ Indikationen und Kontraindikationen

T. KALEM, D. ECHTLE

Die transurethrale Ureteroskopie/Ureterorenoskopie wurde im Wesentlichen durch die Miniaturisierung und Verbesserung der optischen Systeme ermöglicht. Die erste geplante Ureteroskopie wurde von Goodman (1977) und von Lyon (1978) beschrieben. Perres-Castro (1980) etablierte die rigide Ureteroskopie (39 cm, 11,5 Charr). Die Integration eines Arbeitskanals ließ auch den therapeutischen Einsatz zu. Somit konnten erstmals eine Steinextraktion, eine intraureterale Lithotripsie und eine Elektrokoagulation durchgeführt werden. Marshall (1960) berichtete über eine erfolgreiche flexible Ureteropyeloskopie. Weitere Miniaturisierungen des flexiblen Instrumentariums (auf ca. 8 Charr) und die Weiterentwicklung von Fiberoptikinstrumenten ermöglichten (Bagley 1987) den Einsatz zur Diagnostik und Therapie [16, 25].

Eine wesentliche Hilfe bietet die Ureterorenoskopie bei der Abklärung unklarer Raumfor-

Tabelle 4.1. Indikationen für die Ureterorenoskopie

Ureteren-oskopie	Indikationen
■ **Diagnostisch**	– unklare intraluminale Raum-forderung des oberen Harntraktes – Spülzytologie – Biopsie aus tumorsuspektem Mukosaareal – Abklärung einer Blutung des oberen Harntraktes (blutige Urinejakulation aus einem Ostium) – Beurteilung einer Harnleiterenge, Nierenbeckenabgangsstenose
■ **Therapeutisch**	– Extraktion und/oder Lithotripsie von Harnleitersteinen – Entfernung von Fremdkörpern aus dem Ureter (z.B. dislozierter Doppel-J-Katheter, abgerissene Harnleiterschiene) – Inzision einer Harnleiter- oder Kelchhalsstenose (Endopyelotomie) – Einlage einer Harnleiterschiene unter Sicht (Ureter fissus) – Harnleiterbougierung unter Sicht – Koagulation einer Blutungsquelle (sehr selten) – Resektion eines benignen Harn-leitertumors (Rarität, z.B. fibroepithelialer Polyp) – TUR eines Harnleiterkarzinoms und endoskopische Nachsorge (seltene imperative Indikation)

Tabelle 4.2. Voraussetzungen für die Ureterorenoskopie

Uretrorenoskopie	Präoperative Diagnostik
■ **Obligat**	– Urinsediment und Urinkultur – Serumlabor: Gerinnung, Retentionswerte, Blutbild, Elektrolyte – Sonographie der Niere – aktuelle Rö-Leeraufnahme, Ausscheidungsurogramm
■ **Fakultativ**	– CT: Harnsäurestein – NMR: unklare Harnstauung, Ureterkompression

derungen im Harnleiter und Nierenhohlsystem, wenn durch die vorausgegangenen Unter-suchungen – Sonographie, Ausscheidungsuro-graphie, retrograde Ureteropyelographie, Spül-zytologie, Computertomographie – keine siche-re Diagnosestellung möglich war (Tabelle 4.1). Durch den Instrumentenarbeitskanal kann Urin aus dem Nierenhohlsystem für zytologi-sche Untersuchungen entnommen werden. Bei Verdacht auf einen Harnleitertumor kann mit einer Biopsiezange Gewebe für die histologi-sche Untersuchung gewonnen werden. Eine weitere Indikation ist die diagnostische Unter-suchung und gegebenenfalls Therapie von Harnleiterengen und Nierenbeckenabgangsste-nosen [7]. Die Lithotripsie von Uretersteinen ist die häufigste Indikation für eine Uretereno-skopie [26] (Tabelle 4.1). Dies wird durch den Einsatz von Effektoren, die durch den Ar-beitskanal des Instrumentes eingebracht wer-den, erzielt. Sie ermöglichen sowohl die Litho-tripsie als auch die Extraktion der Desintegrate und sind so geeignet, auch primäre Steinfrei-heit des Patienten zu erreichen. In seltenen Fällen kann die Ureterorenoskopie zur lokalen Therapie und endoskopischen Nachsorge von Uroteltumoren des oberen Harntraktes einge-setzt werden.

Präoperativ müssen laborchemische Unter-suchungen von Urin und Blut vorgenommen werden. Ein Harnwegsinfekt muss ausgeschlos-sen und ggf. ausreichend anbehandelt werden (Tabelle 4.2). Ferner ist eine aktuelle Abdo-menleeraufnahme der betreffenden Seite anzu-fertigen. Diese muss der Operateur unmittelbar vor Einleitung der Narkose beurteilen und die Indikation zur Ureteroskopie überprüfen, da Harnleitersteine ihre Position kurzfristig ver-ändern können. Es empfiehlt sich zudem, so-fern keine Kontraindikationen wie eine Nieren-insuffizienz oder Kontrastmittelallergie vorlie-gen, die Durchführung eines Ausscheidungs-urogrammes, da hier meist der obere Harn-trakt ausreichend beurteilt werden kann. Dane-ben kann in eingeschränktem Maße auch die Nierenfunktionsleistung semiquantitativ mit-beurteilt werden. Dagegen sind die bekannten Schnittbildtechniken wie Sonographie, Compu-tertomographie (CT) oder Magnetresonanzto-mographie (MRT) wenig geeignet, intraluminä-re Harnleiterobstruktionen ausreichend abzu-klären. Diese Verfahren sind geeignet, extralu-minäre Prozesse, die eine Ureterobstruktion verursachen können, nachzuweisen. Somit ist vor der Endoskopie des oberen Harntraktes

Tabelle 4.3. Kontraindikationen für die Ureterorenoskopie

Ureterorenoskopie	Kontraindikation
■ **Allgemein**	– Gerinnungsstörungen – allgemeine Narkoserisiken – ausgeprägte Coxarthrose/ Beckendeformitäten
■ **Absolut**	– unbehandelte Harnwegsinfekte und unbehandelte Ostiumstenose

■ **Relativ**	– Z. n. größeren Operationen mit
	  Veränderungen der Anatomie
	  des oberen Harntraktes
	– Z. n. Antirefluxplastiken
	  (z. B. Cohen)
	– großes Prostataadenom
	– große gynäkologische Tumoren
	– Harnröhrenstriktur
	– Schwangerschaft
	– Tuberkulose

der gezielte Einsatz bildgebender Diagnostik sinnvoll und bei Vorliegen einer unklaren Harnstauung obligat. Meist können diese Verfahren die Endoskopie jedoch nicht ersetzen [5, 28] (Tabelle 4.2).

Eine absolute Kontraindikation für die Durchführung einer Ureterorenoskopie ist der unbehandelte Harnwegsinfekt und die unbehandelte Harnleiterostiumstenose. Eine Übersicht über die allgemeinen und relativen Kontraindikationen zeigt Tabelle 4.3.

Perioperativ wird eine subkutane Heparingabe empfohlen, da es zu einer eventuell auch länger dauernden Lagerung in Steinschnittlage und einer für Stunden anhaltenden Immobilisation unter und nach Regionalanästhesie kommen kann. Eine antibiotische Prophylaxe – mit z. B. einem Trimethoprim-, Sulfometoxazol- oder Penicillinpräparat – kann wegen eines mehrfachen Instrumentenwechsels, der wiederholten retrograden Manipulation, der Irrigation und des Einbringens der Harnleiterschiene und eines Dauerkatheters (Liegezeit 1 Tag bei Spinalanästhesie) ebenfalls sinnvoll werden.

Die Ureterorenoskopie wird bei kompletter steriler Abdeckung an einem Arbeitsplatz mit Röntgendurchleuchtung durchgeführt. Als Spülflüssigkeit wird eine isotone Lösung, z. B. NaCl 0,9% verwendet. Die Irrigationshöhe darf 40–60 cm über dem Nierenniveau wegen der

Gefahr eines TUR-Syndroms nicht überschreiten. Der Patient wird dann in Steinschnittlage asymmetrisch gelagert. Das kontralaterale Bein des Patienten wird um ca. 90° im Hüftgelenk und das ipsilaterale um ca. 30° abduziert. In dieser Lage ist der intramurale und distale Ureter gestreckt und erleichtert so das Einführen und die Passage des Endoskopes [5]. Vor allem aber ist nur in angewinkelt-abduzierter Lagerung des kontralateralen Beines der Raum zum freien Arbeiten mit semirigiden Instrumenten gegeben.

Eine Anästhesieform ist stets für den Eingriff erforderlich. Es empfiehlt sich eine Analgosedierung vor allem mit ultrakurz wirkenden Opioiden (z. B. Remifentanyl) [10, 11]. Alternativ kommen unter Berücksichtigung des höheren Kosten- und Zeitaufwandes auch eine Masken- oder Intubationsnarkose in Betracht. Da der Eingriff im DRG-Zeitalter zunehmend ambulant oder kurzstationär durchgeführt wird, ist eine Regionalanästhesie weniger geeignet [2, 10, 11, 13 14].

■ Techniken

Technik der starren Ureterorenoskopie

■ **1. Schritt: Urethrozystoskopie.** Vor jeder Endoskopie des oberen Harntraktes ist die konventionelle Urethrozystoskopie obligat. Am geeignetsten ist hierzu ein Urethrozystoskop mit Arbeitskanal. Dieses Vorgehen macht zwar einen Wechsel des Instrumentes erforderlich, bietet dem Operateur aber einen besseren Überblick und bessere Spülmöglichkeiten. Somit kann die Blasenspiegelung trotz des Instrumentenwechsels schneller durchgeführt werden als mit einem Ureterorenoskop.

■ **2. Schritt: Ureterkatheter.** Nach Durchführung der Urethrozystoskopie wird ein 5-Charr-Ureterkatheter mit zentral offener Tiemann-Spitze in das Ostium der zu untersuchenden Seite eingeführt. Die Verwendung dieses Katheters erübrigt meist den Gebrauch des Albarran-Lenkhebels. Über den Zentralkanal kann Urin entnommen, Kontrastmittel appliziert und auch ein flexibler Führungsdraht eingeführt werden.

■ **3. Schritt: Flexibler Führungsdraht.** Nach Durchführung der retrograden Darstellung wird ein flexibler, meist teflonbeschichteter Führungsdraht über den zentral offenen Ureterkatheter in den Harnleiter und mit der Spitze bis ins Nierenbecken oder bis zu einem obstruierenden Prozess, z.B. einem Stein, hochgeführt. Sodann werden zunächst der Ureterkatheter und dann auch das Urethrozystoskop entfernt. Der Führungsdraht wird in der Position belassen. Unter Durchleuchtung kann dies kontrolliert werden. Alternativ kann anstatt des Führungsdrahtes auch ein dünner Ureterkatheter (3 Charr) Verwendung finden.

■ **4. Schritt: Instrumentenwechsel (Ureterorenoskop).** Über den bereits platzierten Führungsdraht wird das Ureterorenoskop eingeführt. Der Draht wird dabei durch den Arbeitskanal des Instrumentes geführt. Heutzutage werden standardmäßig semirigide Miniskope (Spitze 6,5–8,5 Charr) verwendet. Diese sind universell einsetzbar, weil sie eine ausreichende Therapie ermöglichen. An das Urethroskop wird bei Verfügbarkeit die Videokette angeschlossen, wobei die Endokamera und die Anschlusskabel mit einer sterilen Plastikhülle überzogen werden müssen.

■ **5. Schritt: Einführen des Ureterorenoskopes.** Bei der Einführung des Instrumentes in den Meatus urethrae externus des Mannes ist darauf zu achten, dass erstens der Penis gestreckt ist und zweitens in Vertikalrichtung intubiert wird. Nach Erreichen der bulbären Harnröhre wird das distale Instrumentenende abgesenkt bis zum Colliculus seminalis, so dass die prostatische Harnröhre und gegebenenfalls auch eine Querbare passiert werden können. Sodann erfolgt eine Seitenauslenkung des distalen Instrumentenendes in Richtung des anderen Ostiums, so dass die Spitze des Instruments direkt über den Draht in das Ostium geführt werden kann. Der Draht sollte am distalen Ende fixiert werden, um eine Schleifenbildung in der Harnblase zu vermeiden. Sofern dies endoskopisch nicht ausreichend kontrolliert werden kann, hilft häufig die Durchleuchtung weiter. Legt sich der Draht in der Blase versehentlich in eine Schleife, kann diese durch leichtes Ziehen am distalen Ende (Streckung) meist wieder beseitigt werden.

■ **6. Schritt: Intubation des Ostiums.** Die Intubation des Ureterostiums ist mit den dünneren Instrumenten meist kein Problem, eine Bougierung ist nur selten erforderlich. Das Gleiten auf dem Führungsdraht erhöht die Sicherheit bei der Manipulation. Dieser Schritt erfordert viel Vorsicht, da in dieser Phase die Gefahr einer Traumatisierung besonders groß ist. Die Intubation wird durch Ausrichten des Instrumentes nach der Achse des Drahtes erleichtert, was zumindest in der Horizontalebene über den Bildwandler kontrolliert werden kann (Abb. 4.6). Meist befindet sich das distale Instrumentenende nahe dem kontralateralen Knie des in Steinschnittlage liegenden Patienten. Eine weitere Hilfe kann die Rotation des Instruments um 180° sein (Abb. 4.7). Das Ostiumdach wird durch die Drehung des Instruments angehoben und so der distale Harnleiter dargestellt. Das Einführen des Instruments erfolgt unter vollem Spülstrahl.

■ **7. Schritt: Ureterpassage.** Ist das Instrument in den Ureter eingebracht, erfolgt die Passage streng drahtgeführt unter endoskopischer Sicht. Wie schon bei der Intubation des Ostiums, so darf auch beim Vorschieben des Ureterorenoskops keinerlei Gewalt angewendet werden. Unter endoskopischer Beurteilung des Ureters wird das Instrument bis zum Stein, zum Tumor, zur

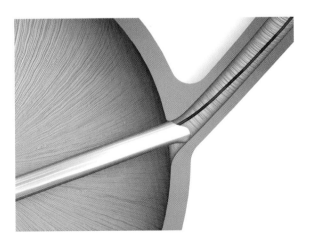

Abb. 4.6. Harnleiterostiumintubation mit dem um 180° gedrehten Ureterorenoskop über den liegenden Ureterkatheter.

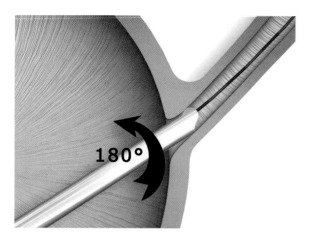

Abb. 4.7. Zurückdrehen (180°) und kraniales Vorschieben des Ureterorenoskopes nach der Harnleiterostiumpassage.

Harnleiterstenose oder bei freier, unauffälliger Passage bis ins Nierenbecken hochgeführt. Bei einem fraglichen Befund ist jederzeit ein retrogrades Einbringen von Kontrastmittel über den Spülansatz möglich.

■ **8. Schritt: Komplette Ureterorenoskopie.** Die Endoskopic des Harnleiters kann nur als vollständig gelten, wenn sie bis ins Nierenhohlsystem durchgeführt wurde. In dieser Position hat stets eine Röntgendokumentation zum Nachweis der kompletten Untersuchung zu erfolgen. Alle anderen Endoskopien des Harnleiters müssen als partiell gelten.

■ **9. Schritt: Inspektion des Ureters.** Die beste Möglichkeit, die Uretermukosa zu inspizieren, besteht beim Rückzug des Endoskopes aus dem Nierenbecken bis in die Harnblase. Das Zurückziehen sollte deshalb auch entsprechend langsam erfolgen. Wenn das Instrument im Ureter festsitzt, so empfiehlt sich das äußerst langsame und behutsame Rückwärtsbewegen unter leichter, rotierender Instrumentenbewegung.

■ **10. Schritt: Belassen des Führungsdrahtes.** Vor dem Zurückziehen des Ureterorenoskops sollte ein flexibler, gerader Führungsdraht belassen werden, so dass danach über den korrekt platzierten Draht problemlos eine Harnleiterschiene gelegt werden kann. Es ist sinnvoll, eine abschließende Entleerung des Nierenbeckens durch Aspiration mit einer 10-ml-Spritze, die am Auslaufventil des Instruments angesetzt

wird, durchzuführen, um die Druckbelastung des Nierenhohlsystems zu reduzieren. Danach sollte eine kleine Menge Kontrastmittel appliziert werden (ca. 3–5 ml), um das Nierenhohlsystem für die nachfolgende Schieneneinlage röntgenologisch zu markieren und die Harnleiterintegrität zu dokumentieren.

■ **11. Schritt: Blasendauerkatheter.** Nach der Ureterorenoskopie sollte für einen Tag ein Blasendauerkatheter gelegt werden. Er gewährleistet eine kontinuierliche Drainage der Niere über den Doppel-J-Katheter und ist unmittelbar nach dem Eingriff auch zur Refluxprophylaxe sinnvoll.

■ **12. Schritt: Röntgendokumentation.** Nach Entfernung aller Instrumente erfolgt die Abschlussröntgendokumentation mittels Halbseitenleeraufnahme der entsprechenden Seite. Sie dokumentiert die Lage des Doppel-J-Katheters, Ureterkatheters, des Blasenkatheters und gegebenenfalls Reststeine oder Desintegrate.

■ **13. Schritt: Harnleiterschienung.** Argumente gegen eine obligate Harnleiterschienung sind: katheterassoziierte Harnwegsinfekte, irritative Blasenbeschwerden, refluxive Flankenschmerzen, verlängerte Operationszeiten, zusätzliche Krankenhausaufenthalte und erhöhte Kosten. Allgemein wird die Doppel-J-Einlage empfohlen. Die Grunderkrankung und das Ausmaß der postoperativen Läsion sind entscheidend für die maximale Liegedauer. Der Hauptgrund für die Einlage einer Schiene ist die Sicherung einer postoperativen Drainage bei Schleimhautödembildung und die Verhinderung einer Harnleiterenge nach der Operation. Bei einfachen und komplikationslosen Ureteroskopien wird die Einlage einer Harnleiterschiene für eine Woche empfohlen. Bei Steinpatienten wird die Schiene unmittelbar bei Steinfreiheit entfernt. In jedem Fall ist nach spätestens 6 Wochen die Schiene wegen der Gefahr einer Inkrustation zu entfernen oder zu wechseln.

Technik der flexiblen Ureterorenoskopie

Nach einer Urethrozystoskopie, retrograden Ureteropyelographie und der Einlage eines Führungsdrahts in das Nierenhohlsystem erfolgt die drahtgeführte, radiologisch gesteuerte und sichtkontrollierte Passage des flexiblen Ureterorenoskopes bis in das Nierenbecken. Meist ist für die Ostiumintubation eine Führungshilfe, zum Beispiel in Form eines speziellen starren Teilschaftes (Gautier-Instrument) erforderlich [16]. Es folgt die Inspektion des Nierenbeckens und der einzelnen Kelche. Die endoskopische Orientierung wird durch das kontrastmittelmarkierte Nierenhohlsystem zusätzlich unterstützt, Führung, Steuerung und Orientierung sind trotzdem gewöhnungsbedürftig. Durch einen sehr dünnen, flexiblen Arbeitskanal können Laser- und elektrohydraulische Sonden sowie sehr dünne Steinzangen oder -körbchen eingeführt werden. Die Leistungsfähigkeit dieser sehr dünnen Effektoren ist bei gekrümmter Instrumentenspitze nur eingeschränkt. Somit sind flexible Instrumente im Wesentlichen nur für den diagnostischen Bereich (Inspektion, Zytologie, Probeentnahme) und selten für den therapeutischen (Laserkoagulation/Inzision und Kelchsteinextraktion) Einsatz geeignet. Die Einlage einer Doppel-J-Harnleiterschiene erfolgt durch das Zystoskop über einen liegenden Draht [7, 26].

■ Tipps und Tricks

■ Bei Lagerungsproblemen kann auch *über* das kontralaterale Bein renoskopiert werden (Technik nach Perres-Castro).
■ Ein großer Prostatamittellappen mit einer Ostiumposition in einem tiefen Recessus prostaticus kann die Intubation unmöglich machen. Gegebenenfalls kann eine partielle transurethrale Elektroresektion der Querbarre und/oder des Prostatamittellappens der Ureterorenoskopie vorangestellt werden.
■ Bei der Passage der Gefäßkreuzung muss oft das distale Instrumentende stärker abgesenkt werden, so dass das gesamte Ureterlumen eingesehen werden kann.
■ Ein ebenfalls häufig auftretendes Problem ist eine Schlängelung des proximalen Ureters, Kinking, die insbesondere bei einer lange bestehenden Harnstauung auftritt. Eine effektive Maßnahme zur Überwindung von Kinkings und Harnleiterengen stellt die Kombination aus einem weichen, hydrophil beschichteten

Draht und einer relativ starren Harnleiterschiene mit einer konusförmigen Spitze dar. Nachdem der Draht das Kinking oder die Engstelle passiert hat, kann mit der Schiene eine Bougierung vorgenommen werden. Durch die Starrheit kann ausreichend Druck über den etwa einen Meter langen Katheter auf dessen Spitze ausgeübt werden, während der Draht die intraluminäre Richtung vorgibt und sichert. Auf jeden Fall sollten problematische Ureterabschnitte mit dem Instrument nur über einen Führungsdraht passiert werden.
■ Die Harnleiterstreckung kann auch durch Kopftieflage des Patienten verbessert werden. Atemmanöver und manuelles Anheben des Nierenlagers führen nicht zu einer vollständigen Harnleiterstreckung.
■ Eine weitere Hilfe kann die Roadmappingfunktion der Durchleuchtungsanlage, auch Tracefunktion genannt, sein. Die endoluminale Kontrastmittelapplikation markiert den Verlauf des Harnleiters. Mithilfe einer Doppelmonitoranlage mit Last Image Hold oder eines Monitors, der zwei Bilder übereinander projiziert darstellen kann, ist es möglich, mit dem Instrument auf dem vorgezeichneten Weg voranzukommen. Zumindest eine Ebene kann so dargestellt werden, was häufig von großem Wert ist.
■ Ebenso hilfreich ist, insbesondere bei schlechten Sichtverhältnissen (Blutung), eine Bolusirrigation. Hierzu wird eine mit 0,9%iger NaCl-Lösung gefüllte 10-ml-Spritze an das Ablaufventil des Instrumentes angesetzt. Nach dem Schließen aller anderen Ventile werden bolusartig 1–3 ml irrigiert. Eine vorübergehende Erweiterung des Harnleiters unmittelbar vor dem Instrument kann zu dessen kurzstreckigen Vortrieb genutzt werden [5]. In mehreren Etappen können so schwierige Passagen überwunden werden.
■ Generell gibt es die Möglichkeit, vor oder nach partieller Ureterorenoskopie bei unüberwindbarem Hindernis oder starrer Harnleiterfixation, zunächst einen Doppel-J-oder Ureterkatheter einzulegen. Nach etwa 5- bis 7-tägiger Liegezeit kann dann meist relativ problemlos eine komplette Ureterorenoskopie durchgeführt werden. Ein früherer Eingriff ist nicht empfehlenswert, weil zu-

nächst die Schiene den Harnleiter ausreichend reflektorisch erweitern muss.

■ Miniskope weisen zwar eine relativ dünne Instrumentenspitze auf, besitzen aber eine nach distal zunehmende Schaftstärke. Somit erfährt der distale Ureter eine relative Bougierung. Dies kann dazu führen, dass das Endoskop beim Versuch des Zurückziehens relativ festsitzt. Seine Spitze befindet sich im Pyelon oder proximalen Ureter. Die dickeren Schaftsegmente sind jedoch im distalen, meist intramuralen Ureter eingespannt und fixieren so das gesamte Instrument. In dieser Situation empfiehlt es sich, sofern nicht schon durchgeführt, zunächst über das Ureterorenoskop Kontrastmittel zu applizieren, um das Nierenhohlsystem zu markieren. Dann sollte sicherheitshalber ein flexibler Führungsdraht gelegt werden. Anschließend kann das Instrument unter intermittierender Durchleuchtung (Instrument immer in Ureterachse) äußerst langsam und behutsam schrittweise zurückgezogen werden, wobei eine stetige, leicht rotierende (etwa ±60°) Endoskopbewegung empfehlenswert ist. Das Ureterorenoskop wird regelrecht herausgewunden. Nachdem die ersten Zentimeter so passiert wurden, ist meist ein deutlich leichteres Zurückziehen des Endoskopes möglich. Auf jeden Fall darf in dieser Situation nie Kraft oder Gewalt angewendet werden, da ein Abreißen des Harnleiters vermieden werden muss. Im Zweifel kann die i.v. Gabe von N-Butylscopolamin versucht werden. Die Applikation eines Gleitgels über den Arbeitskanal ist selten hilfreich, da es nicht die Stelle (distaler, meist intramuraler Ureter) erreicht, an der es gebraucht wird.

Lithotripsie

T. Kalem, D. Echtle

■ Indikationen

Harnleitersteine, die konservativ nicht zum Spontanabgang führen, und auch nicht mit der extrakorporalen Stoßwellenlithotripsie zu behandeln sind, stellen eine Indikation zur Ureteroskopie dar.

■ Distaler Harnleiterstein. Die Ureteroskopie gilt als Therapie der ersten Wahl bei distalen Harnleitersteinen, weil fast immer Steinfreiheit zu erzielen ist und selten Komplikationen auftreten. Außerdem stellt sie eine kostengünstige Behandlungsform dar [14].

■ Mittlerer Harnleiterstein. Aufgrund der radiologischen Ortungsschwierigkeiten während einer ESWL empfiehlt sich auch im mittleren Harnleiterabschnitt eine Ureteroskopie. Die primäre Steinfreiheitsrate liegt zwischen 90 und 100%. Somit ist die Erfolgsrate mit der einer ESWL vergleichbar [4].

■ Oberer Harnleiterstein. Bei proximalen, nicht impaktierten Steinen ist die Therapie der ersten Wahl die ESWL. Wenn aber eine sofortige Entlastung des Hohlsystems erforderlich ist, dann empfiehlt sich eine primäre Ureteroskopie. Ist bereits vor dem Eingriff bekannt, dass es sich um Zystinsteine handelt, so sollte wegen der Steinhärte ebenfalls eine primäre Ureteroskopie durchgeführt werden [4, 14].

■ Kelchsteine. Die Kelchsteine der oberen und mittleren Kelchgruppe können in Ausnahmefällen (massiv dilatiertes Hohlsystem) mit einem rigiden Ureterorenoskop therapiert werden. Ein kleiner, ESWL-resistenter Stein der unteren Kelchgruppe wird mit einem flexiblen Instrument mittels Steinkörbchen extrahiert (Abb. 4.8).

Die elektrische und Laserinzision einer Kelchhalsstenose mit nachfolgender Steinzertrümmerung/-extraktion ist nur selten indiziert [12]. Die antegraden Verfahren, PCNL und Mini-PCNL, sind wegen der besseren Übersicht und der Möglichkeit, großkalibrigere Effektoren einzubringen, die Therapie der ersten Wahl bei großen Kelchsteinen.

■ Steinstraße nach ESWL. Steinstraßen im distalen und mittleren Harnleiter sind die Domäne der Ureteroskopie. Restdesintegrate im proximalen Harnleiter machen fast immer auxilliäre Maßnahmen erforderlich. Erfolgversprechend ist eine Ureteroskopie mit nachfolgender

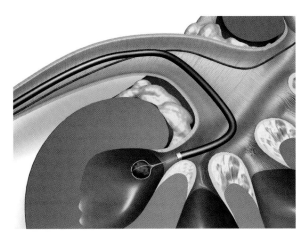

Abb. 4.8. Flexible retrograde ureterorenoskopische Steinextraktion aus unterer Nierenkelchgruppe mittels eines Dormiakörbchens.

ESWL, die während der gleichen Narkose durchgeführt werden kann [14]. Nach Erreichen des Harnleitersteins oder der Desintegrate muss entschieden werden, ob eine Extraktion in toto möglich ist oder eine Lithotripsie ratsamer erscheint. Die operative Strategie ist abhängig von der Steingröße, der Steinlage, der Weite des Harnleiters und dem Steinbett.

■ Technik

Nicht okkludierte und nicht impaktierte Harnleitersteine/Restdesintegrate werden primär in toto extrahiert [5]. Um eine kraniale Harnleitersteinmobilisation zu vermeiden, sollte man sich mit dem endoskopisch reduzierten Spülstrahl dem Stein nähern. Mit einer starren Zange wird der Ureterstein gefasst, und dann durch vorsichtiges Zurückziehen des Instruments unter kontinuierlicher endoskopischer Kontrolle extrahiert. Gegebenenfalls kann es unter Berücksichtigung der geometrischen Verhältnisse (Stein zu Ureterlumen) zweckmäßig sein, den Stein unter Sicht (direkt vor der Optik) zu drehen, oder zumindest so zu positionieren, dass er in Längsrichtung gefasst werden kann. Zur Entfernung von Desintegraten nach einer Lithotripsie wird zum Gebrauch einer Zange geraten, da die Steinreste meist sehr unregelmäßig begrenzt sind und somit den Branchen der Zange eine bessere Angriffsfläche bieten (Abb. 4.9). Der Einsatz des Dormia-

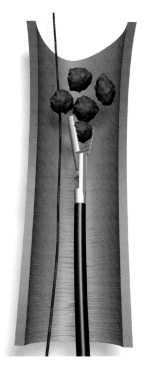

Abb. 4.9. Entfernung von Steindesintegraten nach einer Lithotripsie mit einer Steinzange.

körbchens setzt voraus, dass dieses in geschlossenem Zustand an dem Stein vorbeigeführt werden kann. Dies geschieht unter Bildwandlerkontrolle. Proximal des Steines wird das Körbchen entfaltet und dann langsam unter rotierenden Bewegungen zurückgezogen. In Höhe des Steins wird die Schlinge auf der Stelle hin und her gedreht, so dass dieser innerhalb der Drahtschlinge zu liegen kommt. Dann wird das Körbchen zugezogen und der Stein fixiert (Abb. 4.10) [12]. Die Extraktion des Steines erfolgt in gleicher Weise wie mit der Zange und auch ebenso atraumatisch. Auch bei der Steinextraktion darf keinerlei Gewalt angewendet werden, um einer Harnleiterläsion oder sogar einem Abriss vorzubeugen. Insbesondere der intramurale Ureterabschnitt bis zum Ostium bietet der Steinextraktion häufig noch besonderen Widerstand und kann die Extraktion verhindern. In diesen Fällen ist eine Lithotripsie unerlässlich. Die Extraktion erfolgt unter stetiger endoskopischer Kontrolle und außerdem unter kontinuierlicher Spülung, um eine ausreichende Harnleiterweitstellung zu gewährleisten.

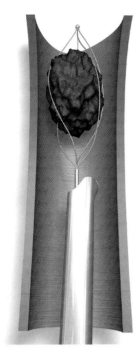

Abb. 4.10. Starre retrograde ureteroskopische Steinextraktion aus dem Harnleiter mittels eines Dormiakörbchens.

Ist ein Ureterstein für eine vollständige Extraktion zu groß, oder besteht eine lokale Begleitentzündung des Ureters mit sekundärer Enge, wird eine intraluminale Lithotripsie durchgeführt. Diese kann mit Ultraschall-, ballistischen, mechanischen, elektrohydraulischen Lithotriptoren oder durch Lasersysteme (Holmiumlaser) erfolgen. Selten gelingt es, mittels Schlinge und Steinzange weiche Infektsteine zu zertrümmern.

Die elektrohydraulische Lithotripsie sollte wegen der relativ hohen Rate an Ureterläsionen nur eingeschränkt Verwendung finden. Bewährt hat sich die ballistische Lithotripsie (Lithoclast®).

Die Ultraschalllithotripsie hat den Vorteil, dass kleine Desintegrate und Spülflüssigkeit durch die Sonde abgesaugt werden. Die dazu eingesetzte Ultraschallsonde besitzt jedoch einen deutlich größeren Außendurchmesser.

Die laserinduzierte intraureterale Lithotripsie erzeugt hauptsächlich staubförmige Fragmente. Größere Restdesintegrate müssen extrahiert werden. Bei einer kompletten Steindesintegration wird der Steinsand belassen, da er auf natürlichem Weg ausgespült wird („smash and go") [6].

Die Lithotripsiesonde wird durch den Arbeitskanal des Ureteroskops ein- und bis zum Stein hochgeführt. Die gesamte Lithotripsie erfolgt unter Sichtkontrolle. Dabei ist unabhängig von der Art des Lithotriptors darauf zu achten, dass die Sondenspitze Steinkontakt hat, und der Stein von einem Widerlager (Ureterwand) gehalten wird. Die Sondenspitze muss senkrecht zum Stein stehen und es muss ausreichend gespült werden. Die Lithotripsie erfolgt zunächst mit geringer Impulszahl. Vor der Auslösung eines jeden Impulses/jeder Impulsserie muss die korrekte Lage der Sondenspitze optisch kontrolliert werden. Ansonsten besteht die Gefahr, dass der Stein durch die applizierten Stoßwellen lediglich vor der Sondenspitze hergeschoben wird. Im ungünstigsten Fall kann es dazu kommen, dass aus einem distalen Ureterstein ein Kelchstein wird [2]. Sofern keine Hilfsmittel eingesetzt werden können, dient die Ureterwand als Widerlager [5]. Sie ist durch die Manipulation gefährdet und bedarf deshalb der ständigen endoskopischen Kontrolle. Keines der bisher entwickelten Geräte (Okklusionsballon, Auffangkörbchen) zur Verhinderung der kranialen Steinmigration hat eine breite Akzeptanz gefunden, denn durch die zusätzliche Manipulation erhöht sich das Risiko einer sekundären kranialen Dislokation (Abb. 4.11) [14]. Außerdem ist wegen der gedrosselten Spülung die Sicht eingeschränkt. Vorsicht ist bei der Verwendung des Holmiumlasers bei gleichzeitiger Steinstabilisierung mittels Körbchen geboten, da mit diesem Verfahren auch Metalldrähte des Körbchens beschädigt werden können [14].

■ Komplikationen und deren Beherrschung

Bei der ureteroskopischen Steinsanierung bestehen prinzipiell die gleichen Risiken, wie bei der diagnostischen Endoskopie des oberen Harntraktes (ca. 10%). Kommt es nach dem Eingriff zu einer Komplikation, so lässt sich diese meist konservativ behandeln. Eine extraureterale Steindislokation bei einer Harnleiterperforation ist selten. Durch den Einsatz von semirigiden Miniskopen und dünnen modernen Effektoren ist die Notwendigkeit von operativen Interventionen bei Komplikationen unter 1% gesunken. Bei extensiven Manipula-

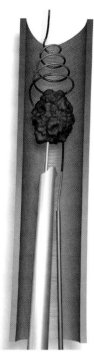

Abb. 4.11. Intraluminale Lithotripsie mit Litoclast®. Der „Stone Cone®" (Boston Scientific GmbH) soll die Migration des Harnleitersteins nach proximal verhindern.

tionen kann es zu einem Harnleiterabriss kommen. Es muss eine sofortige offen-operative Harnleitersanierung durchgeführt werden. Je nachdem, in welcher Höhe es zu einem Harnleiterabriss gekommen ist, muss die dafür geeignete operative Technik angewendet werden: proximaler Harnleiter – Nierenbeckenplastik, distaler Harnleiter – Harnleiterneuimplantation (Psoas-hitch, Boari-hitch), langstreckige Harnleiterabrisse – rekonfigurierte Darmsegmente (Yang-Monti-Verfahren), Autonierentransplantation oder Nephrektomie. Bei langstreckigen Strikturen/Stenosen nach Schleimhautavulsion empfiehlt sich eine Harnleiterdarmersatzplastik. Bis zu diesem Eingriff wird die Niere mit einer Nephrostomie abgeleitet, sofern die Nierenfunktion noch ausreichend ist.

■ Tipps und Tricks

■ Bei der Steinbehandlung kann es sinnvoll sein, die Lithotripsie nicht über, sondern parallel zu einem Führungsdraht durchzuführen. Zunächst erfolgt die Ureteroskopie

bis zum Stein, dann wird ein Draht an ihm vorbei ins Nierenhohlsystem gelegt. Es folgt die Entfernung des Instrumentes und Einführung neben dem Draht. Die Intubation des Hohlsystems kann über einen neuen zweiten Draht vorgenommen werden. Dadurch ergeben sich Vorteile:
– bessere Sicht und Spülleistung,
– unbehindertes Einführen von Effektoren und
– höhere Sicherheit, da stets ein Führungsdraht im Hohlsystem liegt, der jederzeit das problemlose Einlegen einer Harnleiterschiene ermöglicht.

■ Bei impaktierten und okkludierten Steinen wird der Führungsdraht vorsichtig vorgeschoben und dabei um die eigene Achse gedreht. Stößt dann der Führungsdraht an den Stein, wird aber vorsichtig weiter geschoben, so beginnt er sich durchzubiegen und langsam Spannung aufzubauen, wodurch der Harnleiter erweitert wird. Durch diese Erweiterung löst sich der Stein aus dem Steinbett, und der unter Spannung stehende, gebogene Draht kann an dem Stein vorbei hinauf in den Harnleiter schnellen.

■ Um eine Dislokation des zu zertrümmernden Steines zu verhindern, kann es sinnvoll sein, ihn zunächst in einem Dormiakörbchen zu fixieren und dann die Stoßwellen zu applizieren. Cave: Ein Holmiumlaser darf nicht eingesetzt werden, da er den Metalldraht zerstören kann.

■ Wenn bei dem Versuch einer Steinextraktion das Dormiakörbchen mit dem Stein im Harnleiter festsitzt, muss zunächst der Stein zertrümmert werden. Dazu wird das Steuerungssystem des Dormiakörbchens abgeschraubt. Anschließend wird das Ureteroskop über den Dormiadraht entfernt. Nun folgt eine erneute Endoskopie parallel zum Dormiadraht bis hin zum eingeklemmten Dormiakörbchen. Jetzt kann der Stein ggf. erneut lithotripsiert und das Dormiakörbchen leicht rotierend nach kranial zurückgeschoben werden. Das Steuerungssystem wird nun wieder montiert, das Dormiakörbchen geschlossen und herausgezogen.

■ Die Anlage einer perkutanen Nephrostomie stellt für die Durchführung einer Ureteroskopie einen effektiven Schutz dar. Diese

Maßnahme darf nicht bei dem Verdacht auf einen Tumor des oberen Harntrakts angewendet werden, da Implantationsmetastasen entlang des Punktionskanals möglich sind. Liegt jedoch ein großer oberer Ureterstein mit sekundärer Harnstauung vor, bietet diese Maßnahme mehrere Vorteile. Zunächst wird eine Entlastung durch Ableitung des gestauten Urins herbeigeführt. Weiterhin kann auch bei einer länger dauernden ureteroskopischen Lithotripsie mit Desintegratausräumung sicher eine irrigationsbedingte Drucksteigerung im Nierenhohlsystem vermieden werden („Niederdruckureterorenoskopie"). Eine antegrade Kontrastmittelapplikation kann in manchen Fällen zusätzliche Informationen bieten.

■ Bei einem ausgeprägt ödematösen Steinbett ist es sinnvoll, den Stein um 1–2 cm nach proximal zu dislozieren und dort die Lithotripsie vorzunehmen.

■ Pushbackmanöver erfordern einen großlumigen Ureterkatheter, um die Harnleiterperforationsgefahr neben dem Stein zu mindern sowie Stabilität für den Pushback und ausreichendes Lumen für einen evtl. endoskopisch kontrollierten Flushback zu ermöglichen.

■ Flushbackmanöver sollten mit einer Spritze von maximal 5 ml mit oder ohne Gel (Endosgel®) durchgeführt werden, da größere Volumina zu einer unnötigen Druckbelastung der Niere führen, und nur ein kleiner Kolben einen effektiven Druckstrahl erzeugt, der den Flushback ermöglicht.

Ureterotomie

T. Kalem, D. Echtle

■ Indikationen

Die erworbenen Harnleiterstenosen stellen die Hauptindikation dar. Die Stenosen entstehen nach offenen plastisch-rekonstruktiven Harnleiteroperationen und nach traumatisierenden Endoskopien. Die tuberkulösen und postentzündlichen Harnleiterstenosen sind selten.

Eine endoskopische retrograde Harnleiterstenosenschlitzung wird nur bei einer gesicherten intrinsischen Stenose und bei Ausschluss einer malignen Erkrankung (retrograde Pyelographie, endoskopische PE, Spiral CT, NMR, PET) durchgeführt [12, 22, 23].

Die endoskopische Inzision einer erworbenen Harnleiterstenose kann als palliative Therapie der ersten Wahl nur bei einer Erkrankung mit guter Prognose angesehen werden (Erfolgsquote bis 80%: Stenose kürzer als 1 cm und nicht älter als 12 Monate). Die Ergebnisse einer Endoureterotomie sind mit folgenden Erfolgsraten publiziert: Bei Gebrauch eines kalten Messers 40–80%, Elektrotoms (Acucise®) 40–60% und Holmiumlaser bis 75% [22, 23, 27]. Stenosen mit schlechter Prognose (länger als 2 cm, älter als 12 Monate, postradiogen, maligne Stenose des distalen Ureters) und Patienten mit einer Lebenserwartung über einem Jahr werden primär offen operiert [8]. Durch eine komplette Narbenringinzision und das Offenhalten des Lumens zur Harnableitung mittels eines Harnleiterkatheters erfolgt die zirkuläre Epithelisation des Harnleiters. Die Proliferation der glatten Muskulatur schließt den längsinzidierten Harnleiter.

■ Technik

Die mittlere und distale Harnleiterstenose wird meist retrograd transurethral und die subpelvine Stenose antegrad inzidiert. Langfristig gute Ergebnisse nach Endoureterotomie werden durch eine Nierenfunktion von über 25% gesichert [26]. Eine präoperative retrograde Ureteropyelographie informiert über die Lage, Länge und den Stenosierungsgrad. Ein ureteraler Katheter wird direkt vor der Enge platziert und erneut eine radiologische Darstellung in verschiedenen Projektionsebenen durchgeführt. Durch den Harnleiter erfolgt die Einlage eines teflonbeschichteten Drahtes durch die Stenose. Nach der drahtgeführten Einlage eines Endoskops wird über den Arbeitskanal ein kaltes Messer (Elektrotom, Lasersonde) eingeführt. Wenn die Enge passierbar ist, wird eine retrograde Schlitzung vorgenommen. Die Schnittführung erfolgt zwecks Gefäßschutz rechts bei 9 Uhr und links bei 3 Uhr. Bei einer ausgeprägten Narbenbil-

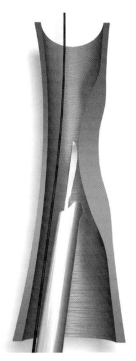

Abb. 4.12. Ureteroskopische Inzision einer narbigen Harnleiterstriktur bei vorgelegter Harnleiterschiene.

dung kann zusätzlich eine Inzision bei 12 Uhr zu einer ausreichenden Lumenerweiterung führen [5]. Das Ureterotom wird vom oberen Rand der Stenose auf die Optik zurückgeführt (Abb. 4.12). Die Inzision erfolgt schrittweise unter optischer Kontrolle. Rasch auseinanderweichende Gewebeanteile sind ein Indikator für eine vollständig durchgeführte Schlitzung. Ist die Enge für das Ureterotom nicht passierbar, wird parallel zum Führungsdraht prograd eine Inzision bis zum kranialen Ende der Stenose durchgeführt (analog Kapitel Urethrotomie, S. 5f.). Ist das proximale Ende der Enge erreicht, erfolgt eine retrograde Schlitzung. Inkrustiertes Nahtmaterial, das von vorangegangenen Operationen verblieben ist, sollte endoskopisch entfernt werden. Nach der Entfernung des Ureterotoms erfolgt die retrograde Darstellung des inzidierten Abschnitts des Harnleiters über den Arbeitskanal. Streng drahtgeführt wird ein 8- oder 9-Charr-Endoureterotomie-Doppel-J-Katheter für 3–6 Wochen eingelegt. Eine prophylaktische Antibiotikagabe ist ratsam. Nach Entfernung des Harnleiterkatheters wird eine Ausscheidungsurographie und ggf. ein Isotopenszintigramm durchgeführt.

Retrograde ureteroskopische Ureteropyelotomie

Diese Methode wurde 1986 von Inglis und Tolley eingeführt. Die Indikation für die retrograde ureteroskopische Ureteropyelotomie ist umstritten. Die Methode wird nur bei sekundären intrinsischen Stenosen und offen sowie antegrad nicht operablen Patienten angewendet. Die Technik erfordert ein so genanntes Pre-stenting und eine zusätzliche Ballondilatation. Im Vergleich zur antegraden Pyelotomie besteht eine wesentlich schlechtere Sichtkontrolle [17].

■ Komplikationen und deren Beherrschung

Kleinere Blutungen werden meist durch Kompression mittels eines Doppel-J-Katheters und ausreichender Diurese beherrscht. Stärkere Blutungen erfordern eine sofortige intraluminäre Elektro-/Laserkoagulation oder passagere Ballonkompression. Besteht eine Harnleiterperforation, muss die Harnableitung mittels einer nach außen geleiteten Schiene (Mono-J-Katheter), und bei einer insuffizienten Harnableitung mittels einer Nephrostomie erfolgen. Extraureterale Gefäßverletzungen sind sehr selten und erfordern eine sofortige offen-operative Intervention. Durch eine regelmäßige Ultraschalluntersuchung kann die ungehinderte Urinpassage kontrolliert und die Urinombildung ausgeschlossen werden. Beim ersten Rezidiv nach einer Endoureterotomie und bei einer Lebenserwartung von über einem Jahr ist die offene Operation die Therapie der ersten Wahl [8].

■ Tipps und Tricks

■ Nach einer endoskopischen Ureterotomie kann sofort eine Ballondilatation erfolgen.
■ Bei poststenotisch massiv dilatierten Nierenhohlsystemen ist die Einlage einer perkutanen Nephrostomie hilfreich. Eine antegrade Kontrastmittelapplikation bringt zusätzliche Informationen über den Zustand des poststenotischen Harnleiters und dient außerdem als Schutz vor der irrigationsbedingten Drucksteigerung.

Harnleiter

■ Im Kinking liegende, schwer zu erreichende Stenosen können mit einem Doppel-J-Katheter für ca. zwei Wochen (pre-stenting) versorgt werden.

■ In Einzelfällen kann über das inzidierte Areal ein permanenter selbstexpandierender endoluminaler Splint platziert werden.

■ Ureterozeleninzision

Indikationen

Wegen eines hochfieberhaften Harnwegsinfekts oder einer Urosepsis kann eine notfallmäßige transurethrale Inzision einer Ureterozele notwendig werden [24]. Bei Erwachsenen sollte eine endoskopische Inzision nur bei einer symptomatischen Ureterozele, meist verursacht durch einen eingeklemmten Stein, erfolgen.

Technik

Eine hakenförmig gebogene elektrokaustische Drahtsonde oder Lasersonde wird in das punktförmige Ostium eingeführt und horizontal inzidiert. Lässt sich das Ostium nicht identifizieren, wird das Häkchen mediodorsal des Ureterozelendaches angesetzt und inzidiert. Primär erfolgt eine kurze Inzision, danach die Einlage eines ureteralen Katheters/Führungsdrahts. Anschließend wird die Inzision bis auf 3 mm erweitert und bei Bedarf eine Blutstillung durchgeführt. Ein in der Ureterozele liegender Stein wird meist ohne vorangegangene Lithotripsie mit der Zange oder dem Körbchen extrahiert. Die Einlage einer Harnleiterschiene ist wegen des dilatierten Ureters meist nicht erforderlich [12]. Bei hochfieberhaften Harnwegsinfektionen empfiehlt sich die Einlage eines transurethralen Katheters zur Entfieberung. Bei fehlender Infektion sollte der transurethrale Katheter nach 24 Stunden entfernt werden.

Komplikationen

Eine endoskopische Schlitzung des Ureterozelendachs ist keine definitive Therapie, sondern wird nur notfallmäßig zur Dekompression des infizierten oberen Harntraktes eingesetzt. Bei Kindern schließt sich meist eine offene Ureterozelenexzision und antirefluxive Harnleiter-

reimplantation an [24]. Eine Inzision zerstört die submuköse Harnleiterventilfunktion und führt meist zu einem Reflux, der das Risiko eines Nierenfunktionsverlustes birgt. Eine stärkere Blutung mit Blasentamponade ist meist konservativ beherrschbar und erfordert selten eine endoskopische Nachkoagulation [21].

■ Ballondilatation

Indikationen

Die erste Harnleiterstenosendilatation mittels eines aufblasbaren Ballons wurde 1907 von Nitze beschrieben. Eine Ostiumballondilatation im Rahmen einer Ureteroskopie war bis zur Einführung der Miniskope eine bewährte Methode. Die primäre Ballondilatation einer sekundären, intrinsischen, nicht malignen Harnleiterstenose oder Nierenbeckenabgangsstenose wird nur bei Hochrisikopatienten und palliativ angewendet [9]. Ballondilatatoren können für eine suffiziente Blutstillung und die zusätzliche Dilatation nach endoskopischen retrograden/antegraden Inzisionen eingesetzt werden. Vor dem Einlegen eines selbstexpandierenden Metallstents ist eine Ballondilatation obligat [15].

Technik

Erhältlich sind die Ballondilatatoren in einem Durchmesser von 3–30 Charr und einer Länge von 1–10 oder 20 cm. Die Ballons bestehen aus starren Hüllen ohne Compliance und die Füllungsvolumina sind somit definiert. Die proximalen und distalen Ballonenden sind durch röntgendichte Markierungspunkte gekennzeichnet. Durch die zentrale Öffnung des Dilatators ist eine drahtgeführte Einlage des Ballons und eine retrograde Kontrastmitteldarstellung möglich. Mit Hilfe der retrograden Ureteropyelographie wird die Länge der Harnleiterstenose bestimmt. Anschließend wird der Ballondilatator über den Führungsdraht in das verengte Areal eingeführt und sorgfältig unter Durchleuchtungskontrolle platziert. Der Ballon sollte so gewählt werden, dass er auf beiden Seiten die Stenose mindestens um 1 cm überragt, um Rezidiven an den Enden des dilatierten Areals vorzubeugen. Nachdem die Luftblasen abgesaugt wurden, wird der Ballon mit einer hydraulisch druckkontrollierten Pumpe mit verdünntem Kontrastmittel gefüllt. Dieser Vorgang erfolgt langsam und schrittweise unter Durchleuchtung. Es sind häufig hohe Drücke von bis zu $1{,}7 \times 10^6$ Pa erforderlich. Eine Dilatation von 15–20 Charr ist ausreichend. Der vollständig expandierte Ballon soll ca. 5–10 min in situ belassen werden. Die ausgeprägte Stenose verhindert eine vollständige Ballonexpansion, was radiologisch an einer so genannten Ringbildung zu erkennen ist. Diese Engstellen lassen sich bei ausreichend langer Dilatation jedoch meist vollständig erweitern.

Acucise®-Endoureterotomie

Anfang der 90er-Jahre wurde zu einem Dilatationsballon ein längsliegender elektrischer Draht hinzugefügt. Unter Durchleuchtung wird Acucise® meist retrograd an der Stenose platziert. Zuerst erfolgt eine elektrische Inzision, dann wird der Ballon in situ aufgeblasen. Erste erfolgversprechende Ergebnisse zeigten später aber keinen Vorteil gegenüber kalten Inzisionen. So wird eine Acucise®-Endoureterotomie nur bei Risikopatienten und palliativ angewendet [22].

Komplikationen

Makrohämaturie und Schleimhautläsionen sind die häufigsten Komplikationen einer Ballondilatation. Eine Harnleiterruptur, -perforation und Gefäßverletzung treten dagegen selten auf. Komplikationen bei Ballondilatationen werden wie Komplikationen einer Ureterotomie beherrscht (s. S. 73).

Probeexzision, Tumorresektion

T. Kalem, D. Echtle

■ Indikation

Harnleitertumoren kommen wesentlich seltener als Steine vor. Liegt eine blutige Urinejakulation aus einem Ostium vor, so besteht eine Indikation zur diagnostischen und therapeutischen Ureterorenoskopie. Die Inspektion des oberen Harntraktes erlaubt das Aufsuchen der Blutungsquelle, ermöglicht aber nicht immer eine sichere Unterscheidung zwischen benigner und maligner Erkrankung. Deshalb empfiehlt sich nach der Stufenzytologie und retrograden Darstellung die Biopsie des Tumors.

■ Technik

Das Instrument wird an den Tumor herangeführt. Dann erfolgt über den Arbeitskanal die Einführung einer speziellen Biopsiezange, bis das proximale Ende endoskopisch sichtbar wird. Die Branchen werden in geöffnetem Zustand mit leichtem Druck in das Tumorgewebe geführt, anschließend geschlossen und dann unter leichtem Zug die Biopsiezange aus dem Endoskop entfernt (Abb. 4.13). Nach dem vorsichtigen Öffnen wird das sehr kleine Biopsat zur histologischen Untersuchung eingeschickt. Die Problematik dieser Untersuchung besteht darin, dass die Biopsate auf Grund ihrer geringen Größe auch bei der histologischen Begut-

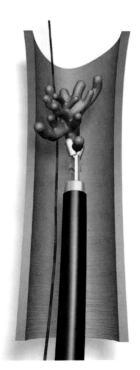

Abb. 4.13. Probeentnahme aus einem exophytischen Harnleitertumor mit Biopsiezange durch ein flexibles Ureteroskop bei vorgelegter Harnleiterschiene.

achtung nur eingeschränkt beurteilt werden können. Deshalb empfiehlt es sich, mehrere Biopsate zu entnehmen, zumal das Instrument vor Ort verbleiben kann. Meist sind fünf ausreichend. Sehr selten kommt es bei dem Versuch einer Biopsie dazu, dass der gesamte Tumor abgerissen wird. In diesen Ausnahmefällen muss der vollständige Tumor mit dem Instrument herausgezogen werden.

Die früher häufiger durchgeführte Bürstenzytologie, bei der mit einer Bürste Urothelzellen zur zytologischen Untersuchung abgetragen wurden, wird nach wie vor kontrovers diskutiert und kann deshalb nicht uneingeschränkt empfohlen werden.

■ Die *Elektroresektion* eines benignen Harnleitertumors erfolgt auf die gleiche Weise wie die transurethrale Resektion eines Blasentumors mit der Resektionsschlinge und 0°-Optik, kann aber bisher nur mit einem großkalibrigen Ureteroskop durchgeführt werden. Diese Therapie wird aber wegen des seltenen Vorkommens fibroepithelialer Tumoren des oberen Harntrakts kaum indiziert und durchgeführt [19].

Die Resektion und Lasertherapie eines niedrig malignen, papillären Harnleitertumors erfolgt nur bei folgenden Indikationen: anatomische und funktionelle Einzelnieren, Niereninsuffizienz, beidseitiger Tumorbefall, endemische Nephropathie und Tumorstadien Ta–T1, G1–G2, N0, M0. Bei strenger Indikation profitiert der Patient vom Organerhalt, allerdings sind vierteljährliche ureterorenoskopische und ggf. bioptische Nachsorgeuntersuchungen erforderlich. Ob ein endoskopischer Eingriff bei oberflächlichen malignen Harnleitertumoren ausreichende Radikalität ermöglicht, kann noch nicht abschließend beurteilt werden.

■ Die *Lasertherapie* wird nach mehrfacher Probenentnahme bei positiver Histologie in folgenden Techniken durchgeführt: Bei einem gestielten Tumor wird zunächst der Tumorstiel mit einem Holmiumlaser entfernt. Der Tumorgrund wird anschließend mit dem Laser koaguliert, bis es zu einer weißlichen Gewebefärbung kommt. Der Holmiumlaser wird in der intraluminalen Therapie aufgrund seiner minimalen Penetrationstiefe (< 0,5 mm) und der exzellenten Blutstillungseffektivität bevorzugt eingesetzt. Bei breitbasigen Tumoren wird, nach Gewebentnahme zur Sicherung einer histologischen Diagnose, der Tumor nur mit dem Laser „koaguliert". Es darf jedoch nur ein Drittel des Harnleiters mit dem Laserstrahl therapiert werden, da eine zirkuläre Bestrahlung der gesamten Harnleiterwand sonst zu einer Stenose führt [19, 26].

■ Ein gestielter Harnleitertumor kann mit einem *Steinkörbchen* gefasst und abgetragen werden. Der blutende Tumorgrund wird elektrisch oder mit dem Laser koaguliert [19].

Nach jeder Harnleitertumortherapieform ist eine Harnleiterschienung für zwei bis vier Wochen obligat. Eine perioperative Antibiotikaprophylaxe wird empfohlen.

■ Komplikationen

Zu Perforationen des dünnwandigen Harnleiters kommt es durch zu starken Druck der Resektionsschlinge oder zu hohe Generatorleistung. Die Einlage eines Doppel-J-Katheters für zwei bis vier Wochen sichert die Harndrainage. Durch zu tiefe Koagulationen können sich später Harnleiterfisteln bilden. Deshalb sind regelmäßige Ultraschallkontrollen erforderlich. Nach einer zu ausgedehnten Elektro- oder Laserkoagulation kann es zur Ausbildung postoperativer Stenosen kommen. In diesen Fällen wird zuerst eine endoskopische Inzision versucht (s. Kapitel 4.5, S. 72 ff.). Die meisten, durch Koagulationsnekrose entstandenen Harnleiterstenosen werden endgültig offen plastisch-chirurgisch versorgt (End-zu-End-Anastomose, Psoas/Boari hitch, Nierenbeckenplastik). Hauptnachteil endoskopischer Harnleitertumortherapien sind in Abhängigkeit von Lebenserwartung, allgemeinem Zustand und Tumorstadium folgende vierteljährliche Nachsorgeuntersuchungen: Ureteroskopie mit Biopsie, Zytologie und Sonographie. Außerdem muss alle 6 Monate eine Lungenübersichtsaufnahme in zwei Ebenen, eine Computertomographie und fakultativ ein Knochenszintigramm durchgeführt werden.

■ Tipps und Tricks

■ Zur Tumorsuche/-identifizierung wird eine drahtgeführte Ureteroskopie unter Verwendung einer 0°-Optik eingesetzt.

■ Zur Tumor-/Laserresektion wird die Verwendung einer 30°-Optik empfohlen.

▌ Literatur zu Kapitel 4.1 bis 4.6

1. Bubeck J (1994) Urologische Implantate. In: Jocham D, Miller K (Hrsg) Praxis der Urologie, Bd 1. Thieme, Stuttgart, New York, S 199–209
2. DGU-Leitlinie zur Technik der interventionellen und operativen Steintherapie (1999) AWMF-Leitlinien-Register. www.uni-duesseldorf.de/AWMF/ll/urol-027.htm
3. Dretler SP (2001) Geräte zur Minimierung der Steinmigration bei der retrograden Ureteroskopie. Akt Urol 32:17–20
4. Erhard M, Salwen J, Bagley M (1996) Ureteroscopic removal of mid and proximal ureter calculi. J Urol 155:38–42
5. Hiebl R, Langen PH, Haben B, Steffens J (1999) Ureterorenoskopie-Standardvorgehen, Variationen und trouble-shooting. Akt Urol Operative Techniken 30:433–440
6. Hofstetter AG, Schmeller A, Ehsan A (1995) Lithotripsie von Harnleitersteinen. In: Hofstetter AG (Hrsg) Laser in der Urologie. Springer, Berlin Heidelberg New York, S 129–135
7. Huffman JL (1997) Ureteroscopy. In: Walsh PC, Retik AB, Vaughan ED, Wein AJ (eds) Campbell's Urology, vol. 3, 7th edn. WB Saunders Company, Philadelphia, pp 2755–2785
8. Kramolowsky EV, Claymann RV, Weyman PJ (1988) Management of uretrointestinal anastomotic strictures: compression of open surgical and endourological repair. J Urol 139:1195–1198
9. Kwak S, Leef JA, Rosenbaum JD (1995) Percutaneous ballon catheter dilatation of benign ureteral strictures: effect of multiple dilatation procedures on long-term patency. Am J Roentgen 165:97–100
10. Langen PH, Steffens J (2004) Die Ureterorenoskopie in Analgosedierung. Urol (A) (im Druck)
11. Langen PH, Hiebl R, Haben B, Steffens J (2002) Ergebnisse der Uretrorenoskopie in Analgosedierung. Urol (A) Suppl 1 41, S 59
12. Matouschek E (1987) Die transurethrale Ureterorenoskopie. In: Matouschek E (Hrsg) Urologisch-endoskopische Operationen. Schattauer, Stuttgart New York, S 169–196
13. Miroglu C, Saporta L (1997) Transurethral ureteroscopy: is local anesthesia with intravenous sedation sufficiently effective and safe? Eur Urol 31:36–39
14. Noldus J (2002) Die Ureterorenoskopie (URS) beim Harnleiterstein. Urologe (B) 42:510–512
15. Pauer W (2002) Selbstexpandierende permanente endoluminale Stents (SPES) zur Therapie der benignen Harnleiterobstruktion. Urologe (A) 41:267–272
16. Pfab R, Leyh H (1994) Endoskopische Diagnostik. In: Jocham D, Miller K (Hrsg) Praxis der Urologie, Bd 1. Thieme, Stuttgart New York, S 160–171
17. Renner C, Rassweiler J (2002) Minimalinvasive Therapie der Nierenbeckenabgangsenge. Urologe (A) 41:150–158
18. Ringel A, Richter S, Shalev M, Nissekorn I (2000) Late complications of ureteral stents. Eur Urol 38:41–44
19. Sagalowsky AI, Jarret ThW (2002) Management of urothelial tumors of the renal pelvis and ureter. In: Walsh PC, Retik AB, Vaughan ED, Wein AJ (eds) Campbell's Urology, Vol 4, 8th Ed. WB Saunders Company, Philadelphia, pp 2845–2875
20. Schlick RW, Seidl E, Küster J, Kalem T, Hanke PR, Planz B (1999) Neu entwickelter Tumorstent zur internisierten palliativen Harnableitung. Urologe (A) 38:138–142
21. Schulman C (2001) Doppelter Ureter, Ektopie, Ureterozele. In: Thüroff JW, Schulte-Wisserman H (Hrsg) Kinderurologie in Klinik und Praxis. Thieme, Stuttgart New York, S 178–195
22. Seseke F, Heuser M, Zöller G, Plothe K-D, Ringert R-H (2002) Treatment of iatrogenic postoperative ureteral strictures with Acucise® endoureterotomy. Eur Urol 42:370–375
23. Singal RK, Denstedt JD, Razvi HA, Chun SS (1997) Holmium:YAG laser endoureterotomy for treatment of ureteral stricture. Urology 50:875–879
24. Steffens J (2000) Ureterozele. In: Steffens J, Siemer S (Hrsg) Häufige urologische Erkrankungen im Kindesalter. Steinkopff Verlag, Darmstadt, S 97–103
25. Steffens L, Vahlensieck W, Steffens J (1990) Transurethrale Diagnostik und Therapie. Thieme, Stuttgart New York, S 12–17
26. Su L-M, Sosa RE (2002) Ureteroscopy and retrograde ureteral access. In: Walsh PC, Retik AB, Vaughan ED, Wein AJ (eds) Campbell's Urology, Vol. 4, 8th Ed. WB Saunders Company, Philadelphia, pp 3306–3319
27. Touiti D, Gelet A, Delinge E, Fassi-Fehri H, Bwenaris H, Martin X, Dubernard J-M (2002) Treatment of uretero-intestinal und ureterovesi-

cal strictures by Acucise® ballon catheter. Eur Urol 42:49–55

28. Zantl N, Beer A, van Randenborgh H, Hartung R (2002) Die virtuelle Endoskopie des Harntrakts. Urologe (A) 41:552–558

Laserbehandlung

R. M. KUNTZ

■ Problematik

Seit Jahrzehnten werden oberflächliche Blasenkarzinome durch transurethrale Elektroresektion therapiert. Grundlage für diese organerhaltende Therapie sind unter anderem folgende Tatsachen:

■ Oberflächliche Blasenkarzinome metastasieren nur sehr selten.

■ Oberflächliche Blasentumoren lassen sich durch Resektion komplett entfernen.

■ Rezidive können durch regelmäßige Blasenspiegelungen, evtl. ergänzt durch zytologische Untersuchungen, leicht erkannt und problemlos durch erneute Resektion beseitigt werden.

■ Durch die histologische Untersuchung des Rezidivtumors kann ein Progress bezüglich des T- und G-Stadiums sicher diagnostiziert werden und bei Bedarf eine radikalere Therapie wie Blasenteilresektion oder Zystektomie frühzeitig eingeleitet werden.

Im Gegensatz dazu gilt bei der Behandlung oberflächlicher Tumoren des oberen Harntraktes die Nephroureterektomie mit Blasenmanschette nach wie vor als Therapie der Wahl, obwohl auch diese Tumoren gleichermaßen selten metastasieren oder einen Progress mit Muskelinvasion zeigen [4, 9]. Bis vor einigen Jahren war dieser Verzicht auf Organerhalt berechtigt, denn durch röntgenologische Diagnostik allein war eine frühzeitige Erkennung von Rezidiven nicht mit ausreichender Sicherheit garantiert. Somit bestand die Gefahr, therapiebedürftige Tumoren evtl. erst zu spät behandeln zu können. Auch die Einführung der ersten Ureterorenoskope konnte die diagnostischen und therapeutischen Unsicherheiten kaum beseitigen, da die Geräte starr waren und einen großen Durchmesser hatten. Der obere Harntrakt konnte deshalb häufig nur nach traumatisierenden Bougierungen und dann in der Regel auch nicht in allen Abschnitten eingesehen werden.

Heutzutage kann jedoch durch flexible Ureterorenoskope mit geringem Durchmesser bei nahezu allen Patienten jeder Anteil des oberen Harntraktes, inkl. der unteren Kelchgruppe, inspiziert werden. Verkleinerte Biopsiezangen ermöglichen es, Gewebeproben aus allen Arealen des oberen Harntraktes zu gewinnen. Durch den Einsatz eines Holmiumlasers mit flexibler Laserfaser können Tumoren des oberen Harntraktes nahezu uneingeschränkt erreicht und einer endourologischen Therapie zugeführt werden. Da solche dünnen flexiblen Endoskope in der Regel keine Traumatisierung des oberen Harntraktes verursachen [7], sind bei der Mehrzahl aller Patienten postoperativ endoskopische Kontrolluntersuchungen problemlos möglich.

Die Einführung der flexiblen Ureterorenoskopie und der Holmium-Lasertechnologie in die urologische Praxis sollte zu einer substanziellen Neuorientierung bei der Therapie oberflächlicher Tumoren des oberen Harntraktes führen.

■ Indikationen, Kontraindikationen

Indikationen zur Holmium-Lasertherapie sind oberflächliche solitäre oder multiple pTa-pT1, G1-G2-Tumoren des oberen Harntraktes (Abb. 4.14), sowohl bei einseitigem Befall mit gesundem kontralateralem oberen Harntrakt

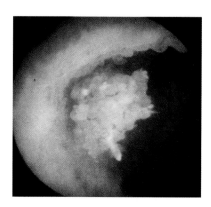

Abb. 4.14. Oberflächliches Urothelkarzinom (pTa,G1-2) des Nierenbeckens.

als auch bei beidseitigem Befall oder Befall des Harntraktes einer Rest- bzw. Solitärniere. Die Zielsetzung ist entweder kurativ oder palliativ zur Vermeidung einer Dialysetherapie. Voraussetzungen für die Holmium-Lasertherapie sind

▪ der ausreichend sichere histologische Nachweis eines ausschließlich oberflächlichen Tumorwachstums sowie

▪ die Möglichkeit, regelmäßige postoperative Kontrolluntersuchungen nach dem unten beschriebenen Schema durchführen zu können.

Grundsätzlich kontraindiziert ist eine Holmium-Lasertherapie bei muskelinvasiven Tumoren, bei G3-Tumoren und bei Patienten mit unzureichender Compliance.

▪ OP-Techniken

Instrumente

▪ **Laser, Laserfaser.** Als Laser sollte heutzutage ein Holmium:YAG-Laser verwendet werden. Die Holmium:YAG-Wellenlänge hat eine Eindringtiefe ins Gewebe von nur etwa 0,4 mm. Dadurch ist der abladierende, vaporisierende oder koagulierende Effekt des Lasers sichtbar und

in vollem Umfang endoskopisch kontrollierbar („What you see is what you get") [2]. Deshalb besteht bei Verwendung des Holmiumlasers keine Gefahr der unerwünschten Gewebenekrosen in der Tiefe, die beim Nd:YAG-Laser wegen seiner großen Eindringtiefe ins Gewebe von bis zu 10 mm auftreten und für den Operateur unsichtbar bleiben. Unsichtbare Gewebenekrosen in der Tiefe sind der Grund dafür, dass ein Nd:YAG-Laser nie zur Bestrahlung von Harnleitertumoren in Höhe der Gefäßkreuzung verwendet werden darf. Außerdem kann mit dem Nd:YAG-Laser Tumorgewebe nur koaguliert, jedoch nicht reseziert werden.

Zur Tumortherapie werden etwa 10 Watt Holmiumlaserleistung benötigt (0,8–1,2 Joule/Puls, 8–12 Pulse/s) [2]. Als Laserfasern werden nahezu wasserfreie flexible Silikonfasern verwendet, deren Durchmesser je nach Verwendung des Endoskopes 200 oder 365 μm beträgt.

▪ **Endoskope.** Verwendet werden Endoskope mit möglichst kleinem Durchmesser, um Harnleitertraumatisierungen zu vermeiden. Starre Instrumente können zur Inspektion und Therapie von Tumoren des Harnleiters, Nierenbeckens und oberen Kelches eingesetzt werden (Abb. 4.15, 4.16), wobei allerdings flexible In-

Harnleiter

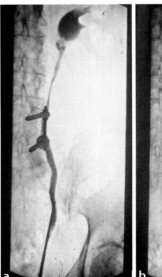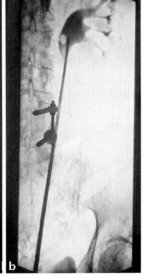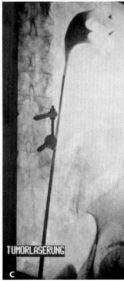

Abb. 4.15 a–c. a Retrograde Darstellung des oberen Harntraktes über das Ureterorenoskop im distalen Harnleiter. Oberflächlicher Nierenbeckentumor aus Abb. 4.14 (Fixateur interne der LWS). **b** Starres Ureterorenoskop (⌀ 7,5 Charr Durchmesser) am Nierenbeckentumor. **c** Pyelographie nach Holmium-Lasertherapie des Tumors. Komplette Tumorablation ohne Verletzung der Nierenbeckenwand.

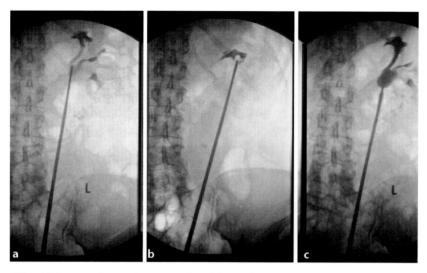

Abb. 4.16a–c. a Starres Ureterorenoskop (∅ 7,5 Charr) im Nierenbecken. Exophytischer oberflächlicher Tumor (pTa,G1-Urothelkarzinom im oberen Kelch. **b** Ureterorenoskop am Tumor. **c** Zustand nach Holmium-Lasertherapie des Tumors. Komplette Tumorablation ohne Verletzung der Kelchwand.

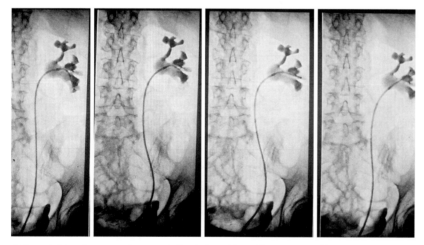

Abb. 4.17. Postoperative endoskopische Kontrolluntersuchung nach kompletter Tumorentfernung mit dem Holmiumlaser. Die Spitze des flexiblen Ureterorenoskopes (∅ 7,5 Charr) wird in jeden Kelch der unteren und mittleren Kelchgruppe vorgeschoben.

strumente zur Endoskopie des oberen Harnleiters und Nierenbeckenkelchsystems geeigneter sind. Manipulationen im unteren Kelch erfordern flexible Instrumente, möglichst mit aktiver und passiver Flexion (Abb. 4.17).

Spätestens seit Einführung der Holmium-Lasertechnik mit der Möglichkeit, Tumoren des oberen Harntraktes präzise zu resezieren, ist der Einsatz von *Ureteroresektoskopen* wegen ihres großen Durchmessers nicht mehr zu empfehlen.

Tumorbiopsie

Zu Beginn einer jeden endoskopischen Diagnostik oder Therapie eines Tumors des oberen Harntraktes sollte zum Ausschluss eines gleichzeitig vorhandenen Blasentumors eine Zystoskopie, evtl. mit Nativ- und Spülzytologie, durchgeführt werden. Danach sollte eine retrograde Röntgendarstellung des oberen Harntraktes, die Entnahme einer Spülzytologie aus dem Harnleiter bzw. Nierenbeckenkelchsystem und die ausgiebige Biopsie repräsentativer Tumorareale erfolgen. Die Technik der Biopsie ist ausführlich auf S. 75 f., beschrieben. Bei dünnlumigen Instrumenten empfiehlt es sich allerdings, das Biopsat *nicht* mit der geschlossenen Zange durch den Arbeitskanal des Instrumentes zu entfernen, weil dadurch Biopsatmaterial, welches aus der Zange herausragt, beim Zurückführen der Zange durch den Arbeitskanal aus der Zange herausgerissen wird und somit für die histologische Beurteilung verloren geht. Stattdessen sollte das Biopsat in der geschlossenen Zange außerhalb des distalen Instrumentenendes verbleiben und das gesamte Instrument in toto entfernt werden. Das wiederholte Entfernen des Harnleiters ist bei der Verwendung dünnlumiger Instrumente ein zu vernachlässigendes Trauma, dagegen wird die histologische Aussagekraft der Biopsate deutlich erhöht, vor allem wenn mehrere Biopsien in dieser Technik entnommen werden. Unbedingt sollte versucht werden, auch Biopsate aus dem Tumorgrund zu gewinnen.

Tumorresektion, -vaporisation, -koagulation

Mit dieser Entnahmetechnik werden auch gestielte Tumoren nach Laserdurchtrennung des Stieles in einer geschlossenen Biopsiezange, die außerhalb des distalen Endoskopendes verbleibt, zusammen mit dem Endoskop unter Sicht in toto aus dem oberen Harntrakt herausgezogen. Genauso werden auch Resektate von größeren Tumoren des Nierenbeckens entfernt. Eine Resektion ist nur möglich, wenn die Laserfaser im direkten Kontakt mit dem Tumorgewebe steht. Da der Schneide- bzw. Resektionsvorgang auf einer Gewebevaporisation beruht (s. S. 23), ist eine echte Resektion nur bei größeren Tumoren möglich. Flache und kleine Tumoren werden bei direktem Kontakt mit der Laserfaser komplett vaporisiert. (Deshalb ist auch die vorherige kalte Biopsie von repräsentativem Tumorgewebe so wichtig!) Eine Koagulationsnekrose von Gewebe wird dadurch erreicht, dass die Faser ca. 1–2 mm von der Tumoroberfläche zurückgezogen ("defokussiert") wird. Wir bestrahlen nach Tumorentfernung abschließend die Resektionsfläche mit der defokussierten Faser, um dadurch

die gesamte Resektionsfläche einer abschließenden Koagulationsnekrose zu unterziehen. Die Koagulationsnekrose des Tumorgewebes lässt sich durch die typische Weißverfärbung des Gewebes erkennen. Auch blutende Gefäße werden durch Defokussierung der Faser gestillt.

Aufgrund der geringen Eindringtiefe der Holmium-Laserwellenlänge kann der Tumor sehr präzise abgetragen werden (s. Abb. 4.15 und 4.16). Gelegentlich ist allerdings die Identifizierung der Tumorbasis schwierig, da die Resektionsfläche durch Vaporisation bzw. Koagulation aufgeraut ist und koaguliertes Gewebe manchmal nur schwer von Tumorgewebe zu unterscheiden ist. Deshalb sollte immer soweit in Richtung Harnleiterwand vaporisiert werden, bis der Tumorgrund das Niveau der umliegenden nicht tumortragenden Harnleiterwand erreicht hat. Zur Überprüfung der Radikalität der Tumorentfernung wird 3 Monate postoperativ eine Kontrollureterorenoskopie mit Biopsie des Resektionsgrundes durchgeführt.

Bei zirkulär wachsenden Harnleitertumoren ist die zirkuläre Tumorabtragung in einer Sitzung kontraindiziert, weil dadurch die Bildung einer Harnleiterstriktur induziert werden könnte oder bei sehr englumigen Harnleitern durch zirkuläre posttraumatische Schwellung im Resektionsbereich beim Entfernen des Gerätes ein Harnleiterabriss resultieren könnte. Deshalb sollte bei zirkulär wachsenden Tumoren zunächst nur eine Semizirkumferenz und 6 Wochen später die andere Semizirkumferenz bestrahlt werden.

Im Gegensatz zum Neodym:YAG-Laser kann mit dem Holmiumlaser auch ein Harnleitertumor in Höhe der Gefäßkreuzung abgetragen werden, da wegen der geringen Penetration der Holmium-Laserwellenlänge eine Traumatisierung der darunter liegenden Gefäße nicht eintritt.

Die perkutane Laserablation von Tumoren am Nierenbeckenkelchsystem versuchen wir möglichst zu vermeiden, um eine potenzielle Tumorzellaussaat im perkutanen Punktionstrakt zu verhindern. Allerdings schildern Arbeitsgruppen diesen Zugang als sicher und konnten keine Tumoraussaat beobachten [6].

■ Postoperative Kontrolluntersuchungen

Nach jeder Tumorablation im oberen Harntrakt sollte 3 Monate postoperativ eine Zystoskopie, retrograde Röntgendarstellung des oberen Harntraktes, Spülzytologie aus Harnleiter und Nierenbecken, Ureterorenoskopie und Biopsie aus der Tumorresektionsstelle erfolgen. Falls die Biopsie Tumorfreiheit zeigt, führen wir alle 3 Monate eine Kontrollzystoskopie durch, alle 6 Monate mit zusätzlicher retrograder Ureteropyelographie und Ureterorenoskopie, alle 12 Monate mit zusätzlicher röntgenologischer retrograder Darstellung des oberen Harntraktes der kontralateralen Seite.

Wegen der häufig assoziierten Blasentumoren (in unserem Krankengut bei 2/3 aller Patienten) sollte grundsätzlich die Blasenspiegelung mit Nativ- und Spülzytologie erfolgen. Die Endoskopie des Nierenbeckenkelchsystems sollte immer unter fluoroskopischer Kontrolle (30% verdünntes Kontrastmittel) durchgeführt werden. Wir dokumentieren durch Röntgenaufnahmen, dass das flexible Endoskop dabei auch in jeden Kelch vorgeschoben wurde (s. Abb. 4.17).

Eigene Untersuchungen und Studien der Arbeitsgruppe von D. H. Bagley [1, 2] aus Philadelphia zeigten, dass die Endoskopie mit Biopsie eindeutig häufiger Tumorrezidive nachweist als die alleinige retrograde Röntgendarstellung des oberen Harntraktes und die diagnostische Aussagekraft eines einfachen Ausscheidungsurogramms bei der Suche nach Rezidiven zu gering ist.

Bei postoperativen Kontrollureterorenoskopien legen wir einen DJ nur dann ein, wenn der Harnleiter bougiert werden musste oder eine Harnleiter-PE entnommen wurde. Eine routinemäßige Lungenübersichtsaufnahme in 2 Ebenen, Computertomographie oder Knochenscan halten wir in der postoperativen Nachsorge oberflächlicher Tumoren des oberen Harntraktes für genauso überflüssig wie in der Nachsorge oberflächlicher Tumoren des unteren Harntraktes.

■ Ergebnisse

Urothelkarzinome des oberen Harntraktes sind relativ selten und machen nur 2–5% aller urothelialen Karzinome aus [7]. Deshalb existieren nur wenige Veröffentlichungen über die klinischen Ergebnisse der Holmium-Lasertherapie oberflächlicher Tumoren des oberen Harntraktes [1, 2, 7, 8].

Keeley et al. [7] erreichten in 68% von 41 renalen Einheiten bei 38 Patienten einen tumorfreien Zustand des oberen Harntraktes nach durchschnittlich 1,57 ureterorenoskopischen Behandlungen (median 1, range: 1–6). Bei Solitärtumoren war Tumorfreiheit eher zu erzielen als bei multifokalen Läsionen.

In unserem Krankengut benötigte bisher kein Patient eine Dialyse. Hätte man dagegen bei allen Patienten statt der Holmiumlasertherapie eine Nephroureterektomie durchgeführt, wären 13 von 23 Patienten (56,5%) dialysepflichtig geworden. In 32% der renalen Einheiten des eigenen Patientengutes wurde eine Tumorpersistenz trotz mehrfacher ureterorenoskopischer Therapie über einen mittleren Zeitraum von 32 (27–34 Monate) toleriert, weil bei allen Patienten immer wieder pTa,G1-2-Tumore diagnostiziert wurden, ohne jeglichen Tumorprogress. Bei 62,5% dieser Patienten lag entweder eine bilaterale Erkrankung oder eine Erkrankung des oberen Harntraktes einer Rest- bzw. Einzelniere vor.

Die Beurteilung der klinischen Wertigkeit der nierenerhaltenden Holmium-Lasertherapie ist natürlich sehr eng mit der Verlässlichkeit der histologischen Klassifizierung der endoskopisch behandelten Tumoren verbunden. Bei allen 8 von 48 Patienten aus Philadelphia [7] und allen 4 von 23 eigenen Patienten [8], die aus verschiedenen Gründen nephroureterektomiert wurden, wich die endgültige histologische Klassifizierung des Tumors im Nephroureterektomiepräparat nicht wesentlich von der endoskopisch erhobenen histologischen Klassifizierung ab. In keinem Fall wurde ein G3-Karzinom ureterorenoskopisch übersehen. Kein Patient entwickelte während der endoskopischen Therapie und postoperativen Nachsorge Metastasen. Iborra et al. [5] wiesen in einer multivariaten Analyse bei 54 Patienten nach, dass die stärksten Risikofaktoren für ein Rezidiv oder einen Progress des Tumors im oberen Harntrakt 1. eine Tumorlokalisation im Nierenbecken und 2. mehrfach rezidivierende *Blasentumoren* waren. Sie empfehlen bei diesen Tumoren besonders sorgfältige Kontrolluntersuchungen.

■ Komplikationen und deren Beherrschung

Komplikationen der Holmium-Lasertherapie oberflächlicher Tumoren des oberen Harntraktes sind selten.

■ **Harnleiterperforation.** Wegen der potenziellen Gefahr einer Tumoraussaat sollte eine Perforation im tumortragenden Anteil des Harnleiters dringend vermieden werden. Deshalb sollte vor Einführen des Ureterorenoskopes der obere Harntrakt retrograd dargestellt, der Tumor röntgenologisch lokalisiert und der Führungsdraht nicht über den Tumor nach proximal hinaus geschoben werden. Die Perforation des Tumorbettes mit dem Draht lässt sich so verhindern. Der Führungsdraht dient ja zunächst auch nur dazu, den Harnleiter mit dem Endoskop ohne Probleme zu entrieren. Wenn das Ureterorenoskop erst einmal sicher im distalen Harnleiter platziert ist, können auch starke Knickbildungen im Harnleiter durch Applikation von Kontrastmittel und vorsichtiges Vorausschieben des Drahtes um wenige Zentimeter mit Nachschieben des starren oder flexiblen Endoskopes so durchgeführt werden, dass das Tumorbett nicht perforiert wird.

■ **Harnleiterstriktur.** Strikturen treten in weniger als 1% auf [7, 8]. Sie lassen sich durch folgende Maßnahmen vermeiden:
- zeitliche Begrenzung des Eingriffs: die Behandlung großer oder zahlreicher Tumore sollte bei Bedarf in mehr als einer Sitzung erfolgen;
- Vermeidung stark traumatisierender Bougierungen durch die prinzipielle Verwendung von Endoskopen mit geringem Durchmesser;
- Verwendung flexibler statt starrer Endoskope bei Harnleitern mit starken Knickbildungen und
- Verzicht auf die komplette zirkuläre Abtragung zirkulär wachsender Tumoren in einer Sitzung (s. S. 81).

Postoperative Harnleiterstrikturen können mit der Holmium-Laserfaser inzidiert werden, Rezidivstrikturen benötigen jedoch gelegentlich eine offene Revision.

■ **Harnleiterabriss.** In unserem Krankengut trat ein Harnleiterabriss ein einziges Mal auf, verursacht durch einen Fehler des Operateurs. Nach kompletter zirkulärer Laserung eines zirkulär gewachsenen Tumors im Ureterabgangsbereich und anschließender lang andauernder Inspektion des Nierenbeckenkelchsystems mit starrem Endoskop kam es zu einer posttraumatischen ödematösen Schwellung mit konsekutiver Einengung im Resektionsgebiet des Ureterabgangs. Beim Zurückziehen des Instrumentes riß der Harnleiter im Ureterabgangsbereich ab und wurde beim Herausziehen des Instrumentes in seiner gesamten Länge aus dem Retroperitoneum entfernt. Da es sich um eine Einzelniere handelte, erfolgte als Therapie der Ersatz des kompletten Harnleiters durch ein Ileuminterponat, welches das Nierenbecken mit der Blase verband.

■ **Blutung.** Blutungen bilden kein Problem, da sie mühelos durch Defokussierung mit der Holmium-Laserfaser gestillt werden können.

▌ Literatur

1. Bagley DH (1998) Ureteroscopic laser treatment of upper urinary tract tumors. J Clin Laser Med Surg 16:55–59
2. Bagley D, Erhard M (1995) Use of the holmium laser in the upper urinary tract. Techniques in Urol 1:25–30
3. Chen GL, El-Gabry EA, Bagley DH (2000) Surveillance of upper urinary tract transitional cell carcinoma: the role of ureteroscopy, retrograde pyelography, cytology and urinalysis. J Urol 164:1901–1904
4. Heney NM (1992) Natural history of superficial bladder cancer. Prognostic features and long-term disease course. Urol Clin North Amer 19:429–434
5. Iborra I, Solsona E, Casanova J, Ricós JV, Rubio J, Climent MA (2003) Conservative elective treatment of upper urinary tract tumors: a multivariate analysis of prognostic factors for recurrence and progression. J Urol 169:82–85
6. Jabbour ME, Desgrandchamps F, Cazin S, Teillac P, Le Duc A, Smith AD (2000) Percutaneous management of grade II upper urinary tract transitional cell carcinoma: the long-term outcome. J Urol 163:1105–1107

Harnleiter

7. Keeley FX, Bibbo M, Bagley DH (1997) Ureteroscopic treatment and surveillance of upper urinary tract transitional cell carcinoma. J Urol 157:1560–1565

8. Lehrich K, Kuntz RM, Jaeger A, Morgner A (2002) Kann die endoskopische Abtragung und postoperative Kontrolle als Primärtherapie des oberflächlichen Urothelkarzinoms des oberen Harntraktes empfohlen werden? 54. Jahrestagung der Deutschen Gesellschaft für Urologie, Wiesbaden, 18.–19. 9. 2002

9. Melamed MR, Reuter VE (1993) Pathology and staging of urothelial tumors of the kidney and the ureter. Urol Clin North Amer 20:333–339

II | Perkutane Eingriffe

5 Indikationen, Ausrüstung, Patientenvorbereitung und Anästhesie

D. Echtle, T. Kalem

Indikationen

Die Indikationen zur Endoskopie des oberen Harntraktes können sowohl diagnostisch als auch therapeutisch sein. In der Praxis dominieren jedoch therapeutische Eingriffe. Im Vordergrund steht hier die perkutane Entlastung von infizierten Harnstauungsnieren durch eine *perkutane Nephrostomie*. Hierbei konkurriert das Verfahren mit dem des retrograden endoluminalen Zugangsweges. Der Vorteil des perkutanen Zugangsweges ist nach Ansicht der Verfasser, dass der kürzeste Weg einer Verbindung des infizierten Nierenbeckens (Abb. 5.1) mit der Außenwelt der beste ist. Dabei wird eine (geringe) Gewebstraumatisierung in Kauf genommen. Außerdem kann dieser Eingriff in Lokalanästhesie, die praktisch ohne Einschränkung jederzeit (Notfallbetrieb) möglich ist, durchgeführt werden. Die Erfolgswahrschein-

lichkeit ist gegenüber einer endoskopisch retrograden DJ-Einlage höher, da Letztere die Überwindung des Harnabflusshindernisses im Ureter erfordert. Häufig ist sogar eine Ureteroskopie mit Lithotripsie nötig, was wiederum eine Regionalanästhesie und einen höheren Zeit- und Materialaufwand bedeutet. Dies impliziert höhere Risiken für den Patienten.

Die zweithäufigste Indikation des perkutanen Zugangsweges ist die *perkutane Litholapaxie* (Abb. 5.2–5.5). Durch den Einsatz von Effektoren, die durch den Arbeitskanal des Instrumentes eingebracht werden, kann sowohl die Lithotripsie als auch die Extraktion der Desintegrate durchgeführt werden. Die Methode ist so geeignet, die primäre Steinfreiheit des Patienten zu erreichen.

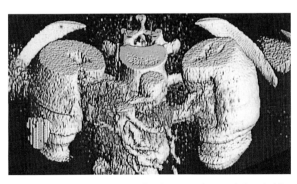

Abb. 5.1. Computertomographische 3D-Rekonstruktion beider Nieren.

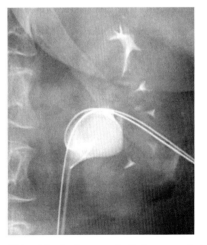

Abb. 5.2. Große zentrale Steinmasse als Indikation zur perkutanen Litholapaxie.

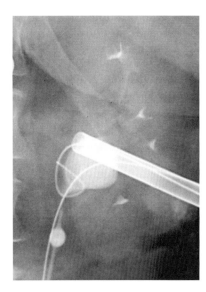

Abb. 5.3. Perkutaner Kanal etabliert, Ballon-UK.

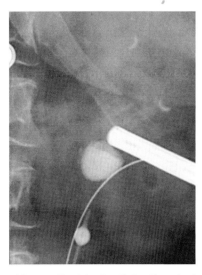

Abb. 5.4. Kranialer Anteil des Nierenbeckensteines entfernt.

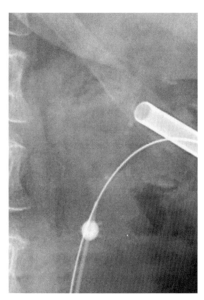

Abb. 5.5. Nahezu komplette Steinentfernung, noch wenige kleine Desintegrate in situ.

Das Therapieverfahren sollte danach ausgewählt werden, in welchem Ausmaß das jeweilige „ideale" Indikationsgebiet getroffen wird.

■ Die große zentrale Steinmasse ist die Domäne der perkutanen Litholapaxie (Nierenbeckenstein ≥2 cm) (s. z. B. Abb. 5.2).

■ Kleinere (<2 cm) Steine können primär mittels ESWL behandelt werden.

■ Mehrere, relativ große, periphere Steine in den Nierenkelchen sollten offen operiert werden (mehrere Kalikotomien).

■ Kleine (<0,5 cm) Steine der kranialen Kelchgruppe können auch ureteroskopisch behandelt werden, sofern sich mittels ESWL keine ausreichende Desintegration erzielen lässt. Ein zusätzlich enger Kelchhals favorisiert die retrograde Endoskopie, da sich zusätzlich eine Inzision der Engstelle durchführen lässt.

Die ureteroskopische Behandlung kommt bei größerer Steinmasse nicht in Frage, da ein relatives Missverhältnis zwischen Ureterlumen und Steinmasse besteht. Bislang existieren keine geeigneten Endoskope beziehungsweise Effektoren, die ein solches Vorgehen sinnvoll erscheinen lassen.

Auch die offene Steinsanierung ist heute ein seltenes Verfahren geworden, da sich durch Kombination von perkutaner Steinbehandlung

Hier konkurriert das perkutane Verfahren mit der extrakorporalen Stoßwellenlithotripsie (ESWL), der offenen Steinsanierung und (weniger) mit der ureterorenoskopischen Lithotripsie. Differenzialtherapeutisch entscheidend sind Steingröße und -lokalisation. Als Maß der Steingröße nimmt man vereinfachend den maximalen Durchmesser (Röntgenbild); entscheidender ist jedoch das Steinvolumen, dessen Bestimmung (Volumetrie) deutlich schwieriger ist.

Die Steinlokalisation lässt sich relativ leicht mit jedweder Art der Bildgebung bestimmen.

und ESWL fast immer eine befriedigende Steinfreiheitsrate erzielen lässt.

Ein weiteres Steincharakteristikum als differenzialtherapeutisches Kriterium bleibt in aller Regel unberücksichtigt, nämlich die Härte des Steines. Da die Bildgebung hierüber meist keinen Aufschluss gibt – Ausnahme Dichtewerte des Harnsäuresteines – bleibt nur die anamnestische Befragung der Steinsorte bei Rezidivsteinträgern und die Erfahrung: Cystinsteine können härter sein als Harnsäuresteine, diese wiederum härter als Kalziumoxalatsteine; so genannte Infektsteine (Magnesiumammoniumphosphat) sind meist relativ weich – noch weicher sind lediglich so genannte Matrixsteine.

Somit entscheidet de facto nur die Steingröße und insbesondere eine nicht ausreichend erfolgreiche ESWL über den Einsatz der perkutanen Litholapaxie. Eine Rolle kann hierbei auch der Zeitraum spielen, in dem der Patient steinfrei sein muss (z. B. dringend erforderliche Implantation einer Herzklappe). Die höchste primäre Steinfreiheitsrate ist ein schlagendes Argument für den perkutanen Zugangsweg.

Er kann auch (seltener) in diagnostischer Absicht zur Klärung oder zum Ausschluss einer intraluminalen Raumforderung wegen der Möglichkeit der Biopsieentnahme genutzt werden. Dies kann z. B. bei Vorliegen eines fibroepithelialen Polypen des Nierenbeckens von unschätzbarem Wert sein, da keine radiologische Bildgebung eine sichere Unterscheidung zwischen benigner und maligner Raumforderung zulässt. Ein benigner Tumor kann perkutan reseziert oder koaguliert werden. Diese Indikation wird – rein zahlenmäßig – nicht sehr ins Gewicht fallen, sie erspart dem Patienten unter Umständen jedoch eine Nephroureterektomie oder eine Ureterotomie. In den meisten Fällen, bei denen der Verdacht auf einen Nierenbeckentumor besteht, wird man jedoch nach Möglichkeit ureterorenoskopisch biopsieren oder auf Grund der Bildgebung offen operieren (Nephroureterektomie). Bei Malignomverdacht sollte das Hohlsystem des oberen Harntraktes nicht eröffnet werden.

Tabelle 5.1 gibt eine Übersicht über die vielfältigen diagnostischen und therapeutischen Indikationen zu perkutanen Eingriffen.

Tabelle 5.1. Indikationen zu perkutanen Eingriffen

	Erkrankung	Perkutaner Eingriff
■ **Diagnostik**	Unklare Befunde (selten: Raumforderung) im	perkutane Nephroskopie/Kalikoskopie perkutan antegrade Ureteroskopie
	– Nierenbeckenkelchsystem	Biopsie aus tumorsuspektem Mukosaareal
	– Ureter	Abklärung einer Blutung des NBKS
■ **Therapie**	Infizierte Harnstauung	perkutane Nephrostomie
	Pyonephrose	perkutane Nephrostomie
	paranephritischer Abszess	perkutane Drainage
	Nierenzyste	Punktion, Aspiration und Sklerosierung
	Nierenbeckenstein	perkutane Litholapaxie
	Nierenkelch(Divertikel-)-stein	perkutane Litholapaxie
	Ureterabgangsenge	perkutane Endopyelotomie
	Kelchhalsenge	perkutane Inzision
	Ureterstenose bei Harnableitung	perkutan antegrade Bougierung, Inzision
	Fremdkörper im NBKS	Extraktion des Fremdkörpers
	benigner Nierenbeckentumor (z. B. fibroepithelialer Polyp)	Elektroresektion des benignen Nierenbeckentumors (Rarität)
	Blutung Pyelon	Koagulation einer Blutungsquelle (sehr selten)

Indikationen, Ausrüstung Patientenvorbereitung

■ Ausrüstung

■ Apparative Ausstattung

Perkutane Operationen sollten in einem Operationssaal durchgeführt werden, der den hygienischen Anforderungen entspricht, die für entsprechende offene Operationen notwendig sind. Zwingende Voraussetzung ist auch das Vorhandensein eines verstellbaren Untersuchungstisches, so dass der Patient in Bauchlage gelagert werden kann. Hilfreich ist meist der Einsatz eines Polsters, z. B. in Form einer aufblasbaren Rolle, das unter den Oberbauch des Patienten platziert wird, so dass eine günstigere Lagerung erreicht werden kann.

Daneben sind die Möglichkeiten zu Durchleuchtung (dynamische Diagnostik) und Dokumentation in Form eines Röntgenbildes erforderlich. Ein in Höhe, Neigungswinkel und in horizontaler Richtung verstellbarer Röntgentisch ist derzeitiger Stand der Technik. Alternativ kommt die Anwendung eines C-Bogens in Frage. Hier sind allerdings sowohl die Bildqualität als auch die Verstellmöglichkeit eingeschränkt und wenig komfortabel.

Eine weitere Optimierung der Röntgenanlage stellt die digitale Bildverstärkerradiographie dar (Abb. 5.6). Die Möglichkeiten einer Last-Image-Hold (LIH)-Dokumentation und der dosis-reduzierten Durchleuchtungstechniken – wie z. B. die gepulste Durchleuchtung und die

digitale Filterung – reduzieren die Strahlenbelastung von Patient und Untersucher erheblich.

Wie bei jeder urologischen Endoskopie sind die kontinuierliche Irrigation von Spülflüssigkeit und eine Kaltlichtquelle vonnöten. Optional ist dagegen die Verwendung einer Videokette mit Kamera, Videoverstärker und Monitor (Abb. 5.7). Die Videokette ermöglicht ein ermüdungsfreies Nephroskopieren, da der Eingriff in einer entspannten Körperhaltung durchgeführt werden kann. Sie ist heutzutage zu Ausbildungszwecken ein absolutes Muss.

Sofern die Endoskopie des Nierenbeckenkelchsystems mit Hilfe einer Videokette durchgeführt wird, sollte – neben der Dokumentation mittels Röntgenbildern – auch eine Dokumentation des Endoskopiebildes möglich sein. Dies kann in statischer (Videoprinter) oder dynamischer (Videorekorder) Form erfolgen. Auch die Dokumentationsmöglichkeit der Videoendoskopie entspricht dem derzeitigen Stand der Technik.

Für die Steuerung der Punktion ist ein Ultraschallgerät mit einem 3-MHz- oder 3,5-MHz-Konvex-Schallkopf ausreichend (Abb. 5.8). Spezielle Punktionsschallköpfe können ebenfalls benutzt werden, sind aber nicht unbedingt vonnöten. Insbesondere in der Technik wenig Geübte werden gerne auf sie zurückgrei-

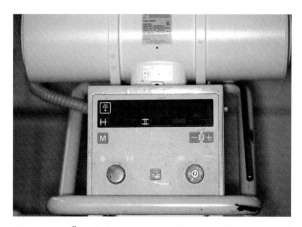

Abb. 5.6. Übertischröhre einer digitalen Röntgen- und Durchleuchtungsanlage (Beispiel: Uroskop D®, Fa. Siemens).

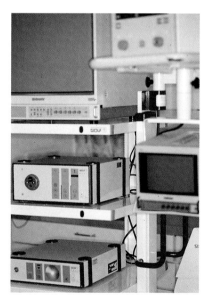

Abb. 5.7. Endoskopie-Videoturm (Lichtquelle, Kameraverstärker, Monitore; Beispiel: Fa. Wolf).

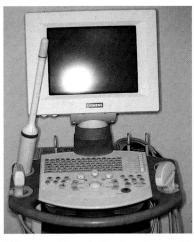

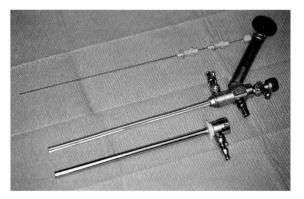

Abb. 5.9. Nephroskop mit Schaft (Beispiel: Fa. Storz), darüber 3-teilige Punktionsnadel.

Abb. 5.8. Ultraschallgerät mit verschiedenen Schallköpfen zur Punktion (Beispiel: Adara®, Fa. Siemens).

fen; sie sollten aber dennoch baldmöglichst die nicht punktionsschallkopfunterstütze Punktion erlernen, da diese wesentlich universeller eingesetzt werden kann und nicht die Nachteile eines wesentlich unhandlicheren und teureren Schallkopfes beinhaltet.

■ Nephroskope

Starre Nephroskope

Zur perkutanen Litholapaxie werden Nephroskope benutzt. Alle Instrumente bestehen aus einem Schaft, der eine Optik und die Lichtleitfasern aufnimmt. Das Restlumen steht dem Arbeitskanal zur Verfügung. Die Optik ist distal mit einem Okular versehen. Dieses ist in Winkelform angebracht, so dass ein gerader Arbeitskanal ermöglicht wird. Dieser bietet den Vorteil, dass auch relativ starre Effektoren eingebracht werden können. Das distale Endoskopende wird von einem Ansatzstück gebildet, das den Anschluss für das Lichtleitkabel der Kaltlichtquelle, das Ein- bzw. Auslassventil (Zu- und Abflussventil der Spülflüssigkeit) und den Einlass für den Arbeitskanal beinhaltet. Die Nephroskope weisen eine Schaftstärke von 18–27 Charr (typischerweise 22 oder 24 Charr) auf, sind etwa 25 bis 30 cm lang, wovon der Schaft ca. 20 cm einnimmt, besitzen eine abgewinkelte Optik, die einen geraden Arbeitskanal von mindestens

8 Charr erlauben und sind mit einer Rückspülirrigationseinheit ausgestattet (Abb. 5.9).

Mit Ausnahme der neuen MiniPerc-Instrumente haben Nephroskope in den letzten Jahren keine grundlegende Veränderung erfahren. Einer weiteren Miniaturisierung steht die Notwendigkeit eines relativ dicklumigen Arbeitskanales entgegen, der für die Lithotriptoren und Extraktionszangen großer Nierenbeckensteine benötigt wird. In aller Regel gilt, dass dickere Effektoren vielseitiger und, wie am Beispiel der Lithotripsie gezeigt werden kann, wirkungsvoller sind. Da Nephroskope praktisch nie ausschließlich zur diagnostischen Endoskopie genutzt werden, ist für eine vielseitige Verwendung insbesondere der Effektor ausschlaggebend. Dieser ist im Wesentlichen durch die maximale Stärke des Arbeitskanales limitiert. Daneben wird der Arbeitskanal zur simultanen Irrigation benutzt. Es hat sich als günstig erwiesen, dass die Instrumente im Querschnitt eine oväläre Bauform aufweisen. Dadurch kann erreicht werden, dass sowohl Optik und Lichtleitfasern als auch Arbeitskanal und Irrigation bei minimalem Außenmaß optimal untergebracht sind. Eine wesentliche Kenngröße der Instrumente ist die Dicke an ihrer Spitze. Bei ovaler Querschnittsform werden jedoch nicht Längs- und Querdurchmesser der Endoskopquerschnittsfläche angegeben, sondern nach Umrechnung ergibt sich das Maß als Durchmesser eines flächengleichen Kreises.

Sollte dennoch ein wesentlich dünneres Nephroskop benötigt werden, z. B. bei Kindern, dann kann durchaus auch ein relativ dickes, aber kurzes (32 cm, 13 Charr) Ureteroskop Verwendung finden. Dabei kann die Gesamtlänge allerdings die Handhabung beeinträchtigen.

Flexible Nephroskope

Für perkutane Eingriffe sind auch flexible Endoskope notwendig, da die Kelche der mittleren Kelchgruppe starren Instrumenten nicht zugänglich sind; häufig können auch die Kelche der kranialen und der kaudalen Kelchgruppe nur flexibel eingesehen werden. Dies hat seine Ursache in der topographischen Lagebeziehung von dem Punktionskanal zur Niere und der anatomischen Anordnung der Kelche.

Spezielle flexible Nephroskope werden derzeit nicht im Handel angeboten. Es besteht allerdings auch keine Notwendigkeit dazu, da flexible Zystoskope und Ureteroskope ohne Einschränkung für perkutane Eingriffe genutzt werden können. Sie werden durch den Amplatz oder den leeren Nephroskopschaft problemlos eingeführt und lassen durch Flexion der Instrumentenspitze durch die Kelchhälse in die Kelche einsehen. In Abhängigkeit von der Kelchhalsweite sollte das flexible Endoskop ausgewählt werden. Bei einer bestehenden Dilatation kann das flexible Zystoskop (15 Charr) Verwendung finden (Abb. 5.10), bei engeren Kelchhälsen das flexible Ureteroskop (8 Charr). Die Instrumentenlänge wird nicht ausgenutzt – oft wäre eine kürzere Bauform für das Handling angenehmer.

Der praktische Einsatz der flexiblen Nephroskopie ist bis heute dennoch limitiert. Dies hat

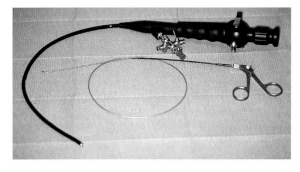

Abb. 5.10. Flexibles Zystoskop mit Zange, auch als Nephroskop geeignet (Beispiel: Fa. Wolf).

seine Gründe weniger in der schlechteren, weil mehr gerasterten Bildqualität als in zahlreichen Schwierigkeiten der Handhabung. Diese Schwierigkeiten sind allerdings bei der Nephroskopie deutlich geringer als bei der Ureteroskopie (keine Ostiumintubation: gerader, amplatzbewehrter Kanal in das Nierenhohlsystem: kürzere Wegstrecke).

Bei Verwendung eines flexiblen Ureteroskopes zur perkutanen Nephroskopie steht nur ein dünner, flexibler Arbeitskanal zur Verfügung. Dieser kann Lasersonden, die Sonde des elektrohydraulischen Lithotriptors und auch dünne Zangen oder Baskets aufnehmen. Die Gebrauchsfähigkeit ist durch den Umstand eingeschränkt, dass sich die Effektoren bei gekrümmter Instrumentenspitze nur sehr eingeschränkt manipulieren lassen und damit manchmal gebrauchsunfähig oder zumindest ineffektiv werden. Häufig genug hat man bei Steinresten in der mittleren Kelchgruppe nur die Wahl zwischen der Inspektion des Steines, dem Versuch des „Ausspülens" und der Manipulation ohne Sichtkontrolle, was der endoskopischen Arbeitsweise unter direkter visueller Kontrolle entgegensteht. Ein kontrolliertes Arbeiten ist hier häufig nicht möglich. Dagegen ist aufgrund des dickeren Arbeitskanales die Verwendung von flexiblen Zystoskopen sehr viel günstiger, vorausgesetzt dass sie die Kelchhälse passieren. Insgesamt sind flexible Instrumente für den diagnostischen Bereich (Inspektion, Zytologie, Entnahme einer Probeexzision) sehr viel geeigneter als für die Steintherapie.

MiniPerc-Nephroskope

Eine Weiterentwicklung in der Instrumentenbaukunst stellen die Instrumente zur Durchführung einer so genannten MiniPerc dar. Dem Namen entsprechend sind die Nephroskope etwas dünnkalibriger gestaltet (14–18 Charr). Der Aufbau selbst ist prinzipiell unverändert. Durch eine Miniaturisierung konnte eine wesentliche Verringerung des Instrumentendurchmessers erzielt werden, was natürlich auch eine Verringerung der Weite des Arbeitskanales mit sich bringt, wodurch feinere Effektoren (Lithotriptoren, Zangen, Baskets) erforderlich werden.

■ Effektoren

Die am häufigsten eingesetzten Effektoren sind Lithotriptoren und Zangen. Resektionsschlingen und Baskets werden nur selten benötigt.

Lithotriptoren

Zur Lithotripsie stehen zahlreiche, auf verschiedene Art und Weise arbeitende Geräte mit Sonden zur Verfügung.

■ **Ultraschalllithotripsie.** Die bei perkutanen Eingriffen am häufigsten eingesetzte Methode ist derzeit ohne Zweifel der Ultraschalllithotriptor. Bei ihm wird mittels Ultraschall die Steindesintegration erreicht. Der Vorteil dieser Methode besteht darin, dass eine zusätzliche Absaugvorrichtung durch das Lumen der Sonde durch eine externe Rollenpumpe vorhanden ist. Dadurch werden die bei der Lithotripsie entstehenden kleinsten sandartigen Desintegrate abgesaugt. Sie können extern durch ein Sieb aufgefangen werden. Zusätzlich wird auch ein Teil der Irrigationsflüssigkeit abgesaugt, so dass einerseits die Gefahr eines Überdruckes im Nierenhohlsystem weiter reduziert wird und andererseits ein erhöhter Durchfluss der Spülflüssigkeit die Sichtverhältnisse im Nierenbeckenkelchsystem verbessert.

Zwei externe Geräte (Ultraschallgenerator und Rollenpumpe, Abb. 5.11) sind mit der Sonde, in deren Handgriff die Schallwellen erzeugt werden, durch ein elektrisches Kabel und den Absaugschlauch verbunden – zwischengeschaltet ist der Fußschalter. Die Sonde besteht aus einem Handgriff und einem dünnen, etwa 30 cm langen Rohr, das die Ultraschallwellen auf den Stein überträgt und dessen Lumen als Absaugstutzen funktioniert. Die Funktion der Absaugung mit ständigem Flüssigkeitsdurchfluss ist auch zur Kühlung der Sonde dringend notwendig, da diese sich im Betrieb deutlich erwärmt. Bei manchen Sonden befindet sich ein so genannter Bohrkranz an der Spitze, der allerdings in der Praxis keine wesentlichen Vorteile erbringt, so dass darauf getrost verzichtet werden kann.

Die Lithotripsie mittels Ultraschall darf als sehr effektiv und sicher bezeichnet werden –

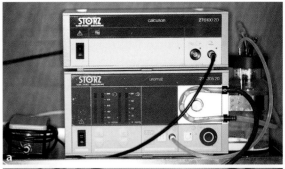
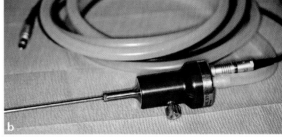
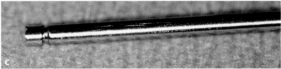

Abb. 5.11 a–c. Ultraschalllithotriptor mit darunter befindlicher Absaugrollenpumpe (**a**), Sondenhandgriff mit Anschlussschläuchen (**b**) und Sondenspitze (**c**) (Beispiel: Calcuson®, Fa. Storz).

sie ist in den meisten Kliniken die Standardmethode bei perkutanen Eingriffen.

■ **Ballistische Lithotripsie.** Alternativ zur Ultraschalldesintegration kann auch eine ballistische Lithotripsie (Swiss LithoClast®, EMS Medical) durchgeführt werden. Hierbei erfolgt die Desintegration durch Übertragung von pneumatisch/mechanisch in relativ hoher Frequenz (ca. 12–20 Hz) erzeugten Stoßwellen. Die Übertragung wird durch eine dünne Metallsonde (2,4, 3 oder 6 Charr) gewährleistet; die Energie wird dem externen Generator elektrisch und durch Druckluft zugeführt (Abb. 5.12). Die ballistische Lithotripsie, die sicherlich häufiger bei der ureteroskopischen Steinbehandlung eingesetzt wird, kann auch bei perkutanen Eingriffen eine wirksame Desintegration durchführen. Aufgrund ihres schlanken Sondenkalibers besteht einerseits allerdings eher die Möglichkeit einer Wandperforation und andererseits kann eine Absaugungsein-

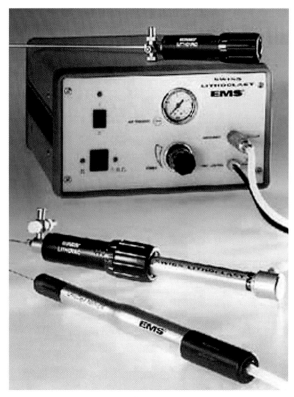

Abb. 5.12. Pneumatisch-ballistischer Lithotriptor mit Sonden (Swiss LithoClast®, EMS Medical).

richtung nicht so sehr effektiv sein wie bei dicklumigeren Sonden. Somit ist die ballistische Lithotripsie bei perkutanen Eingriffen nicht die primäre Methode der Wahl. Entsprechend wurde von EMS ein Kombinationsgerät entwickelt, das sowohl ballistisch als auch mittels Schallwellen lithotripsiert (Swiss Litho-Clast® Ultra). Der zugrunde liegende Gedanke ist die schnelle, pneumatische Fragmentierung des Steines in relativ grobe Desintegrate und die anschließende Feinfragmentation und Pulverisierung mit Ultraschall.

■ **Laserlithotripsie.** Die Lithotripsie mit Laser steht hinter den beiden vorgenannten Methoden deutlich zurück, da sie nicht nur in Anschaffung und Unterhalt sehr kostspielig ist, sondern auch nicht die für perkutan zu behandelnden großen Steine von in der Regel über 2 cm Durchmesser erforderliche Durchschlagskraft besitzt. Ihre Domäne ist eher die Ureteroskopie. Das Prinzip beruht auf einer Gasblasendetonation an der Spitze der Lasersonde,

die in Kontakt steht mit der Oberfläche des Steines. Die Energie beträgt anfangs 70 mJ und wird je nach Härte des Steines gesteigert. Die Pulsrate beträgt etwa 5 Hz für den Neodym-YAG-Laser. Beim Holmiumlaser sind folgende Einstellungen ratsam: 500–1000 mJ, 8 Hz. Die so erzeugte Druckwelle ist bei ausreichend langer Behandlung geeignet, eine Fragmentierung des Steines zu erreichen. Die Methode ist sicher, aber für diese Zwecke, wie erwähnt, nicht sehr effektiv.

■ **Elektrohydraulische Lithotripsie.** Die elektrohydraulische Lithotripsie wird der Vollständigkeit halber erwähnt. Eine Funkenstrecke an der Spitze ihrer sehr dünnen Sonde führt bei wiederkehrender Energieentladung zur gewünschten Desintegration. Nachteilig ist allerdings die deutliche Perforationsgefahr, so dass die Methode auch bei ureteroskopischen Eingriffen so gut wie nicht mehr eingesetzt wird: also effektiv, aber nicht sicher genug.

Zangen

Zangen sind nach den Lithotriptoren sicherlich die wichtigsten Instrumente zur Steinbehandlung des Nierenbeckenkelchsystems. Sie stehen in verschiedenen Ausführungen, mit zwei und drei Branchen zur Verfügung (Abb. 5.13). Welche vom Operateur bevorzugt wird, steht in seinem Ermessen – eine Empfehlung für oder gegen den einen oder anderen Typ ist nicht sinnvoll. Die Zangen haben eine ausreichende Länge von mindestens 30 cm und werden mit dem am distalen Ende befindlichen Scherengriff bedient. Sie sind geeignet, kleinere Steine in toto oder Desintegrate aus dem Nierenhohl-

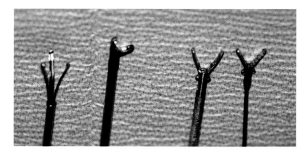

Abb. 5.13. Verschiedene Zangen (mit drei oder zwei Branchen) zur perkutanen Stein- bzw. Desintegratextraktion.

system zu extrahieren. Die Funktionsweise bedarf keiner weiteren Erläuterung. Vorteilhaft sind Haltbarkeit und Multi-use durch Sterilisierbarkeit.

Baskets

Baskets mögen bei retrograden endoskopischen Operationen zur Steinextraktion gegenüber Zangen möglicherweise im Vorteil sein. Bei perkutanen Eingriffen werden Baskets gelegentlich benötigt, um Desintegrate aus dem proximalen Ureter zu „fischen". Zur Routinesteinextraktion aus dem Nierenbeckenkelchsystem sind sie nicht groß und kräftig genug, von den Kosten bei Single-use ganz zu schweigen.

■ Ausrüstungsliste

Set Perkutane Nephrostomie

– Eingriffsraum mit OP-Tisch mit Röntgen- und Durchleuchtungseinrichtung
– sterile Patienten- und OP-Tischabdeckung
– Desinfektionsmittel
– sterile Kleidung inkl. Handschuhe
– Ultraschallgerät mit Schallkopf und steriler Schallkopffolie
– Endosgel®
– Punktionsnadel (2- oder 3-teilig)
– Kontrastmittel
– 2×10 ml-Spritze
– Lunderquist-Draht
– Sicherheitsdraht (flexibel, in J-Form)
– Kunststoffbougie 8 Charr
– Nephrostomiekatheter in J-Form (6–8 Charr)
– Faden mit Nadel zur Hautannaht
– Nadelhalter, Schere, chirurgische Pinzette
– Konnektionsstück zwischen Nephrostomiekatheter und Urinbeutel
– Urinbeutel mit Stundenurimeter
– Verbandstoff: Sterile Kompressen, Fixomull 10×10 cm

Set Perkutane Litholapaxie (Abb. 5.14)

– Eingriffsraum mit OP-Tisch mit Röntgen- und Durchleuchtungseinrichtung
– Sterile Patienten- und OP-Tischabdeckung
– Desinfektionsmittel
– sterile Kleidung inkl. Handschuhe
– Ultraschallgerät mit Schallkopf und steriler Schallkopffolie
– Endosgel®
– Punktionsnadel (2- oder 3-teilig)
– Kontrastmittel
– 2×10 ml-Spritze
– Lunderquist-Draht
– Sicherheitsdraht (flexibel, in J-Form)
– Kunststoffbougie 8 Charr
– Metallteleskopbougieset nach Alken
– Amplatz (24, 26, 28 Charr) alternativ: Nephromax®-Set
– Nephroskop (20–24 Charr)
– Endokamera mit sterilem Einpackschlauch, Videokette
– Irrigationssystem (sterile NaCl-Lösung in Beuteln, Zu- und Ablaufschläuche)
– Ultraschalllithotriptor mit Sonde, Fußschalter und Absaugpumpe
– Set verschiedener Zangen (2 und 3 Branchen in verschiedener Größe und Ausführung)
– Nephrostomiekatheter (Ballonkatheter 20–24 Charr)
– Faden mit Nadel zur Hautannaht
– Nadelhalter, Schere, chirurgische Pinzette
– Konnektionsstück zwischen Nephrostomiekatheter und Urinbeutel
– Urinbeutel mit Stundenurimeter
– Verbandstoff: Sterile Kompressen, Fixomull 15×15 cm

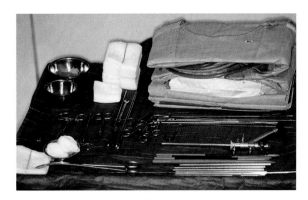

Abb. 5.14. Set perkutane Litholapaxie (komplett bestückter Instrumentiertisch).

Patientenvorbereitung

■ Präoperative Diagnostik

Die präoperative Diagnostik hängt in ihrem Außmaß stark von dem durchzuführenden Eingriff ab. Dringliche Notfalleingriffe, wie z. B. die perkutane Entlastung einer infizierten Harnstauung, erfordern weder eine komplette Laboruntersuchung noch eine aufwändige Bildgebung. Wichtig sind hierbei insbesondere Urinstatus (Stix), Blutbild und Gerinnung (Quick, PTT), das Überprüfen der Medikation, die die Blutgerinnung beeinflusst (Marcumar®, Thrombozytenaggregationshemmer) und gegebenenfalls die Bestimmung der Blutungszeit. Die Sonographie ist zum Nachweis der Harnstauung völlig ausreichend. Die Ursache der Stauung muss im Notfalldienst nicht unbedingt sofort geklärt werden.

In den letzten Jahren hat sich allerdings die notfallmäßige Durchführung einer Computertomographie sehr bewährt. Mittels Spiral-CT kann oft binnen weniger Minuten (meist 90 s) die Diagnose eines Uretersteines gestellt werden. Darüber hinaus ist das Ausmass der Harnstauung und das eventuelle Vorliegen einer Fornixruptur, eines Abszesses oder eines retroperitonealen Tumors (z. B. Lymphom) mit Harnleiterkompression dargestellt.

Im Gegensatz zum Notfalleingriff sollten bei elektiver Litholapaxie eines großen Nierenausgusssteines weitergehende laborchemische Untersuchungen von Urin und Serum vorgenommen werden. Ein Harninfekt muss mittels Schnelltest (Stix) und Urinkultur ausgeschlossen werden oder ausreichend anbehandelt sein. Daneben müssen zumindest die so genannten Routineparameter des Serumlabors überprüft sein: BSG, Blutbild, Elektrolyte, Retentionswerte, gegebenenfalls auch das C-reaktive Protein (CRP).

Weiterhin ist das Vorliegen einer aktuellen halben Abdomenleeraufnahme der betreffenden Seite zu fordern. Diese muss der Operateur unmittelbar vor Einleitung der Narkose beurteilen und die Indikation zur perkutanen Operation überprüfen, da Steine bekanntermaßen ihre Position kurzfristig verändern können.

Es empfiehlt sich auch, sofern keine gravierenden Gründe wie Niereninsuffizienz oder Kontrastmittelallergie dagegensprechen, eine Infusionsausscheidungsurographie zu fordern, da hierbei meist der obere Harntrakt ausreichend beurteilt werden kann. Daneben kann – in eingeschränktem Maße – auch die Nierenfunktionsleistung mitbeurteilt werden.

Die moderneren Schnittbildtechniken Sonographie, Computertomographie (CT) oder Magnetresonanztomographie (MRT) sind weniger geeignet, intraluminäre Obstruktionen des oberen Harntraktes ausreichend zu klären. Dagegen sind sie unverzichtbar im Nachweis von extraluminalen Prozessen des oberen Harntraktes. Das CT kann nicht nur durch die Dichtewertbestimmung eines Steines einen Hinweis auf einen Harnsäurestein (< 500 HE) geben, sondern auch mittels einer – zur Zeit noch recht aufwändigen – dreidimensionalen Rekonstruktion die Lage von Desintegratresten nach perkutanem Primäreingriff angeben und wertvolle Hinweise darauf geben, wie erfolgreich ein Zweiteingriff sein könnte. Dagegen ist das MRT in der Diagnostik vor der Behandlung von Nierensteinen derzeit praktisch immer entbehrlich.

Somit ist vor der Endoskopie des oberen Harntraktes nahezu die gesamte bildgebende Diagnostik sinnvoll, bei Vorliegen einer unklaren Raumforderung sogar obligat (Tabelle 5.2). In aller Regel kann sie die Endoskopie dennoch nicht ersetzen.

Vor der Durchführung einer perkutanen Steinsanierung einer Niere sollte stets ihre Funktionsleistung überprüft werden (z. B. mittels seitengetrennter MAG 3-Clearance), denn nicht selten geht eine große Steinmasse auch mit einer durch rezidivierende Infekte oder Obstruktion längerfristig bestehenden ständigen Funktionseinschränkung einher. Bei (partiellem) Ausgussstein und einer Funktionsleistung unter 20% im Seitenvergleich, die mit einer deutlichen Rarefizierung des Parenchyms einhergeht und somit nicht erholungsfähig ist, sollte bei gesunder Gegenseite primär die Nephrektomie angestrebt werden. In Zweifelsfällen kann eine perkutane Nephrostomie und der Verlauf der Nierenleistung über 6 Wochen Klärung über eine mögliche Erholungsfähigkeit herbeiführen.

Tabelle 5.2. Präoperative Diagnostik

■ **Labor**	Urinlabor	Infektausschluss
	Serumlabor	BB, Elektrolyte, Retentionswerte, Gerinnung
■ **Bildgebung**	Sonographie	Punktionsziel, Harnstauung, Steinposition, Parenchymstärke
	IVP	Konfiguration des NBKS, Steinposition Kontrastmittelaussparung
	Zumindest aktuelle halbe Leeraufnahme	Steinposition
	CT	Tumor, Steindichte (Harnsäurestein?) Parenchymstärke
	CT mit 3D-Rekonstruktion	Position von Desintegratresten
	CT, (MRT)	Perirenalraum, Punktionskanal Parenchymstärke
■ **Funktions-prüfung**	MAG 3-Clearance	Erhaltenswerte Niere oder so genannter Nephrektomietyp (< 20%)

■ Prophylaxe

Prophylaktische Maßnahmen sind vielfach umstritten. Es kann jedoch davon ausgegangen werden, dass die Kosten/Nutzenrelation nicht gegen den Einsatz sprechen, sofern geeignete Präparate zum Einsatz kommen. Vor diesem Hintergrund sei die vorsichtige Empfehlung zu einer Thromboseprophylaxe und zu einer antibiotischen Prophylaxe gegeben. Die Autoren haben damit gute Erfahrungen gemacht.

Neben der Frühmobilisierung kann die perioperative subkutane Heparingabe wegen der eventuell auch längerdauernden Lagerung in Bauchlage empfohlen werden.

Eine antibiotische Prophylaxe mit z. B. einer Kombination aus einem Penicillin- und einem Aminoglycosidpräparat kann aus Gründen des mehrfachen Instrumentenwechsels, der wiederholten Manipulationen, der Irrigation, des Einbringens eines Nephrostomiekatheters und eines Blasendauerkatheters (OP-Tag) ebenfalls empfohlen werden. Nach Meinung der Autoren sollte sie mindestens am Vortag der Operation – eher noch früher – beginnen.

■ Aufklärung des Patienten

Die Aufklärung des Patienten über den bei ihm durchzuführenden Eingriff sollte so früh wie möglich erfolgen. Im Falle eines Notfalleingriffes (perkutane Entlastung einer infizierten Harnstauungsniere), der sofort nach der Untersuchung durchgeführt werden muss, wird sie unmittelbar vor der Operation stattfinden, bei elektivem Eingriff (perkutane Litholapaxie eines größeren Nierenbeckensteines) am Vortag oder – besser – schon früher.

Das Aufklärungsgespräch muss die zu behandelnde Erkrankung, die Therapieoptionen und die möglichen Nebenwirkungen, Folgen und Komplikationen beinhalten. Auch sollten bei Steinpatienten stets die Therapiestrategie (Kombination verschiedener Verfahren: z. B. perkutane Litholapaxie, ESWL und Second look) und eine mögliche Harnsteinmetaphylaxe besprochen werden. Daneben ist darauf hinzuweisen, dass nahezu alle perkutanen Eingriffe mit dem passageren Tragen von perkutanen Kathetern einhergehen.

Anästhesie

Die Form der Anästhesie richtet sich nach der Schwere des operativen Traumas. Insofern kann die Einlage eines Nephrostomiekatheters dünnen Kalibers (bis 8 Charr) in Lokalanästhesie erfolgen. 10 ml des Lokalanästhetikums (z. B. Scandicain®) an der Punktionsstelle und in der voraussichtlichen Verlaufsrichtung des Punktionskanales appliziert sind in aller Regel

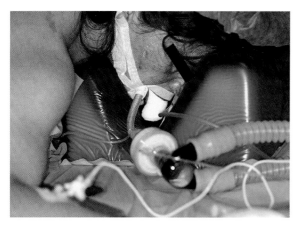

Abb. 5.15. Gelkissen zur Lagerung des Kopfes des in Intubationsnarkose befindlichen Patienten (Bauchlage).

ausreichend. Bei Bougierung des Kanales auf über 10 Charr sollte eine Intubationsnarkose gewählt werden (Abb. 5.15). Für regionale Anästhesieformen (z. B. Spinalanästhesie) ist die Höhe der Niere bzw. des Zugangsweges kritisch: je höher, desto eher besteht die Möglichkeit einer Atemlähmung und je tiefer, desto eher wird keine ausreichende Analgesie erreicht. Beides würde eine akute Intubation erforderlich machen. Da perkutane Eingriffe aber generell in Bauchlage ausgeführt werden, besteht keine Möglichkeit einer solchen plötzlichen Intubation. Deshalb sollte diese am besten primär zum Einsatz kommen.

■ **Osmotische Diurese.** Bei perkutanen Litholapaxien oder anderen zeitlich aufwändigeren Eingriffen der Niere mit zusätzlicher Traumatisierung des Nierenparenchyms hat sich die Gabe eines Diuretikums bewährt. Günstig ist entweder die i.v.-Gabe eines Schleifendiuretikums (10 mg Lasix®) zum Zeitpunkt des Beginns der Operation oder – noch besser – eine langsame osmotische Diurese mittels Osmofundin® (250 ml)-Infusion (parallel mit 500 ml Halbelektrolytlösung) über die Dauer der Operation.

Lagerung des Patienten

Die Lagerung des Patienten in Bauchlage kann, sofern der Eingriff unter Lokalanästhesie durchgeführt werden soll, sofort erfolgen. An-

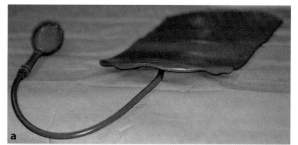

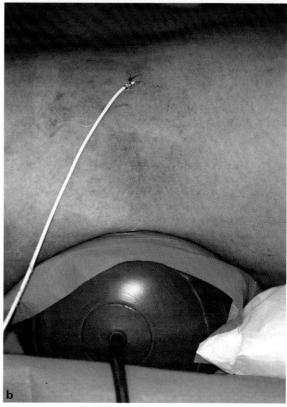

Abb. 5.16 a, b. Aufblasbare zylinderförmige Rolle zur Lagerung des Patienten: flaccide (**a**) und in insuffliertem Zustand während perkutaner Nephrostomie (**b**).

sonsten ist zunächst die Intubationsnarkose einzuleiten und anschließend erfolgt die Lagerung in Bauchlage. Dabei muss darauf geachtet werden, dass der Patient so zu liegen kommt, dass die zu behandelnde Niere in Zentralstrahlrichtung der Durchleuchtungs- und Röntgeneinheit liegt.

Es hat sich als sehr nützlich erwiesen, dass die Bauchlage des Patienten so unterstützt wird, dass ein zylinderförmiges Kissen quer unter den Oberbauch des Patienten gelegt wird. Dadurch wird ein so genannter Katzenbuckel des Patienten erreicht; er soll helfen, die zu behandelnde Niere möglichst weit unter den Rippenbogen treten zu lassen und somit einen größeren Anteil der Niere ohne störende Rippen einsehen zu lassen. Diese Rolle kann aus einem festen Polstermaterial bestehen oder sie kann praktischerweise aufblasbar sein, was den zusätzlichen Vorteil bietet, dass sie den anatomischen Gegebenheiten angepasst werden kann (Abb. 5.16). Bei bestehender Adipositas per magna sind allerdings meist alle unterstützenden Maßnahmen unwirksam. Eine Knickbildung des Tisches ist bislang nicht möglich, da Röntgentische aufgrund der planen Untertischplatte (Röntgenfilm oder Sensormatrix) dies nicht erlauben.

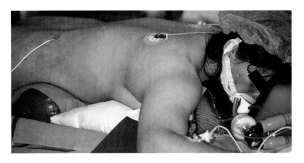

Abb. 5.17. Bauchlage des Patienten zur perkutanen Litholapaxie (ITN); hier: Zustand nach perkutaner Nephrostomie bei infizierter Harnstauung (ventilartig wirkender Nierenbeckenstein).

OP-Vorbereitung

Nach Lagerung des Patienten in Bauchlage (Abb. 5.17) erfolgt die Hautdesinfektion der Flanke und das Abdecken der benachbarten Körperregionen mit sterilen Tüchern. Auch die Händedesinfektion des OP-Teams, das Tragen von steriler Operationskleidung und von sterilen Handschuhen und das Richten eines sterilen Instrumentiertisches können heutzutage als Standard gelten. Ein geringerer Aufwand wird zwar häufig, insbesondere beim Einlegen einer

perkutanen Nephrostomie, ohne nachteilige Folgen bleiben, entspricht jedoch unter forensischen Gesichtspunkten nicht den Minimalerfordernissen. Septische Komplikationen sind glücklicherweise selten. Sicherlich ist es auch beruhigender eine normale sterile OP-Vorbereitung vorzutreffen, als in Unsicherheit zu arbeiten.

Literatur

s. S. 134

6 Perkutane Eingriffe an der Niere

D. Echtle, T. Kalem

Der perkutane Weg stellt den direkten Zugang zur Niere dar. Einerseits darf er deshalb die Eigenschaft minimalinvasiv beanspruchen, andererseits benutzt er – im Gegensatz zum retrograden Weg – keine natürlich vorgegebenen Kanäle und ist deshalb durchaus traumatisch.

Nach geeigneter Indikationsstellung und Vorbereitung des Patienten (s. Kapitel 5, S. 87 ff.) muss für die apparative Ausstattung des Operationssaales und der Instrumente Sorge getragen werden, was durchaus eine Überprüfung am Vortag ratsam erscheinen lässt. Dies ist insbesondere in Einheiten mit hoher Operationsfrequenz sinnvoll, da Steinbehandlungsinstrumente relativ hohen Energien ausgesetzt sind und darunter entsprechend leiden können.

Perkutane Nierenzystenpunktion und -sklerosierung

Die Indikation zur Behandlung einer Nierenzyste ist zurückhaltend zu stellen, da nur symptomatische einer solchen bedürfen. Dies kann durch ihre Größe und Lokalisation bedingt zutreffen (z. B. Harnstauung). Mittels Bildgebung sollten andere, gravierende Erkrankungen und auch ein zystisches Nierenzellkarzinom ausgeschlossen werden.

Eine einfache Methode zur Behandlung von Nierenzysten ist die perkutane Sklerosierung. Der (sterile) Entzündungsreiz soll dazu beitragen, dass Zystenwandareale miteinander verkleben und somit eine weitere Größenzunahme der Zyste verhindert wird. Bestenfalls ist die Zyste weiterhin mit deutlich reduzierter Größe nachweisbar. Halbjährliche sonographische Kontrollen als Nachuntersuchung sind ausreichend.

Die Punktion selbst erfolgt in Lokalanästhesie und ultraschallgesteuert. Sie ist aufgrund der Größe der Zyste (≥ 3 cm) und damit des Zielgebietes der Punktion meistens einfach. Einzig die Lokalisation der Zyste und der Versuch, durch die Punktion möglichst wenig Nierenparenchym zu tangieren, kann an den Operateur besondere Anforderungen stellen.

Nach der Punktion wird durch Aspiration eine Probe zur Untersuchung (Zytologie, Bakteriologie, Bestimmung des Kreatininwertes bei Unsicherheit?) gewonnen. Dann erfolgt die Kontrastmitteldarstellung und Dokumentation. Anschließend wird die Nadelspitze im Zentrum der Zyste positioniert, um eine Dislokation bei der Entleerung zu verhindern. Die Entleerung der Zyste erfolgt durch wiederholte Aspiration mit einer 10 ml-Spritze. Unter Durchleuchtung wird die Entleerung verfolgt, gegebenenfalls die Nadel korrigiert. Zuletzt sollte eine Kontrastmittelfläche von etwa 1 cm^2 um die Nadelspitze herum verbleiben. Dann erfolgt die Sklerosierung mit alkoholischer Lösung (Aethoxysklerol®); sie wird über das Nadellumen in die Zyste appliziert. Die Menge richtet sich nach dem ursprünglichen Zystenlumen und sollte etwa 10% davon betragen, wobei die Höchstmenge des Alkoholes beachtet werden muss und nicht überschritten werden darf. Nach der Sklerosierung wird die Punktionsnadel entfernt. In den ersten beiden Tagen danach erfolgt jeweils eine Ultraschallkontrolle.

Perkutane Nephrostomie (Step-by-step)

In den meisten urologischen Einrichtungen dürften perkutane Nephrostomien zur Urindrainage der am häufigsten durchgeführte perkutane Eingriff sein. Er wird zur Entlastung von

Harnstauungen verwandt und konkurriert mit der retrograden Route. Bei Unmöglichkeit oder erfolglosem Versuch der retrograden Entlastung kommt er sekundär zum Einsatz. Welches Verfahren primär gewählt wird, hängt von verschiedenen Faktoren ab, wie z. B. der eingeschätzten technischen Machbarkeit, der Art der Anästhesiemöglichkeiten aber auch von der Philosophie des Hauses. Nach Meinung der Autoren sollte mit steigender Dringlichkeit des Eingriffes primär eher der perkutane Weg gewählt werden. Insbesondere zur Entlastung einer infizierten Harnstauung bietet die perkutane Nephrostomie den Vorteil, dass der kürzeste Weg der beste ist und darüber hinaus die beste Drainage bietet. Außerdem ist eine lokale Anästhesieform bei praktisch allen Patienten jederzeit möglich, unabhängig von Alter, Allgemeinzustand, Begleiterkrankungen und Nüchternheitszustand. Einzig eine fehlende Dilatation des Hohlsystems und die Notwendigkeit zur Bauchlage können limitierende Faktoren sein. Zur OP-Vorbereitung wird die im Kapitel 5 (S. 95) genannte Ausrüstung (Set Perkutane Nephrostomie) benötigt.

◼ **1. Schritt: Punktion.** Nach der üblichen OP-Vorbereitung erfolgt mit der Punktionsnadel die ultraschallgesteuerte Punktion des dilatierten Hohlsystems. In aller Regel sollte ein dorsaler Kelch der kaudalen Kelchgruppe punktiert werden (Abb. 6.1). Sofern lediglich eine wirksame Urindrainage erreicht werden muss, kann auch ein anderer Nierenkelch, z. B. der mittleren Kelchgruppe, Ziel der Punktion sein. Auch hier gilt, dass insbesondere bei infizierten Harnstauungen der kürzeste Weg in die Niere der beste ist, da er mit der geringsten Gewebstraumatisierung verbunden ist.

◼ **2. Schritt: Urinaspiration.** Sofern der Ultraschallmonitor die Nadelspitze im Nierenhohlsystem nachweist, wird der Innenmandrin der Punktionsnadel entfernt und es tropft Urin aus dem distalen Nadelende. Eine Probe wird aufgefangen und zur bakteriologischen Untersuchung gegeben (Fragestellung: pathogene Keime, ggf. Resistenzprüfung). Bei Entlastung höherer Drücke im Nierenhohlsystem ist es auch möglich, dass sich Urin im Strahl entleert. Andererseits muss die Tatsache, dass sich spontan kein Urin entleert, nicht bedeuten,

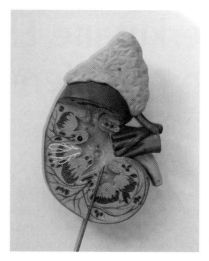

Abb. 6.1. Punktion des dorsalen Kelches der unteren Kelchgruppe (Modell).

dass das Nierenbeckenkelchsystem nicht „getroffen" wurde. Vor einer möglichen Korrektur der Nadel oder einem erneuten Punktionsversuch sollte mittels einer 10 ml-Spritze versucht werden, über die Nadel Urin zu aspirieren. Gegebenenfalls kann sie unter Aspiration rotiert oder leicht zurückgezogen werden. Initial sollten mindestens 10 ml Urin entlastet werden – bei massiver Dilatation auch entsprechend mehr. Eine komplette Entleerung sollte jedoch immer streng vermieden werden, da dann fast unbemerkt eine Dislokation der Nadelspitze aus dem NBKS erfolgen kann.

Sofern nach geringfügiger Manipulation der Nadel keine Urinaspiration möglich ist, ist mit hoher Wahrscheinlichkeit eine Korrektur der Nadel unter erneutem Ultraschallmonitoring erforderlich. In diesen Fällen sollte die Spritze abgenommen und der Innenmandrin wieder eingeführt werden. Meist muss die Nadel zumindest etwas zurückgezogen und in korrigierter Richtung wieder vorgeschoben werden.

◼ **3. Schritt: Kontrastmitteldarstellung.** Nach Aspiration einer Urinprobe erfolgt unter Durchleuchtung die Gabe von Röntgenkontrastmittel: Das Nierenbeckenkelchsystem wird, nach Möglichkeit zusammen mit dem Ureterabgang, dargestellt. Es erfolgt eine Röntgendokumentation (Print des LIH). Die applizierte Menge des Kontrastmittels (KM) hängt stark von der Dilatation des NBKS und von dem entleerten Urinvolumen ab. Als Faustregel kann gelten, dass 5 ml praktisch immer appliziert werden können, ansonsten bis zur Hälfte des entleerten Urinvolumens. Mehr als 20 ml KM sind praktisch nie vonnöten.

■ 4. Schritt: Lunderquist-Draht.

Anschließend wird die Kontrastmittel-Spritze abgenommen und es wird ein Lunderquist-Draht mit der J-förmigen, weichen Spitze voran durch das Nadellumen ins Nierenbecken vorgeschoben (Abb. 6.2). Die Spitze des Drahtes wird sich meist entweder in einen kranialen Kelch oder – idealerweise – in den Ureterabgang lokalisieren. Die Drahtspitze sollte mindestens im Nierenbecken liegen (Abb. 6.3).

Unter Umständen kann bei einem Kelchdivertikel die Passage des engen Kelchhalses schwierig sein. In diesem Fall sollte vor einer möglichen Neupunktion eines anderen Kelches ein Wechsel des Drahtes durchgeführt werden: Es können gerade, flexible und hydrophil beschichtete Drähte probiert werden. Insbesondere ist die Richtung der Drahtspitze zu dem Zeitpunkt, wenn sie die Spitze der Nadel verlässt, entscheidend. Insofern sollte das Vorschieben des Drahtes sehr langsam und vorsichtig, unter wiederkehrender Durchleuchtung und gegebenenfalls unter rotierender Bewegung erfolgen.

■ 5. Schritt: Kunststoffbougie (8 Charr).

Mittels eines Kunststoffbougies (8 Charr) mit ausgeprägt konischer Spitze sollte dann die Dilatation des Punktionskanales erfolgen (Abb. 6.4). Dieser Schritt hat seine Berechtigung in der

Tatsache, dass die Spitzen dieser Bougies eine wesentlich ausgeprägtere Konusform aufweisen als die der Nephrostomiekatheter, damit atraumatischer sind und weniger schmerzhaft.

Das Vorschieben des Bougies auf dem Lunderquist-Draht sollte vorsichtig erfolgen, da diese Bougies meist wenig röntgendicht sind. Trotzdem gelingt es mit geübten Augen unter Durchleuchtungskontrolle die Spitze zu lokalisieren. Das Vorschieben mit der rechten Hand wird so durchgeführt, dass gleichzeitig mit der linken der Draht in Relation zum Patienten fixiert wird. Nach Passage des Nierenparen-

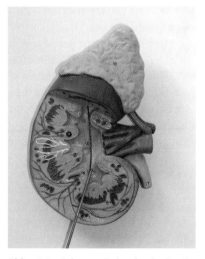

Abb. 6.3. Führungsdraht durch das Lumen der Punktionsnadel ins Nierenbecken eingebracht (Modell).

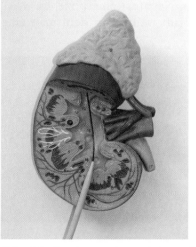

Abb. 6.4. Bougierung des perkutanen Kanales mit Kunststoffbougie über Draht (Modell).

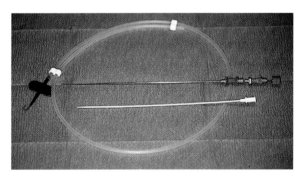

Abb. 6.2. Lunderquist-Draht (in ringförmiger Kunststoffröhre) mit schmetterlingsförmiger Einführhilfe (blau) der J-förmigen Drahtspitze, 3-teilige Punktionsnadel und 8-Charr-Kunststoffbougie (hellblau).

chyms kann der Bougie wieder entfernt werden. Der Draht wird belassen.

■ **6. Schritt: Nephrostomiekatheter (J-Form, 6–8 Charr).** Sodann wird ohne Zeitverzug der Nephrostomiekatheter (Abb. 6.5) mit der gerade aufgebogenen J-Spitze voran auf das äußere Ende des Lunderquist-Drahtes aufgeschoben. Jetzt wird der Katheter auf dem Draht gleitend unter wiederholter Durchleuchtungskontrolle bis ins Nierenbecken vorgeschoben (Abb. 6.6). Dabei wird wiederum der Draht fixiert. Es darf auch keine Gewalt angewandt werden, da sonst die Gefahr besteht, das Nierenbecken medialseitig zu perforieren. Sobald die Spitze der Nephrostomie die mediale Nierenbeckenwand berührt, sollte der Lunderquist-Draht unter Durchleuchtungskontrolle leicht zurückgezogen werden, bis der Kringel der Nephrostomie sich aufzurollen beginnt oder sich die Spitzen von Draht und Nephrostomie in gleicher Höhe befinden. Unter weiterem Zurückziehen des Drahtes und leichtem, sehr vorsichtigem Vorschieben der Nephrostomie bildet sich der J-förmige Kringel voll aus. Der Lunderquist-Draht wird entfernt, wobei jetzt der Katheter mit der linken Hand fixiert („gesichert") wird.

Schließlich wird man, sofern erforderlich, noch eine Lagekorrektur durchführen können. Der Katheter kann leicht zurückgezogen werden (Abb. 6.7). Dies ist insbesondere notwendig, wenn sich der Kringel in der kranialen Kelchgruppe oder im Ureter befindet. Sofern richtig im Nierenbecken platziert, kann das „freie Spiel" der Nephrostomiespitze im Nierenbecken überprüft werden, in dem man eine

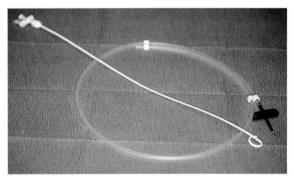

Abb. 6.5. Perkutaner Nephrostomiekatheter (7,6 Charr) mit J-förmiger Spitze, darunter Lunderquist-Draht (in ringförmiger Kunststoffröhre).

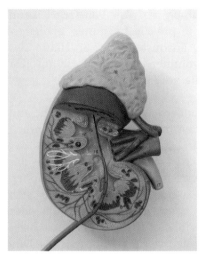

Abb. 6.6. Einbringen des Nephrostomiekatheters ins Nierenhohlsystem über Lunderquist-Draht (Modell).

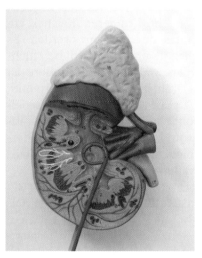

Abb. 6.7. Positionierung der J-förmigen Spitze des Nephrostomiekatheters zentral im Nierenbecken (Modell).

Rotation des Kringel unter Durchleuchtung beobachtet, die durch manuelle Rotation des distalen Katheterendes provoziert werden kann. Anschließend erfolgt die Hautfixation der Nephrostomie: Dies kann am einfachsten mittels zweier Hautannähte erfolgen (Abb. 6.8). Zur Hautfixation eignet sich auch die kreisförmige Fixationsscheibe nach Harzmann. Dabei wird auch eine Abknickung des Nephrostomiekatheters am Austrittspunkt aus dem Hautniveau durch bogige Führung der Nephrostomie wirksam verhindert.

An das distale Nephrostomieende wird über den angebrachten Luerlock-Anschluss ein

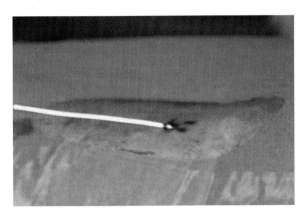

Abb. 6.8. Zustand nach perkutaner Nephrostomie (weißer Nephrostomiekatheter). Hautannaht.

Adapterschlauch angeschlossen, an den wiederum ein Urinbeutel mit Stundenurimeter konnektiert wird.

In der täglichen Praxis haben sich Nephrostomiekatheter mit J-förmiger Spitze und einer Stärke von 6–8 Charr bewährt. Sie weisen einerseits ein ausreichendes Lumen zur Urindrainage auf und sind andererseits dünn genug, um einen ausreichenden Tragekomfort zu ermöglichen. Die J-förmige Kringelbildung alleine ist allerdings nicht geeignet eine Dislokation wirksam zu verhindern. Ein Ballon wäre diesbezüglich als deutlich sicherer einzuschätzen.

■ **Spezialfall Pyonephrose.** Wird, wie erwartet oder überraschenderweise, kein Urin sondern Eiter aspiriert, so sollten erhöhte Drücke im Nierenbecken dringend vermieden werden. Insofern ist es durchaus gerechtfertigt, auf eine Kontrastmitteldarstellung zu verzichten und direkt nach Punktion über Draht eine Nephrostomie als Drainage einzulegen. Sofern Unsicherheit über die Lage besteht, sollte versucht werden mit möglichst wenig Kontrastmittel auszukommen. Nach Einlage des Nephrostomiekatheters sollte durch wiederholte Aspiration und Spülung mit NaCl-Lösung (ohne intrarenale Druckerhöhung) versucht werden, den kompletten Verhalt auszuspülen.

Als Sofortmaßnahme kann eine solche Drainage gerechtfertigt sein. Meist verlangt zähflüssiger Eiter jedoch nach einer dicklumigeren Entlastung. Insofern sind engmaschige (3-mal täglich) Verlaufskontrollen erforderlich. Bei geringstem Verdacht auf Verhalt, muss –

z. B. durch Dilatation des Kanales am Folgetag und in Narkose – eine ausreichend „breite" Drainage geschaffen werden, eventuell auch durch mehrere perkutane Drainagen (z. B. bei Kelchdivertikeln). Je nach Erholungsfähigkeit der Nierenfunktion wird im Verlauf über eine Nephrektomie im Intervall entschieden werden müssen. Kurzfristig muss anhand der klinischen Symptomatik und der Laborwerte ein möglicher septischer Verlauf rechtzeitig erkannt und behandelt werden. Der Zeitpunkt einer eventuell notwendigen offenen Nephrektomie darf bei sich ausbildender Urosepsis keinesfalls verpasst werden, da die Urosepsis auch heute noch eine gravierende Letalitätsrate von bis zu 40% aufweist.

Perkutane Abszessdrainage

Bei retroperitonealen, oft perinephritischen Abszessen ist die perkutane Drainage meist kein Ersatz für die offene Spaltung und Drainage. In manchen Fällen kann ein perkutaner Eingriff jedoch eine schnelle, passagere Entlastung bringen, insbesondere wenn man die kurze Vorbereitungszeit und einen oft schlechten Allgemeinzustand des Patienten in Rechnung stellt. Die Punktion ist in aller Regel relativ einfach. Man sollte darauf achten, dass der Punktionskanal nach Möglichkeit nicht durch das Nierenparenchym verläuft, um eine Kontaminierung zu verhindern. Oft genug ist jedoch die Niere Ausgangspunkt einer retroperitonealen Abszedierung, so dass gleichzeitig eine Pyonephrose oder zumindest eine infizierte Harnstauung besteht. Insofern tut man gut daran, in Zweifelsfällen auch eine (zweite) perkutane Nephrostomie im Nierenhohlsystem zu platzieren, insbesondere wenn eine Dilatation vorliegt.

Bei Aspiration von Pus ist initial praktisch nie eine Kontrastmitteldarstellung erforderlich, denn Eiter bedarf der sofortigen Entlastung und die Einlage einer Drainage ist immer und in jedem Körperareal richtig. Problematischer kann die Entscheidung sein, welches Lumen dafür erforderlich ist. Meist ist ein Lumen von unter 20 Charr nicht ausreichend. Unter Umständen kann in lokaler Betäubung (2×20 ml

Lokalanästhetikum, z.B. Scandicain® 1%) der Einsatz des Teleskopbougiesets bis 24 Charr und die Einlage einer 20-Charr-Robinsondrainage durchgeführt werden. Die Abszessdrainage sollte durch komplette Aspiration des Eiters und anschließende ausgiebige Spülung mit lokal desinfizierenden Lösungen (PVJ- und NaCl-Lösung) komplettiert werden. Die unmittelbar postoperative Überwachung muss ebenso engmaschig sein, wie im obigen Kapitel „Pyonephrose" beschrieben. Praktisch immer muss eine offene Operation folgen. Das Ziel des perkutanen Eingriffes ist es nicht, diese überflüssig zu machen, sondern sie im Intervall nach Abklingen der akuten Symptomatik mit reduzierten Risiken durchführen zu können. Oft wird dabei auch die Nephrektomie nicht zu umgehen sein.

Perkutane Litholapaxie (Step-by-step)

■ Bedeutung und Schwierigkeiten der Punktion

Der optimalen Wahl des Zugangsweges kommt eine überragende Bedeutung bei dem gesamten Eingriff zu, denn sie entscheidet wesentlich über Erfolg und Komplikation. Dies kann nicht genug hervorgehoben werden. Entsprechend wird der Punktionstechnik auch hier breiter Raum eingeräumt. Eine weitere Schwierigkeit besteht in der Tatsache, dass das praktische Teaching des Eingriffes außerordentlich schwierig ist.

Auch stehen bislang keine Phantome zur Verfügung, die eine Trainingspunktion unter Ultraschallguidance ermöglichen. Die Erweiterung eines Simulators, der ursprünglich für die virtuelle Durchführung von Endoskopien (urologische Anwendung: Ureterorenoskopie) entwickelt wurde, ermöglicht auch die Simulation einer perkutanen Punktion. Bisher ist das System nur zur röntgenologisch gesteuerten Punktion des kontrastierten Nierenhohlsystems fähig. Damit ist ein erster Schritt getan – weitere, insbesondere der der ultraschallgesteuerten Punktion, müssen folgen.

Eine weitere Schwierigkeit der Punktion besteht darin, dass sie vom Operateur ein sehr viel besser ausgeprägtes räumliches Vorstellungsvermögen verlangt als retrograde oder offene Operationen der Niere. Der Punktionsweg verläuft in aller Regel „von schief nach schräg", er verläuft weder parallel noch orthogonal zu irgendeiner Körperachse.

Schließlich sind Kontrolle und Korrekturmöglichkeiten bei der Punktion nur sehr eingeschränkt möglich. Hierzu muss man sich vor Augen führen, dass die Ebene des dargestellten Ultraschallbildes etwa nur 1 mm dick ist. Bei einer Punktionstiefe von bis zu 20 cm darf die Abweichung der Nadelspitze dieses Maß nicht überschreiten, da sie dann nicht mehr sichtbar ist. Die Punktionshilfe am Ultraschallschallkopf kann hilfreich sein, beseitigt die oben dargestellten Probleme jedoch nicht. Man muss auch berücksichtigen, dass die mit der Nadel zu durchdringenden Gewebeschichten eine unterschiedliche Festigkeit aufweisen und durchaus in der Lage sind, die Nadelspitze zur Seite abweichen zu lassen.

Die zusätzliche Kontrastmitteldarstellung (via IVP oder retrograden Ureterkatheter) des Nierenbeckenkelchsystems kann bei der Punktion in schwierigen Fällen sehr hilfreich sein (vgl. auch Tipps und Tricks, S. 142). Eine Punktion unter alleiniger Röntgendurchleuchtungshilfe, wie sie heute von Radiologen oft noch durchgeführt wird, weist das Problem auf, dass die dritte Ebene, die Tiefe, nicht dargestellt wird. Dieser Nachteil kann eventuell durch Erfahrung in der Punktionstechnik kompensiert werden. Entsprechend ist diese Punktionstechnik insbesondere für Anfänger völlig ungeeignet.

All die beschriebenen Probleme und Schwierigkeiten werden auch dadurch deutlich, dass bis heute, trotz zahlreicher Anstrengungen, kein wie auch immer gearteter Apparat konstruiert werden konnte, der z.B. an einem Stativ am Röntgentisch angebracht, die Punktion durchführen hilft.

Auch moderne Schnittbildverfahren wie Computertomographie (CT) und Magnetresonanztomographie (MRT) weisen Nachteile auf, die den Routineeinsatz nicht zweckmäßig erscheinen lassen. Zwar können sie Start- und Zielpunkt und Verlauf der Nadel bei der Punktion präzise abbilden, aber durch den röhrenförmigen Aufbau der Untersuchungseinheit kann keine Real-time-Darstellung erfolgen: Meist erfolgt die Punktion abschnittsweise (zentimeterweise), wobei der Patient wiederholt in die Röhre einfährt, kontrolliert wird, wieder ausfährt und tiefer punktiert wird. Korrekturen der Verlaufsrichtung der Punktion machen zahlreiche solcher Prozeduren erforderlich. Auch so genannte offene Systeme beseitigen nicht generell diese Problematik. Dabei sind mögliche Strahlenbelastung von Patient und Untersucher zusätzlich zu berücksichtigen. Auch der apparative Aufwand (Kosten) dieser Schnittbildverfahren ist beträchtlich. Für den Routineeinsatz bei perkutanen Eingriffen sind CT und MRT deshalb nicht geeignet.

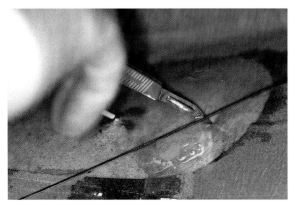

Abb. 6.9. Festlegung der Punktionsrichtung mit Metallstab unter Durchleuchtung und Stichinzision der Haut vor Punktion (hier: Zustand nach perkutaner Nephrostomie (kaudal) und Neupunktion mittlere Kelchgruppe).

■ Punktion und Bougierung (Step-by-step)

■ 1. Schritt: Darstellung des Punktionszieles.
Zielpunkt der Punktion ist nicht immer identisch mit dem Ziel der perkutanen Operation. So ist das Ziel der Punktion meist ein Kelch der unteren Kelchgruppe, durch dessen Hals dann das Nierenbecken erreicht wird. Dort wird dann der Kringel der J-Nephrostomie platziert oder ein Nierenbeckenstein zertrümmert.

Das im Folgenden beschriebene schrittweise Vorgehen hat sich in der Praxis bewährt. Zunächst erfolgt unter kurzzeitiger Durchleuchtung die ungefähre Festlegung der Punktionsrichtung und Tiefe bei dem sich in Bauchlage befindlichen Patienten (Abb. 6.9). Man legt die Punktionsnadel etwa parallel zum Verlauf der untersten Rippe. Die Spitze der Nadel projiziert sich entweder auf einen schattengebenden Nierenbeckenstein, einen Kelch der unteren Kelchgruppe, der mit Kontrastmittel kontrastiert ist oder auf den vermuteten Nierenhilus (Weichteilschatten der nicht kontrastierten Niere), sofern z. B. bei einer infizierten Harnstauung bei Ureterstein kein geeigneteres Punktionsziel vorliegt. Durch die Nadel sind in Projektion auf die Körperoberfläche des Patienten Einstichpunkt, Punktionsrichtung und Tiefe festgelegt. In aller Regel ist es nicht nötig mittels eines sterilen Farbstiftes Markierungen auf der Haut des Patienten zu hinterlassen. Man kann sich diese wenigen Einstellungen meist recht einfach merken.

Sodann erfolgt die Einstellung des Schallkopfes des Ultraschallgerätes wie folgt: Vom vorgesehenen Einstichpunkt der Haut ab wird der Schallkopf auf der im vorhergehenden Abschnitt beschriebenen Projektionslinie der Punktionsrichtung mit Gel auf der Haut aufgebracht und mit der linken Hand so fixiert. Sodann erfolgt durch nur leichte Schwenkbewegungen des Schallkopfes die Durchmusterung der Niere. Ein Konkavscanner eignet sich hierfür besser als ein planer Linearschallkopf, da häufig keine ausreichend große Auflagefläche zwischen Beckenschaufel und Rippenbogen zur Verfügung steht.

Zeigt das Ultraschallbild einen dilatierten Kelch der kaudalen Kelchgruppe oder einen Kelchstein, so ist das Punktionsziel festgelegt. Andernfalls wird durch leichte Kippbewegung des Scanners das Punktionsziel gesucht. Im Falle eines nicht dilatierten Hohlsystems kann eventuell auch ein Nierenbeckenstein das Punktionsziel sein. Jetzt wird durch eine leichte Rotationsbewegung des Konkavschallkopfes in Richtung Kopf des Patienten die kaudale Hälfte der Niere mittig eingestellt (zentralisiert). Der kraniale Anteil der Niere ist in aller Regel für die Punktion nicht relevant; wichtiger ist die komplette Darstellung des Punktionsweges.

Letztlich muss noch kontrolliert werden, ob sich im vorgesehenen und eingestellten Punktionsweg Strukturen befinden, die geschont werden müssen, wie z. B. Colon ascendens oder deszendens, andere Darmsegmente (häufiger nach abdominellen Voroperationen) oder selten auch Leber, Gallenblase oder Milz. In diesen Fällen muss eine entsprechende Korrektur des Punktionsweges erfolgen; sehr selten kann ein perkutaner Eingriff aus diesen Gründen auch unmöglich oder zu risikoreich sein. Eine eventuell nötige Korrektur kann eine Parallelverschiebung bedeuten, wobei dann z. B. ein Kelch der mittleren Kelchgruppe oder sehr selten auch der kranialen Kelchgruppe punktiert wird.

Vor der endgültigen Punktion sollte noch kurz eine gedankliche Überprüfung erfolgen, ob durch den Punktionskanal später auch das Ziel des Eingriffes erreicht werden kann, oder ob aufgrund der Anatomie bzw. der räumlichen Geometrie und der Physik ein geeigneter Effektor sein Ziel (Stein) nur dann erreichen kann, wenn „gehebelt" werden muss und die Niere unnötig traumatisiert wird. Diese Überprüfung kann relativ leicht durch Vergleich der Verhältnisse am Patienten (Ultraschall und Klinik) mit dem Röntgenbild (20 min Kontrastaufnahme des IVP), das sich während des gesamten Eingriffes in der Leuchttafel des Operationssales befinden sollte, erfolgen.

■ **2. Schritt: Punktion.** Sofern sich der Patient nicht in einer Intubationsnarkose befindet, sollte an der geplanten Einstichstelle ein Lokalanästhetikum appliziert werden. In aller Regel sind 10 ml ausreichend (z. B. Scandicain®): Man setzt eine Hautquaddel (5 ml) mit einer dünnen kurzen Nadel und kann anschließend die zweite Hälfte (5 ml) nach einem Nadelwechsel mit einer ca. 10 cm langen Nadel im vorgesehenen Stichkanal verteilen, das heißt unter langsamem Vorschieben der Nadel wird kontinuierlich Lokalanästhetikum appliziert. Über einen initialen brennenden Schmerz, der nur wenige Sekunden anhält, sollte der Patient zuvor informiert sein.

Sodann beginnt die Punktion mit einer Stichinzision der Haut mit einem spitzen Skalpell in der Hautquaddel, die sich am Einstichpunkt befindet. Anschließend wird dort die Punktionsnadel angesetzt. Der Ultraschallschallkopf wird dann nochmals so eingestellt, dass er das Zielgebiet (dilatierter unterer Kelch) in maximaler Größe anzeigt. Unter kontinuierlicher Ultraschallkontrolle wird die Punktionsnadel dann auf das Zielgebiet vorgeschoben (Abb. 6.10). Dies passiert günstigerweise in kleineren Abschnitten unter ständigem leichtem Vor- und Zurückbewegen (wenige mm) der Nadelspitze; durch die Bewegung bleibt sie im Ultraschallbild deutlicher sicht- und korrigierbar. Es ist wichtig zu erwähnen, dass die Position des Ultraschallscanners während der Punktion unverändert bleibt. Wenn die Nadelspitze nicht mehr sichtbar ist, sollte sie so weit zurückgezogen werden, bis sie wieder dargestellt wird. Wichtig: Die Nadel folgt dem Bild – nicht umgekehrt! Der Scanner sucht nicht die Nadel, da dann die optimale Einstellung des Zieles verloren geht.

Der Zugangsweg sollte – bis auf Ausnahmen – immer in einen dorsalen Kelch der unteren Kelchgruppe einmünden (Abb. 6.11). Das ist mit der geringsten Traumatisierung verbunden, da die kürzeste Strecke in die Niere sowohl das pararenale Gewebe als auch das Nierenparenchym am geringsten beeinträchtigt. Außerdem ist aufgrund der Gefäßarchitektur der Niere das Unterpolareal weniger blutungsgefährdet als das mittlere Drittel. Die Punktion entscheidet nicht nur über Komplikationen, sondern auch über den Erfolg des Eingriffes. Entsprechend sorgfältig sollte sie erfolgen.

■ **3. Schritt: Kontrastmitteldarstellung.** Hat die Nadelspitze ihr Zielgebiet erreicht, so wird der Mandrin aus dem Nadellumen entfernt: Jetzt sollte nach kurzem Zeitintervall (Sekunde) Urin aus der Nadel tropfen. Eine erste Probe sollte stets gewonnen werden; sie wird zur bakteriologischen Untersuchung gesandt (Fragestellung: Keime und gegebenenfalls Resistenzprüfung).

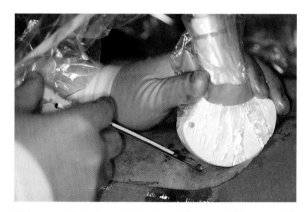

Abb. 6.10. Punktion unter Ultraschallkontrolle (Konvexschallkopf).

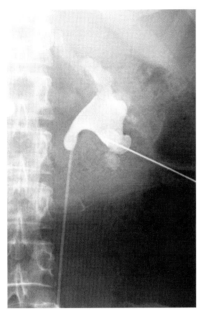

Abb. 6.11. Durchleuchtungsbild (LIH) nach Punktion eines kaudalen Kelches bei Ausgussstein (Ballon-UK liegt).

Sollte spontan kein Urin abtropfen, kann mittels einer 10 ml-Spritze durch Aspiration Urin aus dem Nierenhohlsystem gewonnen werden. Sofern dies negativ verläuft, kann mit hoher Wahrscheinlichkeit angenommen werden, dass die Nadelspitze sich nicht im Ziel befindet. Eine Korrektur unter Ultraschallkontrolle ist ratsam: meist sind nur wenige Millimeter entscheidend. Entweder hat die Nadelspitze die Wand des Nierenhohlsystems noch nicht durchdrungen, muss also geringfügig vorgeschoben werden, oder sie befindet sich bereits in der gegenüberliegenden Wand des Hohlsystems oder liegt ihr zumindest an; in diesem Fall muss sie unter Aspiration geringfügig zurückgezogen werden. Welcher Fall vorliegt, sollte mittels Sonographie zu entscheiden sein. Eine dritte Möglichkeit besteht darin, dass sich die Nadelspitze in einen (relativ weichen) Stein gebohrt hat – in diesem Fall sollte sehr behutsam unter leichter Rotation die Nadel zurückgezogen werden, da Ausgusssteine oft nur einen minimalen Spalt zur Wand des Hohlsystems aufweisen: genau dieses Lumen muss mit der Nadelspitze erreicht werden. Unter Umständen kann dies sehr schwierig sein und erfordert Erfahrung in der Technik.

Sobald Urin gewonnen wird, muss die Nadel in dieser Position mit der linken Hand fixiert werden unter Wahrung der natürlichen Atemverschieblichkeit. Dann wird unverzüglich unter Durchleuchtung (mehrmals kurzzeitig, nicht kontinuierlich) Kontrastmittel (KM) langsam und vorsichtig über die Nadel appliziert, so dass sich das Nierenbeckenkelchsystem und der proximale Ureter darstellen. Auch dieser Teilschritt verlangt Aufmerksamkeit, denn einerseits gibt eine zu gering applizierte KM-Menge keine Sicherheit über die Lage der Nadelspitze (dilatierte Hohlsysteme verlangen aufgrund der Verdünnung nach bis zu 10 ml) und andererseits kann eine zu hohe Menge an Kontrastmittel den pathologischen Befund des Hohlsystems (Aussparung durch Stein) überdecken („überspritzen"). Noch ungünstiger ist die Situation, wenn eine Dislokation der Nadel vorliegt: In diesem Fall wird entweder das applizierte KM sofort über renale Venen abtransportiert (keine bleibende Kontrastierung, sondern schneller Ablauf nach medial und zentral und Blutung aus dem Nadellumen nach Absetzen der KM-Spritze) oder das KM stellt ein Extravasat dar (zunächst bleibender KM-See). Insbesondere im letzten Fall überdeckt das Extravasat Teile der Niere, so dass dadurch weitere Punktionsversuche massiv erschwert werden können. Gelegentlich tritt auch, insbesondere nach mehreren, nicht erfolgreichen Punktionsversuchen, die Kombination aus beiden Problemen auf.

Aus diesen Gründen ist es ratsam, nicht verfrüht Kontrastmittel zu applizieren, sondern erst sobald sicher Urin gewonnen wurde. Auch die Applikation von KM sollte so langsam erfolgen, dass unter Vergleich des Durchleuchtungsbildes mit dem Röntgenbild an der Wand schnell rückgeschlossen werden kann, ob die Kontrastierungen eine ähnliche – oder besser deckungsgleiche – Gestalt aufweisen, was zusätzliche Sicherheit erbringt. Mit dem nächsten Schritt sollte erst dann die Prozedur fortgesetzt werden, wenn ein sicherer und dokumentierbarer Punktionsweg ins Nierenbeckenkelchsystem gelungen ist; keinesfalls sollte bei unklarer Situation eine Bougierung des perkutanen Kanales erfolgen.

■ **4. Schritt: Führungsdraht (Lunderquist).** Nach erfolgreicher Punktion des Nierenkelches, Urinaspiration und Kontrastmitteldarstellung des Hohlsystems sollte ein Führungsdraht ein-

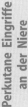

gelegt werden. In aller Regel kann dies ohne Schwierigkeiten durchgeführt werden, wenn zwischenzeitlich keine Dislokation der Punktionsnadel durch Unachtsamkeit aufgetreten ist. In der Praxis hat sich die Verwendung eines relativ steifen Drahtes mit flexibler, atraumatischer J-förmiger Spitze bewährt (Lunderquist-Draht) (Abb. 6.12).

Eine Ausnahme kann der im obigen Abschnitt erwähnte Fall eines Ausgusssteines darstellen. Der durch das Lumen der mehrteiligen Punktionsnadel eingeführte Draht wird eventuell auf die Oberfläche des Steines treffen und sich nicht mehr weiter vorschieben lassen. In diesem Fall sollte durch feinfühliges Spiel mit Nadel (Rotationsbewegung) und Draht (sehr sanftes Vorschieben und bei Misserfolg auch wieder Zurückziehen, eventuell zusätzliches Rotieren) das gesuchte Lumen zwischen Stein und Wand des Hohlsystems gefunden werden. Sofern man nicht mehr sicher ist, ob die Nadel noch korrekt positioniert ist, sollte durchaus nochmals und wiederholt mit Kontrastmittel dargestellt werden.

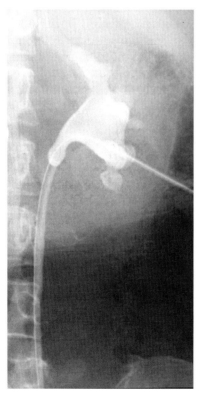

Abb. 6.12. Einbringen eines Führungsdrahtes (Durchleuchtungsbild (LIH)).

Bei korrekter Lage der Nadel und Unmöglichkeit des Einlegens des Lunderquist-Drahtes kann auch alternativ ein flexibler Draht Verwendung finden. Eine gebogene Drahtspitze hat den Vorteil, dass sie erstens atraumatisch ist und zweitens sofort nach Verlassen der Nadelspitze umschlägt und so leichter den eventuell engen Spalt zwischen Stein und Kelchwand findet.

In allen Fällen sollte der Draht ohne Anwendung von Kraft oder gar Gewalt unter Durchleuchtungskontrolle durch den punktierten Kelch am Stein vorbei ins Nierenbecken vorgeschoben werden. Meist wird er, da die Punktion über einen kaudalen Kelch erfolgte, „von alleine" seinen Weg in eine kraniale Kelchgruppe finden. Günstiger ist es allerdings, wenn er so manipuliert wird, dass die Drahtspitze in den proximalen Ureter „versenkt" werden kann. Dies sollte durch leichtes Drehen beim Vorschieben des Drahtes versucht werden. Je nach Punktionswinkel und Konfiguration des Nierenbeckenkelchsystems kann die Sondierung des Ureterabganges allerdings unmöglich sein, so dass nur wenige Versuche in diese Richtung unternommen werden sollten.

In besonders schwierigen Fällen hat sich auch ein hydrophil beschichteter Draht (z. B. Terumo®) bewährt. Nachteilig kann dabei sowohl die geringere Röntgendichtigkeit als auch die Flexibilität sein, wobei Letztere insbesondere bei der Bougierung problematisch sein kann. Insofern sollte der Draht wie folgt gegen einen Lunderquist-Draht oder Ähnlichen ausgetauscht werden, ohne den Weg zu verlieren: Über den flexiblen Draht wird ein flexibler Kunststoffbougie mit konischer Spitze geschoben. Dieser Bougie muss so weit vorgeschoben werden, bis sich die Spitze sicher im Nierenbecken befindet. Unter Umständen ist auch dieser Teilschritt erschwert, da ein flexibler Bougie auf einem flexiblen Draht nicht unbedingt leicht gleitet und andererseits die Gefahr besteht, dass bei diesem Vorgehen der flexible Draht aus dem Nierenhohlsystem disloziert, was natürlich insbesondere nach schwieriger Punktion dringlichst vermieden werden sollte. Zudem sind die Kunststoffbougies nur wenig röntgendicht, was das kontrollierte Vorgehen unter Durchleuchtung nicht gerade vereinfacht.

■ *Sicherheitsdraht.* Bei erhöhtem Sicherheitsbedürfnis kann zusätzlich zu dem Lunderquist-Draht noch ein so genannter Sicherheitsdraht gelegt werden. Dies passiert zweckmäßigerweise auf ähnliche Art und Weise: Über den Lunderquist-Draht wird ein zweiteiliger Kunststoffbougie (ca. 20 cm langer und 8 Charr starker Bougie, auf dem sich eine darauf verschiebliche Kunststoffhülse von etwa 12 cm Länge befindet) mit der Spitze ins Nierenbecken vorgeschoben. Anschließend wird die Hülse über den Schaft des Bougies ebenfalls bis ins Nierenbecken vorgebracht. Aufgrund der geringen Sichtbarkeit von Bougie und Hülse unter Durchleuchtung, auf die schon hingewiesen wurde, ist die Kontrolle über diesen Teilschritt nur eingeschränkt möglich. Entsprechendes Fingerspitzengefühl ist dabei unverzichtbar. Und nicht in jedem Fall ist die Länge der Hülse für jeden Patienten und jedes Hohlsystem gerade passend, so dass sie nicht immer bis zum Anschlag vorgeschoben werden darf.

Nach korrekter Platzierung der Hülse wird der in ihr liegende Bougie entfernt. Der Lunderquist-Draht wird belassen. Danach stellt die Hülse eine offene röhrenartige Verbindung zwischen Nierenbecken und Außenwelt dar. In aller Regel wird leicht blutig tingierter Urin aus dem äußeren Ende tropfen. Über das Lumen der Hülse kann dann problemlos ein zweiter Draht, der so genannte Sicherheitsdraht, eingeführt werden (Abb. 6.13). Zweckmäßigerweise wird man einen flexiblen J-förmigen Draht hierzu wählen. Ein zweiter Lunderquist-Draht würde durch seine Steifigkeit das weitere Vorgehen (Bougierung) eventuell beeinträchtigen. Danach kann die Hülse entfernt werden. Lunderquist-Draht und eventuell eingelegter Sicherheitsdraht werden an der Papier- oder Tuchabdeckung des Patienten mittels einer Klemme passager fixiert.

■ **5. Schritt: Bougierung bzw. Dilatation.** Nach Etablierung des Punktionskanales und Sicherung mit Draht erfolgt die Bougierung auf die erforderliche Weite. Dies kann mit dem Teskopbougieset nach Alken, mit Kunststoffbougies in aufsteigender Weite oder mit einem Dilatationsballonkatheter erfolgen.

■ *Teleskopbougieset nach Alken.* In praktisch allen Fällen kann die Bougierung mit dem Te

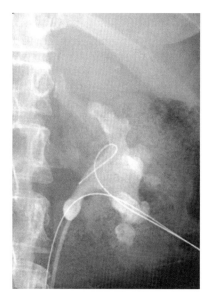

Abb. 6.13. Einbringen eines zusätzlichen flexiblen Sicherheitsdrahtes (Durchleuchtungsbild (LIH)).

leskopbougieset erfolgen. Dabei geht man folgendermaßen vor: Zunächst wird zweckmäßigerweise, sofern nicht schon durchgeführt, mit einem Kunststoffbougie mit konischer Spitze und einer Stärke von 8 Charr eine erste Bougierung des Punktionskanales über dem Lunderquist-Draht (Seldinger-Technik) durchgeführt. Anschließend wird der zum Bougieset gehörende Metallstab mit dem geringfügig dickeren Ende voraus so eingeführt, dass die Spitze im Nierenbecken zu liegen kommt (Abb. 6.14). Dieser Metallstab weist für den ersten Bougie eine Arretierung auf, so dass er und damit alle weiteren Metallbougies nicht über die Stabspitze hinaus vorgeschoben werden können. Diese Einrichtung ermöglicht eine exakte Übereinanderpositionierung aller Bougies und beugt einer Perforation des medialen Nierenbeckens vor.

Die Positionierung des Metallstabes und aller weiterer Bougies geschieht unter intermittierender kurzzeitiger Durchleuchtung bei maximaler Einblendung. Sodann fixiert die linke Hand des Operateurs den Metallstab in dieser Position ohne Perforation des Nierenbeckens und ohne Dislokation ins perirenale Fettgewebe aber unter Gewährung der Atemverschieblichkeit der Niere. Sodann erfolgt zunächst eine Hautinzision mit dem Skalpell (ca. 8 mm) zur Erweiterung der Stichinzision, die vor der Punktion erfolgte. An

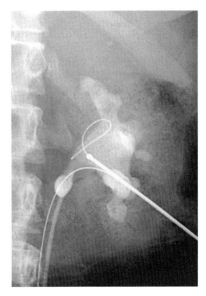

Abb. 6.14. Metallstab des Teleskopbougiesets ist über Draht eingeführt (Durchleuchtungsbild (LIH)).

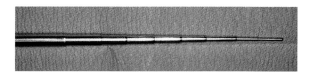

Abb. 6.15. Teleskopbougieset nach Alken (Metallbougies).

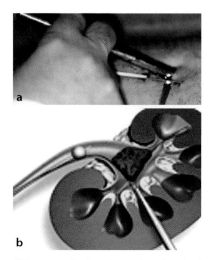

Abb. 6.16 a, b. Bougieren eines (zweiten) perkutanen Kanales (**a**), Modell (**b**).

schließend werden die Metallbougies mit der leicht konischen Spitze voraus in aufsteigender Stärke über dem Metallstab eingeführt und unter leicht rotierender Bewegung in wechselnder Richtung bis zum Anschlag (Arretierung) vorgeführt. Die Bougies sind so gestaltet, dass alle mit geringstmöglichem Spiel übereinander passen (Abb. 6.15). Die Bougierung erfolgt so weitgehend, bis die Bougierung des Gewebes zwischen Haut und Nierenhohlsystem auf die erforderliche Stärke gebracht ist. Dabei werden die Bougiestärken 9, 12, 15, 18, 21, 24, 27 und 30 Charr durchlaufen (Abb. 6.16 und 6.17).

In aller Regel wird eine nochmalige Inzision der Haut nach Einsetzen des 18-Charr-Bougies notwendig werden. Keinesfalls sollte versucht werden, die Hautwunde mit einem Bougie zu weiten, da der Kraftaufwand bei gegebener Festigkeit der Cutis zu groß wäre und dies ein erhebliches Risiko für die Niere, die wesentlich verletzlicher ist, darstellen würde. Ähnliches gilt auch für die Faszie: Eine Inzision ist meist atraumatischer als die Bougierung. Die Verwendung eines so genannten Faszienmessers, das speziell für perkutane Eingriffe gefertigt ist und axial über dem Metallstab eingebracht wird, wird heute allerdings nur selten Verwendung finden. Meist ist es günstiger, mit dem spitzen Skalpell – Spitze streng entlang und in fühlbarem Kontakt zu den Metallbougies – in

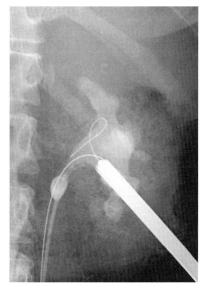

Abb. 6.17. Perkutaner Kanal mit Teleskopbougieset bis 30 Charr dilatiert (Durchleuchtungsbild (LIH)).

radiärer Richtung die Faszie zu inzidieren. Nur bei ausgesprochen adipösen Patienten kann dies manchmal unmöglich sein.

Die eigentlichen Schwierigkeiten der Bougierung treten eventuell bei Patienten auf, deren betroffene Niere offen voroperiert ist oder die aus anderen Gründen eine perirenale Narbenplatte aufweisen – z. B. auch durch eine vorausgegangene perkutane Nephrostomie mit ausgeprägtem perirenalem Hämatom und Urinom. In diesen Fällen kann die Bougierung einen relativ hohen Kraftaufwand erfordern. Die Schwierigkeit liegt darin, mit der rechten Hand die erforderliche Kraft aufzubringen und gleichzeitig mit der linken Hand den kompletten „Druck" aufzufangen und zu neutralisieren, so dass keinesfalls eine Bewegung des Stabes resultiert – es darf lediglich eine Relativbewegung Bougie zu Stab stattfinden. Dabei greift die linke Hand über der rechten den Stab. Bei Vorliegen einer festen Narbenplatte ist – noch mehr als bei unkomplizierten Verhältnissen – ein unermüdliches in wechselnder Richtung rotierendes Vorschieben der Bougies nötig. Oft ist es hilfreich, die Handschuhe immer wieder von dem Gemisch aus Ultraschallgel, Blut und Urin zu säubern (NaCl-Lösung) und zu trocknen (trockene Kompresse). Meist ist das Problem bei den Bougiestärken 18 und 21 Charr am ausgeprägtesten. Dickere Bougies (24 Charr und höher) sind dann einfach besser zu greifen und der größere Bougiedurchmesser vergrößert das von der rechten Hand aufgebrachte Drehmoment.

■ *Amplatz-Schaft.* Ein Amplatz-Schaft (benannt nach Prof. Dr. Kurt Amplatz *25. 02. 1924 in Weistrach, Niederösterreich, interventioneller Radiologe, Universität Innsbruck, später USA) ist ein Kunststoffrohr von etwa 14 cm Länge und 24 bis 30 Charr Dicke. Das proximale Ende ist abgeschrägt, so dass eine oväläre Öffnung resultiert. Alle Kanten sind atraumatisch (Abb. 6.18). Ist der lumenstärkste Bougie (30 Charr) gelegt, wird dieser vorsichtig wieder unter ebenso oszillierend – rotierender Bewegung entfernt – das übrige Bougieset bleibt unverändert in situ. Darüber wird dann der passende, etwa gleich starke Amplatz-Schaft unter Durchleuchtungskontrolle mit der ovalen Spitze bis ins Nierenhohlsystem vorgeschoben. Hierbei sollten sich keine allzu unüberwindbaren Hindernisse entgegenstellen, da der Kanal von einem gleichstarken Metallbougie schon vor-

gedehnt worden ist. Das Bougieset kann dann entfernt werden (Abb. 6.19).

Alternativ zu einem Amplatz-Schaft kann auch der Metallschaft des Nephroskopes eingesetzt werden – vorausgesetzt es handelt sich um ein Rückspülinstrument. Die meisten der heutigen Nephroskope besitzen eine solche Einrichtung. Der Vorteil des Amplatz-Schaftes liegt darin, dass sowohl ein bis zwei Führungsdrähte durch sein Lumen verlaufen können und dass dennoch für das Nephroskop (meist 22 Charr) ausreichender Bewegungsspielraum bleibt und unabhängig vom Typ des eingesetzten Instrumentes (eventuell keine Rückspüleinrichtung) genügend Lumen besteht, um eine sichere Nulldruckableitung des Nierenbeckens zu gewährleisten (Ausleitung > Einspülung).

Nachteilig ist dagegen, dass durch die Verwendung eines Amplatz-Schaftes in aller Regel eine etwas höhere Traumatisierung des Kanales durch das Nierenparenchym in Kauf genommen werden muss. Der Ansicht der Autoren nach ist dieses zusätzliche Trauma von geringer Bedeutung, so dass die Verwendung des Amplatz-Schaftes als (fast uneingeschränkt)

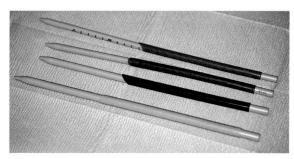

Abb. 6.18. Amplatz-Schäfte (dunkelgrau) verschiedener Stärke (24, 26, 28, 30 Charr) auf passenden Kunststoffbougies (hellblau).

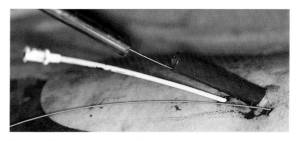

Abb. 6.19. Zustand nach Einbringen des Amplatz-Schaftes (28 Charr) und Entfernen des kompletten Teleskopbougiesets). Daneben Kunststoffbougie (Spitze in Kelchdivertikel).

vorteilhaft eingestuft werden kann. Diese Einschätzung wird durch die Tatsache verstärkt, dass durch ein größeres Lumen auch größere Steine bzw. Desintegrate aus der Niere extrahiert werden können bei komplettem Schutz der Wände des perkutanen Kanales.

■ *Kunststoffbougieset.* Alternativ zu dem Metallteleskopbougieset können auch Kunststoffbougies verwandt werden, die eine konische Spitze besitzen. Hierbei werden die Bougies, beginnend mit dünnen Kalibern und endend bei 30 Charr, nacheinander jeweils eingeführt und wieder herausgezogen. Der eindeutige Nachteil besteht darin, dass in den Wechselpausen das traumatisierte Gewebe blutet, da keine andauernde Kompression, vergleichbar dem des Teleskopsets, besteht. Darüber hinaus ist das Handling der Kunststoffbougies etwas schlechter. Meist werden sie heute bei der fast atraumatischen Bougierung eines etablierten perkutanen Kanales, etwa zur Durchführung einer so genannten Second-look-Nephroskopie benutzt, wenn zuvor eine relativ dicklumige Nephrostomie von z.B. 22 Charr einlag.

In solchen Fällen wird – nach Kontrastmitteldarstellung – durch das Lumen des Nephrostomiekatheters (z.B. 22 Charr) der Metallführungsstab des oben beschriebenen Teleskopbougiesets eingebracht und durch dessen Lumen wird dann ein Lunderquist-Draht gelegt. Der Nephrostomiekatheter wird entfernt und über Draht und Stab wird der Kunststoffbougie (z.B. 22 Charr) eingeführt. Über Letzteren kann dann der dazu passende Amplatz-Schaft (z.B. 24 Charr) durch rotierendes Vorschieben eingebracht werden. In manchen Fällen ist die Applikation von Endosgel® hierbei hilfreich.

■ *Dilatationsballonkatheter.* Seit wenigen Jahren steht ein komplettes Set zur Ballondilatation des perkutanen Kanales zur Niere zur Verfügung (Nephromax®, Fa. Boston Scientific Inc.). Die Handhabung ist einfach: Über den Lunderquist-Draht wird der Katheter mitsamt dem darauf aufgebrachten Ballon mit der Spitze bis zum Nierenbecken vorgeschoben. Nach Vergewisserung um die korrekte Lage (Durchleuchtung) erfolgt die Füllung des Ballons mittels beigefügter manuell zu bedienender Druckspritze mit einem Kontrastmittel-NaCl-

Gemisch. Unter fortgesetzter Drehbewegung des Drehrades der Druckspritze entfaltet sich zunächst der Ballon, kontrastiert sich in gesamter Länge und nimmt kontinuierlich an Lumen zu. Das an der Druckspritze angebrachte Manometer zeigt den zunehmenden Druck an. Radiologisch ist immer wieder zu überprüfen, ob sich der Ballon ordnungsgemäß entfaltet und ob keine Dislokation des Ballons stattfindet. Ein Ausweichen des Ballons bei den Hindernissen Haut und Faszie konnte im eigenen Krankengut nie beobachtet werden.

Sehr wohl erkennt man dagegen meistens bei mittlerem Füllungsdruck (ca. 8 atm) sehr eindrucksvoll zwei Schnürringe im Ballon, die der Haut und der Faszie entsprechen. Bei weiterem Druckaufbau werden auch diese Hindernisse komplett aufgedehnt – bei einem maximalen Druck von 16 atm ist unter Durchleuchtung ein komplett entfaltetes, glattes Rohr sichtbar. Bei nicht adipösen Patienten steht ein Teil dieses Rohres über das Hautniveau über; palpatorisch ist es bei diesen Drucken holzhart. In diesem Zustand kann der auf dem System aufgebrachte Amplatz-Schaft problemlos über den Ballon ins Nierenhohlsystem vorgeschoben werden; er weist eine Stärke von 30 Charr auf.

■ Nephroskopie

Sobald der Amplatz- oder Instrumentenschaft platziert ist, wird das Teleskopiebougieset mit Stab oder, im Fall der Ballondilatation, nach Desufflation des Ballons der Dilatationskatheter jeweils komplett entnommen, im Lumen des Amplatz-Schaftes verbleiben lediglich Lunderquist- und, sofern platziert, Sicherheitsdraht. Im Folgenden steht, sofern nicht explizit erwähnt, Amplatz- stets auch für dekonnektierbaren Instrumentenschaft.

Sodann wird mit dem Nephroskop der Wahl, das in aller Regel eine Stärke von 22 oder 24 Charr aufweist, durch den Amplatz-Schaft in das Nierenhohlsystem eingegangen (Abb. 6.20). Die Rückspülirrigation sollte aktiviert sein. Zunächst werden einige Blutkoagel mit der Zange entfernt werden müssen. Dann kann das Nierenhohlsystem eingesehen werden. Es erfolgt, soweit einsehbar, die komplette Endosko-

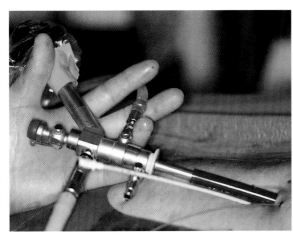

Abb. 6.20. Nephroskopie. Instrument durch Amplatz-Schaft eingeführt. Kamera am Okular.

pie des NBKS. In aller Regel wird das Nierenbecken mit Ureterabgang und die kraniale Kelchgruppe endoskopierbar sein. Mittlere Kelche werden mit dem starren Instrument so gut wie nie einsehbar sein. Untere Kelche können je nach Abgangswinkel und Winkel zum perkutanen Kanal ebenfalls häufig nur eingeschränkt beurteilbar sein. Sehr viel häufiger wird jedoch ein voluminöser Stein im unteren Kelch oder Nierenbecken eine Endoskopie so gut wie unmöglich machen. Insofern muss in diesen Fällen zunächst die Litholapaxie erfolgen.

■ Litholapaxie

Die Entfernung sämtlicher Steine aus dem Nierenhohlsystem ist das Ziel des Eingriffs. Die Steingröße und die Lokalisation sind bei der Wahl des Zuganges entscheidend. Praktisch immer wird man einen Zugang über einen unteren dorsalen Kelch wählen. Ein oberer Kelch oder eine suprakostale Punktion ist häufig mit einer höheren Komplikationsrate belastet. Insbesondere sollte ein transpleuraler Zugang bei infiziertem Nierenhohlsystem – steintragende Systeme müssen zwangsläufig auch als infiziert gelten – wegen der Gefahr eines lebensbedrohlichen Pleuraempyems dringlichst vermieden werden.

Nach erfolgreich durchgeführter Ausführung des perkutanen Kanales ins Nierenhohlsystem wird man nach Visualisierung des Steines entscheiden müssen, ob ein In-toto-Extraktions-versuch unternommen werden kann oder ob eine vorherige Lithotripsie erforderlich ist. Die zu verfolgende Strategie ist die folgende:
- komplette Steinfreiheit,
- möglichst große kompakte Steine/Desintegrate mit der Zange extrahieren und
- die Lithotripsie nur so weitgehend durchführen als zur Extraktion erforderlich.

Eine möglichst weitgehende Lithotripsie mit Absaugung der sandartigen Desintegrate soll eindeutig *nicht* propagiert werden. Ein solches Vorgehen gefährdet die komplette Steinfreiheit, da jede Lithotripsie – auch unter kontinuierlicher Aspiration – weitere kleine sandartige Kristalle erzeugt, die nicht abgesaugt und die unter Spülstrom in die Kelchperipherie abgeschwemmt werden. Unabhängig davon würde der Eingriff hierdurch zeitlich unnötig verlängert werden.

Liegen mehrere Steine oder Desintegrate vor, so ist mit jedem einzelnen Stein wie folgt zu verfahren.

Steinextraktion

Der Extraktion gebührt eindeutig der Vorrang vor der Lithotripsie. Sie wird in aller Regel mit einer der zwei- oder dreibranchigen Zangen ausgeführt. Die Erfahrung der Autoren spricht gegen den Gebrauch von so genannten scharfen Zangenbranchen mit Ratten- oder Alligatorbiss. Die atraumatischste Zange ist in fast allen Fällen ausreichend. Der Gebrauch des schärferen Bisses oder die stärkere Kraftanwendung führt meist zur nicht unbedingt gewollten Desintegration des Steines.

Zur Extraktion ist der Stein zunächst zu lokalisieren und sein Ausmaß ist, gegebenenfalls unter Zuhilfenahme der Durchleuchtung, abzuschätzen. Je nach Lokalisation muss zwischen Kelch- und Nierenbeckenstein unterschieden werden.

■ **Kelchstein.** Die Zange, die durch den Arbeitskanal eingeführt wird, wird dann mit ihren Branchen vorsichtig den sichtbaren Anteil des Steines umschließen. Sodann wird sie so weit wie möglich geschlossen und es wird ohne Anwendung von Kraft versucht, den Stein in das Nierenbecken zu luxieren. Sofern dies nicht möglich sein sollte, kann ein zweiter Versuch unternommen werden, nachdem zuvor mit der Zange eine Drehung des Steines im Kelch durchgeführt wurde. Häufig ist dies aber nicht möglich, so dass mit diesem Manöver keine zusätzliche Zeit verloren werden sollte. In diesem Fall sollte dann eine Lithotripsie im Kelch (s. S. 115) erfolgen.

■ **Nierenbeckenstein.** Konnte der Stein ins Nierenbecken luxiert werden oder handelt es sich um einen primären Nierenbeckenstein, so erfolgt die Extraktion in zwei Schritten: 1. Positionierung des Steines in eine zur Extraktion günstige Lage und 2. Fassen des Steines und Extraktion (Abb. 6.21).

Das Fassen des Steines sollte stets sorgfältig unter Berücksichtigung der räumlichen Verhältnisse und der Geometrie erfolgen. Manchmal lässt sich ein Stein nach Drehung günstiger mit den Branchen der Zange umschließen (atraumatischere Extraktion) oder er lässt sich durch Drehung in Längsrichtung zum Schaft überhaupt erst durch den perkutanen Kanal entfernen. In jedem Fall sollte der kleinste Durchmesser des Steines orthogonal zur Schaftachse verlaufen.

Lithotripsie

Falls aufgrund der Größe und/oder der Lokalisation des Steines die In-toto-Extraktion, der praktisch immer der Vorzug zu geben ist, nicht möglich ist, erfolgt die Lithotripsie. Im einfachsten Fall kann dies bei relativ weichen Steinen auch mit der (atraumatischen) Extraktionszange erfolgen. Meistens ist jedoch der Einsatz eines Lithotriptors mit Absaugeinrichtung erforderlich. Derzeit ist der Ultraschalllithotriptor in den meisten Kliniken Standard. Alternativen sind im Kapitel 5, Ausrüstung, S. 90, dargestellt.

Bei der Lithotripsie sollte planvoll vorgegangen werden. Im Falle einer Ausgusssteinmasse, die keinerlei Bewegungsspielraum gewährt, muss zunächst eine so weit gehende Lithotripsie mit sofortiger Ausräumung der Desintegrate erfolgen, um den erforderlichen Freiraum zu schaffen (Abb. 6.22). Gegebenenfalls muss zunächst alleine mit Hilfe der Aspiration der kleinsten sandartigen Fragmente gearbeitet werden.

Sobald allerdings die Möglichkeit dazu besteht, sollte eine Strategie verfolgt werden, die eine möglichst schnelle und komplette Steinfreiheit wahrscheinlich macht. Hierzu ist es erforderlich, zu verhindern, dass Fragmente in den Ureterabgang „fallen". Dies kann man oft verhindern, indem man ein geeignet großes (nicht zu kleines) Fragment vom Stein „abdesintegriert" und mit der Zange bewusst als Hindernis im Harnleiterabgang positioniert.

Anschließend sollte mit der Spitze der Lithotriptorsonde nicht einfach das Zentrum des Steines bearbeitet werden, sondern eine gezielte Desintegration zur Erzeugung von Fragmen-

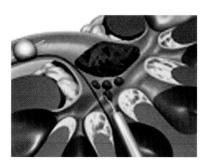

Abb. 6.21. Steinextraktion von kleinen Nierenbeckensteinen oder Desintegraten mit der Zange (Modell).

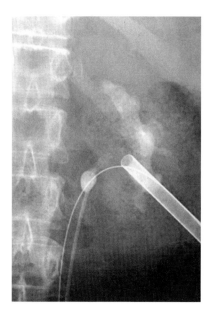

Abb. 6.22. Zustand nach Desintegration und Ausräumung eines Teiles des Ausgusssteines von Abb. 6.11 (Durchleuchtungsbild (LIH)).

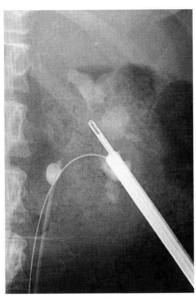

Abb. 6.23. Mit der Zange werden Desintegrate ausgeräumt. Nierenbecken nahezu steinfrei. Noch größere Steinmassen in den Kelchen (Durchleuchtungsbild (LIH)).

ten, die von der Lage und nach Größe gerade noch geeignet sind durch den Amplatz-Schaft extrahiert werden zu können, ist vorteilhaft und führt schnell zur Steinfreiheit. So sollte ein großer Stein eher vom Rand zum Zentrum hin bearbeitet werden. Die entstehenden Fragmente sollten immer wieder extrahiert werden (Abb. 6.23). Dies macht zwar einen häufigeren Wechsel zwischen Sonde und Zange im Arbeitskanal erforderlich, zahlt sich aber durch das effektive Vorankommen schnell aus.

Schließlich sollte das einsehbare Nierenhohlsystem steinfrei sein. Man wird dann das Instrument in den Amplatz-Schaft zurückziehen und kurz durchleuchten. Sollte kein schattengebender Stein mehr nachweisbar sein, empfiehlt sich die Durchführung einer Röntgenzielaufnahme der Niere. Bei Steinfreiheit sollte abschließend noch mal ohne – oder mit möglichst weitgehend reduziertem – Spülstrom endoskopiert werden. Kleinste Desintegrate, die dem röntgenologischen Nachweis entgehen, fallen manchmal bei fehlendem Spülstrom aus Kelchen zurück ins Nierenbecken; sie können problemlos extrahiert werden. Gegebenenfalls kann ein Spielen mit dem Spülstrom hilfreich sein. Bei Steinclearance wird ein Nephrostomiekatheter platziert (s. S. 119, Ballonnephrostomie).

Flexible Nephroskopie

Sollten sich weitere Steine oder Desintegrate in mit dem starren Instrument nicht einsehbaren Kelchen, z. B. in denen der mittleren Kelchgruppe, radiologisch darstellen lassen, so ist der Wechsel auf ein flexibles Endoskop angezeigt. Ein flexibles Zystoskop von etwa 15 Charr Stärke ist aufgrund des weiteren Arbeitskanales praktisch immer einem 8-Charr-Ureteroskop vorzuziehen, da die Länge des Instrumentes für den perkutanen Nierenzugang immer ausreichend ist.

■ **Simulation.** Nach der Umrüstung ist für den weniger Geübten zunächst eine kurze „Trockenübung" angeraten. Außerhalb des Patienten sollte die Instrumentenspitze unter kurzer Durchleuchtungskontrolle in Projektion auf die Niere platziert werden. Dann wird der Instrumentenschaft in Projektion auf den Amplatz-Schaft ausgerichtet. Anschließend kann das Handling simuliert werden, das erforderlich ist, um mit der Instrumentenspitze den betreffenden Kelch und damit den Kelchstein einsehen zu können. Hierzu wird der Handgriff des Instrumentes eventuell zu rotieren und die flexible Spitze maximal zu flektieren sein. Gegebenenfalls kann das letzte Bild der Durchleuchtung mittels Last-image-hold auf einem zweiten Bildschirm dargestellt werden. Sehr lange sollte diese Simulation allerdings nicht dauern, da in einem Nierenbecken, in dem zuvor lithotripsiert wurde, stets eine geringe Urothelblutung vorliegt, die ohne den verdünnenden Effekt einer Spülung zu Koageln führen kann. Diese wiederum können den Einsatz der flexiblen Endoskopie behindern.

Flexible Litholapaxie

Nach der Simulation (s. oben) wird das flexible Endoskop durch den Amplatz-Schaft eingeführt. Dann wird unter endoskopischer Sicht und Kontrolle mittels kurzzeitigen Durchleuchtungen der betreffende Kelch aufgesucht, in dem – wie geübt – eine koordinierte Kombination aus Vorschieben, Zurückziehen, Rotieren und Flektieren zum Ziel führt (Abb. 6.24). Nach mehrmaligem

Nichtgelingen kann eine geringfügige Kontrastmittelgabe über den Arbeitskanal des Instrumentes weiterhelfen, die bei weiterer Annäherung ans Ziel wiederholt werden kann. Ein ständiger Vergleich zwischen endoskopischem und radiologischem Bild und das räumliche Vorstellungsvermögen führen schließlich zum Ziel.

Ist der Stein geortet, so muss entschieden werden, ob eine sofortige Extraktion in Frage kommt oder ob zunächst eine weitere Lithotripsie durchgeführt werden muss. Aufgrund des im Vergleich zum starren Nephroskop anderen Abbildungsmaßstabes und der generell schlechteren Sichtverhältnisse kann auch bei dieser Frage das Durchleuchtungsbild und die Abschätzung Stein- zu Basketgröße helfen. In Zweifelsfällen kann eine Extraktion versucht werden. Schnell wird man die vorgenannte Abschätzung treffen können.

Durch den flexiblen Arbeitskanal des Endoskopes kommen nur ebenso flexible Effektoren zum Einsatz: Zur Extraktion eignen sich spitzenlose, so genannte Zero-tip-Nitinol-Baskets oder entsprechend feine Zangen, da sie den oft engen Raum eines Kelches am besten ausnutzen. Für die Lithotripsie macht die flexible Sonde den Laser zur Methode der Wahl. Das Einführen der Effektoren durch den Arbeitskanal sollte, um Materialschäden an Effektor und Endoskop zu vermeiden, stets so erfolgen, dass zunächst die Instrumentenspitze deflektiert (gerade ausgerichtet) wird. Dann wird der Effektor eingeführt, so dass die Spitze des Effektors gerade nicht aus dem Endoskop ragt. Dann wird das Endoskop wieder flektiert, so dass es wieder die ursprüngliche Position einnimmt. Anschließend kann der Effektor unter Sicht so weit, wie für die zu verrichtende Arbeit nötig, ausgefahren werden. Man sollte dabei beachten, dass im bewehrten Arbeitskanal keine komplette Flexion der Endoskopspitze mehr möglich ist. Dieser technisch bedingte Umstand kann die Lithotripsie oder Extraktion in einem Kelch unmöglich machen, wenngleich stetige Verbesserungen der Instrumente erwarten lassen, dass solche Probleme bald der Vergangenheit angehören werden.

Die Lithotripsie mit Laser ist nicht schwierig: Das Pilotlicht wird auf den Stein positioniert, die Sonde leicht bis zum Stein vorgeschoben und mittels Fußschalter werden die energetischen Lichtimpulse salvenartig appliziert. Unter steter endoskopischer Kontrolle und ggf. Korrektur wird die Lithotripsie bis zu einer für die Extraktion ausreichenden Fragmentation fortgesetzt.

Dann wird die Lasersonde unter Beachtung des im oben beschriebenen Sachverhaltes in gerader Position der Endoskopspitze gegen ein Basket oder eine Zange ausgetauscht. Die Autoren bevorzugen den Einsatz eines Körbchens und raten deshalb zunächst ein solches Zero-tip-Nitinol-Körbchen zu benutzen. Es wird im Kelch ausgefahren, aufgestellt (geöffnet) und eventuell durch leichte Rotation manipuliert, so dass mindestens ein Fragment beim vorsichtigen und langsamen Schließen eingefangen und festgehalten wird. Durch leichten Zug kann es etwas näher an die Instrumentenspitze gebracht werden, so dass das Endoskop selbst einen leichten Schutz bietet für eine atraumatische Kelchhalspassage, da eine Stufenbildung (dicke Instrumentenspitze, dünner Basketschaft, dicker Stein) vermieden werden kann. Alternativ zu einem Körbchen kann eine flexible Zange (in diesem Fall am besten mit Alligatorbiss) Verwendung finden: Unter Sicht wird ein Fragment gefasst und mitsamt Instrument extrahiert – analog zum oben beschriebenen Vorgehen bei der Extraktion mittels Basket.

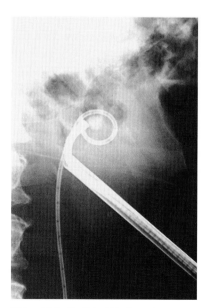

Abb. 6.24. Flexible Litholapaxie eines Steines der kranialen Kelchgruppe.

Auf diese Art und Weise wird Stein für Stein und Kelch für Kelch bearbeitet. Da dieses Vorgehen meist doch recht zeitaufwändig und die Verwendung flexibler Endoskope auch durch relativ geringfügige Blutungen schnell deutlich eingeschränkt ist, spricht wenig gegen die Aufteilung in zwei Sitzungen, zumal während einer so genannten Second-look-Operation nach einem Zeitintervall von etwa 3 bis 7 Tagen eine Konsolidierung des perkutanen Kanales eingetreten, die Hauptsteinmasse entfernt, die Nierenfunktion eventuell schon verbessert und eine Blutung deutlich weniger wahrscheinlich ist. Dadurch sind die Sichtverhältnisse automatisch besser und die Erfolgsrate der Steinfreiheit höher.

■ Ballonnephrostomie

Bei Steinfreiheit oder nach Abbruch des Eingriffes kann das Nephroskop entfernt werden und es wird über den Trokar eine Ballonnephrostomie platziert. Zunächst wird kontrolliert, ob sich Lunderquist- und gegebenenfalls Sicherheitsdraht noch in situ und in korrekter Lage befinden. Dann wird über den Lunderquist-Draht eine dekonnektierbare Ballonnephrostomie (Abb. 6.25) eingeführt, so dass ihre Spitze, die eine ringförmige Röntgenmarkierung aufweist, im Nierenbecken zu liegen kommt. Ihr Kaliber sollte so gewählt werden, dass sie gerade das Amplatz-Lumen noch passieren kann: Je dicker, desto besser, da ein stärkerer Katheter die Wunde des Nierenparenchyms, die durch den Amplatz während des gesamten Eingriffes über komprimiert wurde, ebenfalls besser komprimiert als ein dünnerer Katheter. Die Blutung, die nach der Entfernung des Amplatz mehr oder weniger stark auftritt und sich sowohl ins Nierenhohlsystem als auch entlang des perkutanen Kanales ausbreitet und sich als Blutung über den und neben dem Nephrostomiekatheter bemerkbar macht, bestätigt das Gesagte. Es hat

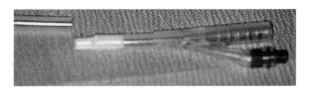

Abb. 6.25. Dekonnektierbare Ballonnephrostomie (24 Charr).

sich bewährt durch den 30- oder 28-Charr-Amplatz-Schaft eine 24-Charr-Nephrostomie zu platzieren. Bei dünnerem Schaft können entsprechend nur dünnere Katheter (22 oder 20 Charr) Verwendung finden.

Nach Platzierung des Katheterschaftes erfolgt eine Durchleuchtungskontrolle nach Kontrastmittelgabe durch den Katheter (5 ml Spritze mit konischem Ansatzstück (Olive)). Sodann wird, sofern benutzt, der Sicherheitsdraht entfernt. Dann wird der Amplatz-Schaft vorsichtig und gegebenenfalls unter leicht rotierender Bewegung ebenfalls über dem Nephrostomiekatheterschaft, der mit der Hand ortskonstant fixiert wird, entfernt. Anschließend wird das Nephrostomiekatheteransatzstück auf den Katheterschaft aufgesteckt, wobei darauf zu achten ist, dass der Dorn des Ansatzstückes in das entsprechende Lumen des Katheterschaftes eingeführt wird, das zum Katheterballon führt. Sodann kann nach nochmaligem Darstellen der Lage der Nephrostomie der Ballon mit 1,5 bis 2 ml NaCl-Lösung geblockt werden. Es hat sich bewährt, einen leichten Kontrastmittelbeschlag des Katheterballons anzustreben ohne durch eine zu kräftige Kontrastierung eine Überschattung eines Teiles des Nierenbeckens zu provozieren. So kann der Ballon einerseits nachgewiesen werden und andererseits entgeht dem Röntgenbild am Folgetag kein Desintegratrest. Am einfachsten erreicht man diesen zarten Kontrastmittelbeschlag dadurch, dass eine 5-ml-Spritze komplett mit Kontrastmittel aufgezogen und gleich danach wieder zurück ins KM-Töpfchen auf dem Instrumentiertisch entleert wird. Der geringfügige in der Spritze verbleibende Rest ist gerade dafür geeignet. Die Spritze wird dann mit 5 ml-NaCl-Lösung gefüllt und 2 ml davon werden zum Blocken des Nephrostomiekatheterballons verwandt. Die geringe Kontrastmittelkonzentration gewährleistet auch, dass der Ballon nach Tagen leicht entblockt werden kann. Stärkere Konzentrationen haben schon oft zu einer Verklebung des dünnlumigen Katheterballonkanales geführt.

Nachdem der Katheterballon geblockt ist, erfolgt meist nochmals eine Darstellung des Katheters, indem KM über dessen Lumen appliziert wird. Bei weiterhin korrekter Lage wird abschließend eine Hautfixation durchgeführt, indem mittels zweier Hautstiche eine Einengung des perkutanen Kanales neben der Nephrostomie erfolgt und der Katheter mit beiden getrennt jeweils nochmals an der Haut fixiert wird und damit gegen Dislokation geschützt ist (Abb. 6.26). Die Einengung soll eine Tamponade der Blutung der Nierenwunde entlang des perkutanes Kanales ermöglichen. Bei ausgeprägter Blutung über das Lumen des Katheters kann dieser für eine bestimmte Zeit abgestöpselt werden. Je nach Stärke der Blutung können 30 Minuten oder bis zu 2 Stunden gewählt werden. Dann sollte zumindest zur Probe passager geöffnet werden.

Wichtig ist, dass der Nephrostomiekatheter an einen Stundenurimeter angeschlossen wird, da hierdurch eine zusätzliche Sicherheit im Falle einer kräftigeren Nachblutung besteht. Auch bei mangelhafter postoperativer Überwachung sollte sich nicht mehr als das Urimeterschauglas mit Blut füllen können. Es wird dort gerinnen und eine Tamponade des Ablaufschlauches und des Katheters und hoffentlich auch der Niere verursachen. Ein einfacher Drainage- oder Urinbeutel kann einen höheren Blutverlust und durchaus lebensbedrohliche Zustände begünstigen.

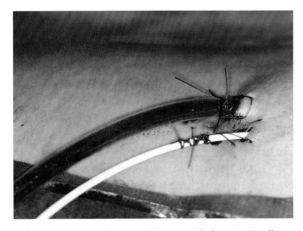

Abb. 6.26. Zustand nach perkutaner Litholapaxie (24-Charr-Ballonnephrostomie) und perkutaner Nephrostomie (7,6-Charr-Nephrostomiekatheter) Kelchdivertikel.

■ Postoperative Überwachung und Nachbehandlung

Die postoperative Überwachung umfasst neben den Vitalparametern nach stattgehabter Narkose insbesondere auch die Flüssigkeitsbilanzierung. Es ist dafür Sorge zu tragen, dass Blasenkatheter und Nephrostomie frei durchgängig und nicht durch Blutkoagel oder Harnsteindesintegrate verlegt sind. Am einfachsten ist die Beurteilung der Urinausscheidung mittels eines Stundenurimeters.

Am ersten postoperativen Tag oder bei Flankensymptomatik (jederzeit sofort) erfolgt eine Sonographie der Nieren und der Harnblase, um eine Harnstauung bzw. Tamponade zu erkennen. Bei Steinpatienten sollte am Folgetag eine Röntgenkontrolle in Form einer halben Leeraufnahme der betreffenden Seite durchgeführt werden, um das Operationsergebnis beurteilen zu können. Danach wird in Abhängigkeit von der Steinsituation über die Weiterbehandlung zu entscheiden sein.

Daneben sei darauf hingewiesen, dass insbesondere der Operateur dafür Sorge zu tragen hat, dass eingebrachte Fremdkörper z.B. in Form des Ureterstents auch wieder zeitgerecht (frühestens nach einer und spätestens nach 6 Wochen) entfernt werden. Die Notwendigkeit einer Harnleiterschieneneinlage und -entfernung muss dem Patienten auch schon präoperativ im Aufklärungsgespräch erläutert werden.

■ Second look

Häufig muss bei größeren Steinmassen in der Niere nicht nur die aktuelle Behandlung geplant, sondern auch eine Strategie festgelegt werden, da nicht immer mit einem einzigen perkutanen Eingriff das gesamte Steinmaterial entfernt werden kann. Manchmal ist es die Operationszeit, die nicht beliebig ausgedehnt werden darf, manchmal eine mit zunehmender Lithotripsie und Manipulation im Nierenbeckenkelchsystem zunehmende Blutung, die das weitere Vorgehen unmöglich macht und oft auch die Kombination aus beiden Gründen, die bei einer gewissen Blutung den Einsatz eines flexiblen Nephroskopes zur Bergung versprengter Desintegrate in peripheren Kelchen nicht sinnvoll erscheinen lässt. In diesen Fällen ist ein perkutaner Zweiteingriff notwendig.

Dieser sollte in einem zeitlichen Abstand von 3 bis 7 Tagen durchgeführt werden. Oft kann aus der Blutbeimengung im Urinfluss aus der Nephrostomie darauf geschlossen werden, wann ein perkutaner Zweiteingriff sinnvoll ist. Weiterhin ist zu überprüfen, ob der Patient eventuell davon profitieren könnte, wenn zwischen zwei Steinoperationen eine extrakorporale Stoßwellenbehandlung durchgeführt wird. Insbesondere größere Desintegrate in endoskopisch nur schwierig zu erreichenden Kelchen können von einer solchen Maßnahme profitieren. Die Festlegung einer solchen Behandlungsstrategie erfordert große Erfahrung in allen zur Verfügung stehenden Steintherapieverfahren.

Entschließt man sich zum so genannten Second-look-Eingriff, kann dieser durchaus in Analgosedierung, kombiniert mit lokaler Anästhesie, durchgeführt werden. Oft wünscht der Patient allerdings eine Vollnarkose, was auch dem Operateur ein ruhigeres Arbeiten ermöglicht. Insbesondere bei flexibler Nephroskopie ist die ITN vorteilhaft, da der Patient bewegungsfrei liegt.

Der Zugang zum Nierenhohlsystem wird durch den Nephrostomiekanal wie folgt ausgeführt:
- Darstellung der Ballonnephrostomie mit Kontrastmittel,
- Lösen der Hautannaht des Katheters,
- Einführen des Stabes des Teleskopbougiesets bis an die Spitze des Katheters,
- Einführen eines Lunderquist-Drahtes durch das Lumen des Stabes, die flexible Drahtspitze muss die Ballonnephrostomie passieren und sich komplett im Nierenbecken befinden (biegt zur Seite ab oder rollt sich auf),
- Entblocken des Ballons und Entfernen des Nephrostomiekatheters (Metallstab und Draht bleiben unverändert),
- Einführen eines Kunststoffbougies geeigneter Größe, auf dem sich ein dazu passender Amplatz-Schaft befindet, über den Metallstab ins Nierenbecken unter Durchleuchtungskontrolle.

- Bei korrekter Lage des Amplatz-Schaftes kann der Metallstab entfernt werden. Der Draht sollte aus Gründen der Sicherung des Zugangsweges belassen werden und
- anschließend das Eingehen mit dem starren Nephroskop, zunächst *ohne* Spülstrom.

Der zunächst praktisch vollständige Verzicht auf Spülstrom soll die Dislokation von kleinen Desintegraten oder Reststeinen aus dem Nierenbecken in periphere Kelche verhindern. In aller Regel liegt beim Second look ein konsolidierter perkutaner Kanal ohne Blutungsneigung vor, so dass der Verzicht auf Spülstrom keine wesentliche Einschränkung in der endoskopischen Sicht bedeutet.

Mit dem starren Nephroskop und Zange wird man alle erreichbaren Steine extrahieren. Durch vorsichtige Manipulation mit dem Amplatz-Schaft (leichtes Zurückziehen und Drehen) werden evtl. noch Steinreste in Projektion auf den perkutanen Kanal erreichbar. Anschließend wird eine nochmalige Inspektion des Hohlsystems bei (vollem) Spülstrom durchgeführt, um eine gute Übersicht über die räumlichen Gegebenheiten (Abgänge der Kelche, Ureterabgang) zu gewinnen. Zeigen sich unter Durchleuchtung noch Steine, die mit dem starren Instrument nicht erreichbar sind, legt man einen flexiblen Draht ein und rüstet auf das flexible Nephroskop um.

Parallel zum Führungsdraht wird das Instrument dann durch den Amplatz-Schaft in das Nierenbecken eingebracht. Unter kombinierter endoskopischer und Durchleuchtungskontrolle werden dann die betreffenden Kelche eingesehen. Mit der Lasersonde kann, falls erforderlich, eine Lithotripsie erfolgen, ansonsten werden die Desintegrate mit einem Nitinol-Zerotipp-Basket extrahiert. Das Arbeiten mit flexiblen Instrumenten ist gewöhnungsbedürftiger als das Arbeiten mit starren Endoskopen. In schwierigen Fällen kann das im Abschnitt „Simulation" (s. S. 117) beschriebene Vorgehen hilfreich sein.

MiniPerc

Einen anderen Weg zur Entfernung kleiner Kelchsteine stellt die so genannte MiniPerc dar. Sie kann bei kleinen Kelchsteinen vorteilhaft eingesetzt werden. Diese können persistierende Reste nach ESWL oder auch nach perkutaner Litholapaxie sein, die auch mit einem flexiblen Endoskop nicht erreichbar sind. In diesem Fall bietet sich ein zweiter perkutaner Kanal, ausgeführt als MiniPerc, an. Dieses Verfahren unterscheidet sich von dem der konventionellen perkutanen Litholapaxie darin, dass der Zugangsweg deutlich dünner ist (14 bis 18 Charr) und dass entsprechend Instrumente und Effektoren auch „feiner" sein müssen. Die dazu geeigneten Instrumente entsprechen in ihrem Aufbau im Wesentlichen verkürzten Ureteroskopen.

Der Eingriff selbst entspricht weitgehend dem der oben beschriebenen Litholapaxie. Die Unterschiede sind nachfolgend aufgeführt:

■ Bougierung des perkutanen Kanales bis maximal 18 Charr,
■ Verwendung eines 16- oder 18-Charr-Amplatz-Schaftes, Spitze im Kelchlumen (nicht Nierenbecken),
■ Verwendung von MiniPerc-Instrument und passenden Effektoren

Es muss darauf hingewiesen werden, dass eine perkutane Steintherapie nur dann erfolgreich bleiben kann, wenn eine ausreichende Kelchhalsweite besteht. Im Falle einer Kelchhalsenge sollte stets auch eine perkutane Inzision zur Erweiterung durchgeführt werden.

Perkutane Inzision einer Kelchhalsstenose

Die perkutane Inzision einer Kelchhalsenge dient dazu, dass der betreffende Kelch einen ausreichenden Anschluss an das Nierenbecken zur Urindrainage erhält. Dies kann helfen, Steinen und Entzündungen vorzubeugen. Die Inzision kann einerseits retrograd endoskopisch vom Nierenbecken aus oder andererseits auf perkuta-

nem Weg vorgenommen werden. Zur Inzision eignen sich Instrumente, die sowohl schneiden als auch koagulieren. Meist wird heute der Laser hierzu benutzt. Seine Vorteile sind die Effektivität und die dünnkalibrige, flexible Sonde. Entsprechend kann auch durch einen relativ dünnen perkutanen Kanal und ein dünnkalibriges Instrument mit ihm gearbeitet werden. Alternativ kommt auch das aus der Elektrochirurgie des unteren Harntraktes bekannte elektrokoagulierende Häkchen in Betracht.

Nach Vorlegen eines flexiblen Drahtes durch die Stenose hindurch (ins Nierenbecken) wird unter endoskopischer Kontrolle orthograd zum Draht die Inzision durchgeführt. Sie bietet bei nach vorausgegangenen Operationen narbig veränderten Trennwänden von Kelchen kaum Schwierigkeiten. Bei nicht narbig veränderten Kelchhalsstenosen besteht jedoch eine deutliche Blutungsgefahr aus 1 bis 2 mm unterhalb der Schleimhaut verlaufenden Gefäßen. Sofern möglich sollte die Schnittführung so gewählt werden, dass diese nicht tangiert werden. Andernfalls kann nach prophylaktischer Koagulation inzidiert werden. Generell steigt mit der Schnitttiefe das Blutungsrisiko, so dass immer in Koagulationsbereitschaft inzidiert werden muss. Nach der Inzision sollte ein Nephrostomiekatheter eingelegt werden. Er passiert die inzidierte Kelchhalsenge und sein Ballon wird im Nierenbecken geblockt. Die Liegezeit des Katheters sollte 7 Tage nicht unterschreiten.

Elektroresektion von Nierenbeckentumoren

Die perkutan endoskopische Vorgehensweise bei Tumoren des Nierenbeckens sollte benignen Befunden vorbehalten bleiben. In erster Linie kommt hier der fibroepitheliale Polyp in Betracht. Entsprechend selten wird die Indikation dazu gestellt werden dürfen (Rarität). Punktion und Bougierung sollten wie bei der Litholapaxie erfolgen. Über einen 28-Charr-Amplatz-Schaft kann ein Resektoskop (24 Charr) eingeführt werden. Unter Beachtung der strikten Wahrung des Niederdruckes im Nierenhohlsystem kann ähnlich wie in der

Harnblase eine solide Raumforderung reseziert werden. Hierbei verdient der Umstand besondere Beachtung, dass die Wand des Nierenbeckens im Vergleich mit der Harnblase sehr viel dünner ist. Insofern ist die Perforationsgefahr hoch. Die Elektroresektion sollte maximal en niveau erfolgen, der Tumorgrund koaguliert werden. Die Anwendung dieses sehr seltenen Verfahrens sollte dem endoskopisch Versierten vorbehalten bleiben. Postoperativ ist für wenige Tage eine ausreichend dicke Nephrostomiedrainage nötig.

Literatur

s. S. 134

7 Perkutan antegrade Eingriffe am Ureter

D. ECHTLE, T. KALEM

Antegrade Ureteroskopie

Den perkutanen, antegraden Zugangsweg in den Ureter bewerkstelligt man am besten über den posterioren Kelch der mittleren Kelchgruppe, da hier ein wesentlich günstigerer Eintrittswinkel in den Ureterabgang besteht. Ansonsten wird der perkutane Zugang in gleicher Weise etabliert, wie in Kapitel 6, S. 106 ff. Perkutane Litholapaxie (Step-by-step), beschrieben. In Abhängigkeit vom Lumen des Ureters (Dilatation) und des zu verwendenden flexiblen Endoskopes kann die Weite des Amplatz-Schaftes gewählt werden. In Zweifelsfällen sollte eher eine Weite gewählt werden, die auch ein starres Endoskop passieren lässt.

Die antegrade Ureteroskopie ist aufgrund der anatomischen Gegebenheiten ausschließlich mit flexiblen Instrumenten durchzuführen. Meist stehen ein flexibles Ureteroskop (ca. 8 Charr) und ein flexibles Zystoskop (ca. 15 Charr) zur Wahl. Die Länge des Instrumentes spielt häufig nicht die entscheidende Rolle, da sehr „tiefe", prävesikale Ureterprobleme praktisch immer retrograd gelöst werden. Da eine Endoskopie des Harnleiters meist zur Klärung eines intraluminalen Hindernisses eingesetzt wird, liegt in den meisten Fällen auch eine ausgeprägte Dilatation vor, so dass die Instrumentenstärke dadurch nicht limitiert ist. Insofern ist meist das dickere Zystoskop das Instrument der ersten Wahl. Es besitzt nicht nur eine lichtstärkere Optik, sondern auch einen dicklumigeren Arbeitskanal. Dieser verbessert durch einen stärkeren Spülstrom die Sicht und lässt kräftigere Effektoren in seinem Lumen zu. Bei relativ „zartem" Ureter oder einem prävesikalen Problem sollte primär dem dünneren Ureteroskop der Vorzug gegeben werden.

Nach Einführen des Instrumentes ins Nierenbecken sollte mittels Kontrastmittelgabe über den Arbeitskanal zunächst eine Darstellung des Nierenhohlsystems erfolgen. Dann wird endoskopisch der Ureterabgang aufgesucht. Ein flexibler Führungsdraht ausreichender Länge (mindestens 1,5 m – bei Problemen hydrophil beschichtet) wird über den Arbeitskanal eingeführt und soweit als ohne Widerstand möglich in den Harnleiter vorgeschoben bis seine Spitze ein Hindernis oder das Lumen der Harnblase erreicht. Meist tritt eine „Umkehr" der Drahtspitze am Hindernis ein oder sie rollt sich auf.

Sodann folgt das Endoskop, auf dem Draht reitend und mit „vollem" Spülstrom, in den Ureter. Die Passage erfolgt unter endoskopischer Sicht. Beim Vorschieben des Endoskopes darf keinerlei Gewalt angewandt werden. Die ausgeprägte Verletzlichkeit des Harnleiters macht diese Vorsicht zum obersten Gebot. Unter endoskopischer Beurteilung des Ureters wird das Instrument bis zum Stein, zum Tumor oder bei freier, unauffälliger Passage bis unmittelbar prävesikal oder in die Harnblase (nur mit Ureteroskop!) eingeführt. Dabei muss darauf geachtet werden, dass das Instrument aus dem proximalen Amplatz-Schaft direkt in den Ureter einbiegt und im Pyelon keine Schleife bildet. Ist das Problem erkannt, z. B. ein Stein lokalisiert, kann sich dessen Behandlung anschließen (s. S. 127, Antegrade Lithotripsie und Steinextraktion). Ansonsten wird sich beim langsamen Zurückziehen des Instrumentes, insbesondere wenn zuvor der Draht entfernt wurde und dadurch ein stärkerer Spülstrom ermöglicht wird, eine genaue Inspektion des Ureterlumens durchführen lassen. Eine antegrade *Stentung* des Harnleiters ist nach Ureteroskopie immer günstig. Ihr Einsatz wird auf S. 127 ff. (Ureterotomie, Dilatation, Stent) beschrieben. Der perkutane Kanal muss ebenfalls passager mit Ballonnephrostomie versorgt werden (s. Kapitel 6, Ballonnephrostomie, S. 119).

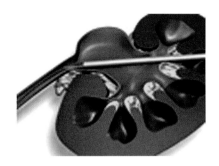

Abb. 7.1. Perkutane Endopyelotomie bei Ureterabgangsenge (Modell).

Endopyelotomie

Ureterabgangsstenosen können offen-chirurgisch mittels verschiedener Verfahren (Anderson-Hynes, Patel, Culp-DeVeert, Fenger) behandelt werden. Die Erfolgsraten erreichen fast 100% im Langzeitverlauf und die Morbidität ist relativ gering. Somit erhebt sich die berechtigte Frage nach der Notwendigkeit endoskopischer Verfahren. Da sie nicht erfolgreicher sein können als offene, bleibt nur der Vorteil der minimalen Invasivität (geringere Morbidität). Da andererseits auch regelmäßige Wechsel eines die Stenose überbrückenden DJ-Katheters mit einer Beeinträchtigung der Lebensqualität und oft einer schleichenden, aber steten Verschlechterung der Nierenfunktion einhergehen, ergibt sich in manchen Fällen durchaus die Indikation zu einem perkutanen Eingriff.

Zur Durchführung einer Endopyelotomie eignen sich verschiedene Instrumente: Inzision mit dem Messer (flexible Sonde, flexible Ureterotome, starres Sachse-Endoskop), elektrischer Schnitt mit der Drahtelektrode, Laser oder Acucise®.

Den Schwierigkeitsgrad des Eingriffes bestimmen die Ätiologie der Stenose und evtl. vorhandene untere Polgefäße. Nach Operationen aufgetretene Stenosen sind meist narbiger Natur. Spärlich verlaufende Gefäße lassen auch bei tieferen Inzisionen kaum größere Blutungen erwarten. Dagegen sollte bei primären Stenosen mittels Bildgebung (CT, MRT oder Dopplersonographie, ggf. Angiographie) Sicherheit darüber bestehen, ob und wo (ventral?, dorsal?) untere Polgefäße vorliegen. Meist werden, sofern vorhanden, diese Gefäße ventral des Ureters verlaufen. Damit ist die Inzisionsrichtung nach posterolateral festgelegt.

Unter endoskopischer Sicht (Laser, Schnitt mit der Drahtelektrode und starres Sachse-Endoskop) erkennt man bei der Inzision bald in der Tiefe auseinanderweichendes Bindegewebe.

Es kennzeichnet den peripheren Grenzbereich des vorzunehmenden Schnittes, der bis in gesundes Gewebe geführt werden soll (Abb. 7.1). Durchscheinendes Fettgewebe kündigt die ausreichende Schnitttiefe an. Erscheint der Hintergrund dagegen schwarz, bedeutet dies die freie Perforation.

Andere Verfahren machen es erforderlich, dass die entsprechende Sonde in den Ureterabgang eingeführt wird. Bei flexiblen messerbewehrten Sonden und flexiblen Ureterotomen durchschneidet das auf eine bestimmte Weite eingestellte Messer im Zurückziehen die Stenose.

Gänzlich anders arbeitet das Acucise®-Verfahren (Acucise cutting balloon catheter): Auf einer flexiblen Sonde sind zwischen röntgendichten Markierungen ein Dilatationsballon und auf dessen Oberfläche längs ein Metalldraht aufgebracht. Diese Sonde wird so weit in den Ureterabgang eingeführt, dass die Markierungen den stenostischen Ureterabgang proximal und distal markieren. Unter Ballondilatation wird die Stenose gleichzeitig mit dem Draht elektrisch (electrocautery) durchschnitten.

Nach der Inzision sollte ein spezieller Endopyelotomiekatheter eingelegt werden. Er verbindet Ureter- mit Pyelonlumen und der Außenwelt. Entsprechend seiner vorgesehenen Lokalisation verjüngt sich sein Durchmesser zur Spitze hin und er besitzt „Augen" in Höhe des Nierenbeckens zur Drainage. Die Liegezeit des Katheters sollte 3 Wochen nicht unterschreiten.

Allein die Vielzahl der konkurrierenden Methoden zeigt deutlich, dass sich noch kein perkutanes Endopyelotomieverfahren durchsetzen konnte und als gleichwertiger Standard zur offenen Operation gelten darf.

Antegrade Lithotripsie und Steinextraktion

Bei Nachweis eines Harnleitersteines oder Desintegrates bei der Endoskopie muss entschieden werden, ob eine In-toto-Extraktion infrage kommt oder zunächst eine Lithotripsie ratsam erscheint. Diese wird durch das flexible Endoskop meist mittels Laser erfolgen. Die elektrohydraulische Lithotripsie sollte wegen der bekannten, relativ hohen Rate an Ureterläsionen nur sehr eingeschränkt Verwendung finden.

Die Lithotripsiesonde wird durch den Arbeitskanal des Ureterorenoskopes ein- und bis zum Stein hingeführt. Der gesamte Vorgang der Lithotripsie wird unter Sicht durchgeführt. Dabei ist unabhängig von der Art des Lithotriptors darauf zu achten, dass die Effektorspitze Steinkontakt hat und der Stein vor einem Widerlager behandelt wird. Ansonsten ist die Gefahr groß, dass der Stein durch die applizierten Energiewellen lediglich vor der Spitze des Effektors „hergeschoben" wird – im ungünstigsten Fall wird so aus einem hohen ein prävesikaler Ureterstein. Das Ziel der Lithotripsie sind kleine, der Form, Lage und Größe nach spontan abgangsfähige Desintegrate. In der Regel sind sie dann auch geeignet – zumindest teilweise – mit einem Basket oder einer flexiblen Zange extrahiert zu werden. Der primären Steinfreiheit ist stets der Vorzug zu geben, sofern keine gravierenden Gründe (auch Operationszeit) dagegen sprechen.

Zur Steinextraktion mittels flexiblem Zystoskop stehen Fasszange und Basket gleichwertig zur Verfügung, bei Verwendung eines Ureteroskopes sind Körbchen erste Wahl, da entsprechende Zangen bei Flexion des Instrumentes häufig nicht ausreichend funktionsfähig sind. Auch die Miniaturisierung hat eine zusätzliche Funktionseinbuße zur Folge. Der Gebrauch des Baskets (z.B. Gemini® basket) setzt voraus, dass dieses in geschlossenem Zustand den Stein passieren kann. Dies geschieht unter Bildwandlerkontrolle. Distal des Steines wird das Körbchen entfaltet und dann langsam unter rotierender Bewegung zurückgezogen. In Höhe des Steines wird nur noch rotiert, so dass dieser innerhalb der Drahtschlingen zu liegen kommt. Sodann wird das Körbchen zugezogen und der Stein ist fixiert. Die Extraktion des Steines erfolgt atraumatisch. Auch bei der Steinextraktion darf keinerlei Gewalt angewandt werden, da eine Harnleiterläsion und – im schlimmsten Fall ein Abriss – die Folge sein kann.

Bei Verwendung eines Zystoskopes stehen neben dem Körbchen auch Fasszangen zur Verfügung. Welchem Effektor der Vorzug gegeben wird, ist sehr von der persönlichen Erfahrung des Operationsteams abhängig. Nach Meinung der Autoren kann bei der In-toto-Extraktion eines Steines ein Basket oft günstiger sein, die Abräumung von Desintegraten nach Lithotripsie lässt jedoch eher den Gebrauch der Zange ratsam erscheinen, da die Steinreste meist sehr unregelmäßig begrenzt sind und somit den Branchen der Zange eine bessere Angriffsfläche bieten. Mittels Steinfasszange oder Basket wird der Ureterstein gefasst und dann durch vorsichtiges Zurückziehen des Instrumentes und des Effektors unter kontinuierlicher endoskopischer Kontrolle durch den Amplatz-Schaft extrahiert. Gegebenenfalls kann es unter Berücksichtigung der geometrischen Verhältnisse (Stein zu Ureterlumen) zweckmäßig sein, den Stein unter Sicht (direkt vor der Optik) zu drehen oder zumindest so zu positionieren, dass er in Längsrichtung gefasst wird.

Vor dem Zurückziehen des Ureterorenoskopes sollte ein flexibler, meist gerader, Führungsdraht belassen werden, so dass problemlos eine Harnleiterschiene gelegt werden kann, die für eine einwöchige Liegezeit vorgesehen ist und danach transurethral entfernt werden kann (Abb. 7.2).

Ureterotomie, Dilatation, Stent

Stenosen des Ureters sind häufige Ursachen postrenaler Harnabflussbehinderungen. Ätiologisch stehen narbige Veränderungen aufgrund von Voroperationen (offen-chirurgisch und endoskopisch), Strahlenbehandlungen und von retroperitonealen Entzündungen im Vorder-

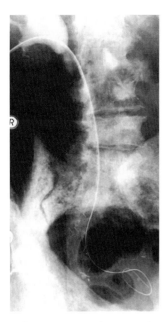

Abb. 7.2. Antegrade Ureterschienung. Spitze des Führungsdrahtes in der Harnblase.

grund. Nicht selten tritt auch die tumorbedingte Kompression des Harnleiters auf. Die Behandlung von nicht intraluminalen Ureterstenosen ist dadurch gekennzeichnet, dass ein offen-chirurgischer Ureterersatz neben den Operationsrisiken auch weitere Probleme (Azidose, Reflux etc.) mit sich bringen kann. Insofern stellt diese Erkrankung eine endoskopische Herausforderung dar. Es ist ein freier, nicht obstruktiver und nicht refluxiver Harnabfluss mit dauerhaftem Erfolg gefordert. Bislang kann kein Verfahren die Lösung dieser Probleme für sich in Anspruch nehmen.

■ Ureterotomie

Eine relativ einfache Methode zur Beseitigung einer Ureterstenose stellt die endoskopische Ureterotomie dar. Sie kann mittels Messer oder Laserstrahl ausgeführt werden. Das flexible Ureterotom wird durch die Stenose geführt, das Messer wird ausgefahren und beim Zurückziehen wird die „kalte" Inzision durchgeführt. Dagegen hat die Lasertherapie den Vorteil, dass die Sonde wesentlich dünner ist und dass somit, parallel zu einem Führungsdraht, wesentlich engere Stenosen behandelt werden können. Außerdem gewährleistet die

gleichzeitige „koagulierende" Wirkung der Laserinzision die endoskopische Kontrolle über Schnitttiefe und -länge. Somit ist eine bessere Steuerung des Eingriffes möglich.

■ Ballondilatation

Einen gänzlich anderen Weg beschreitet die Ballondilatation. Erfolgreich in der Behandlung von Gefäßstenosen können deren Erfolge nicht auf die Harnwege übertragen werden, der Einsatz muss derzeit noch als experimentell bezeichnet werden. Noch können keine Empfehlungen dazu gegeben werden, wie lange die „Einwirkzeit" des Ballons aufrecht erhalten, wie häufig eine Ballondilatation durchgeführt und in welchem Intervall sie wiederholt werden sollte. In der Klinik der Autoren wird sie wie folgt angewandt: Ballonlänge 4 cm, Stärke 5 mm, seltener 8 mm, Druck 16 atm, Dauer 3 min, wiederholt in 6-wöchigen Intervallen und insgesamt 4- bis 6-mal durchgeführt. Die Methode selbst ist sicher und einfach in der Anwendung. Zwei Metallringe auf dem Katheter markieren das proximale und distale Ende des Ballons. Er passiert in deflektiertem Zustand auf einem flexiblen Führungsdraht die Stenose und wird dort unter Zuhilfenahme einer Druckspritze entfaltet. Die Kontrastierung des Ballons zeigt die komplette Entfaltung an. Nach der Entblockung wird der Katheter entfernt und ein Ureterstent für eine 6-wöchige Liegezeit eingelegt. Weitere Ballondilatationen können in aller Regel auf retrogradem Weg durchgeführt werden.

Die genannten Verfahren haben die Beseitigung der Ureterstenose zum Ziel. Dagegen ist die perkutane Einlage eines Ureterstents eine nur symptomatische, aber wirksame Behandlung einer Ureterstenose. Ihr Problem liegt in der Notwendigkeit des wiederkehrenden Auswechselns in regelmäßigen Intervallen. Auch scheint ein sicherer Erhalt der Nierenfunktion auf Dauer nicht immer gegeben.

■ Ureterstent

Die perkutane Einlage eines Ureterstents ist einfach. Über einen flexiblen Führungsdraht wird durch den perkutanen Kanal die Harnleiterschiene nach distal vorgeschoben und „abgeworfen". Der Vorgang wird unter schrittweiser Durchleuchtung durchgeführt. Die simultane endoskopische Kontrolle verhindert eine Dislokation des Stents in den Ureter. Bei Verwendung eines Amplatz-Schaftes kann über ein Nephroskop die korrekte Position mittels einer Zange in einem gewissen Umfang korrigiert werden. Die Länge des einzusetzenden Ureterstents kann am Röntgenbild ausgemessen werden. In der Regel sind Längen zwischen 26 und 32 cm (oft 30 cm) erforderlich; hierbei ist zu beachten, dass bei den angegebenen Maßzahlen von Kringelspitze zu Kringelspitze gemessen wurde. Die Stärke des DJ-Katheters spielt keine entscheidende Rolle, 5 bis 8 Charr (meist 7 Charr) starke Stents haben sich in der Praxis bewährt. Inwieweit das Material der DJ-Schiene von Bedeutung ist, kann noch nicht abschließend beurteilt werden. Entscheidend für die Kristallisation und Inkrustation sind die Zusammensetzung und die Konzentration des Urins.

Auch für den Vorgang des Einlegens können hydrophile Beschichtungen hilfreich sein. Nach einer Ureterorenoskopie darf der Nutzen allerdings auch nicht überschätzt werden, da der Ureter kurzzeitig davor von einem etwa gleich dicken Instrument passiert und Hindernisse und Engstellen beseitigt wurden und somit die Stentplatzierung einfach vonstatten gehen sollte. Spezielle Beschichtungen und Materialien des Stents müssen nach Meinung der Autoren ihre Praxistauglichkeit (längere Verweildauer durch geringere Inkrustationsneigung) noch unter Beweis stellen. Wichtig erscheint insbesondere die Verwendung zentral offener Stents (Zentralkanal mit Öffnungen an beiden Schienenenden), da diese mit Hilfe eines so genannten Pushers in einfacher Weise über den Führungsdraht geschoben werden können.

Die Notwendigkeit eines Harnleiterkatheters ergibt sich aus der Sicherheit der postoperativen Drainage der entsprechenden Niere, da nach antegrader ureteroskopischer Manipulation mit einem Mukosaödem des Ureters gerechnet werden muss. Im Allgemeinen kann davon ausgegangen werden, dass sich ein solches Ödem nach etwa 1 Woche zurückgebildet hat, so dass nach dieser Zeit eine Mangeldrainage

der Niere nicht mehr befürchtet werden muss, sofern keine extensive Läsion des Ureters (Perforation) stattgefunden hat.

Bei Steinpatienten empfiehlt es sich, den Stent so lange liegen zu lassen, bis Steinfreiheit (Desintegratreste in Nierenkelchen) gegeben ist. Damit ist ein wirksamer Schutz vor steinbedingten Komplikationen gegeben. Nach spätestens 6 Wochen ist der Stent jedoch wegen der Gefahr der Inkrustation zu entfernen oder zu wechseln. Das 6-Wochen-Intervall hat sich in der Praxis bewährt. Interindividuelle Unterschiede sind durch Kristallisationsneigung und Urindilutionsfähigkeit bedingt. Diesbezüglich beinhaltet das 6-Wochen-Intervall ausreichende Sicherheitsreserven. Neuere Materialien (Silikon) und Beschichtungen (Hydrogel) scheinen eine Verdoppelung der Liegezeit zu rechtfertigen, sofern eine ausreichende Harndilution gewährleistet ist.

Die Einlage einer Ureterschiene ist auch dann hilfreich, wenn eine relativ dickkalibrige Nephrostomie (24 Charr) entfernt werden soll, ohne sie vor der endgültigen Entfernung auf dünnere Kaliber (14 Charr) „herunterzuwechseln" zu müssen, um einen Urinaustritt aus dem ehemaligen perkutanen Kanal zu verhindern.

Nachteilig kann sich der freie Reflux durch den Ureterstent insbesondere bei Patienten mit Harnwegsinfektionen und/oder Restharnbildung auswirken. Bei der Abwägung der Gesichtspunkte, ob eine Stentung wirklich erforderlich ist, muss auch berücksichtigt werden, dass unmittelbar nach der antegraden Ureteroskopie die Kompetenz des Ostiums passager beeinträchtigt sein kann. Insofern ist auch ohne Harnleiterschiene vorübergehend ein Reflux zu befürchten. Eine Infektprophylaxe ist daher in diesem Zusammenhang angemessen.

Ureterimplantationsenge bei Harnableitung

Stenosierungen im Bereich der Ureterimplantation in die Dünn- oder Dickdarmwand einer Harnableitung sind nicht selten. Bei Ersatzblasen erweist sich die Harnleiterimplantation häufig als Achillesferse der Harnableitung. Bei antirefluxiven Implantationstechniken wird eine Stenoserate bis über 10% angegeben. Ursachen hierfür können sowohl eine mechanische Einengung, Perfusionsstörungen als auch nicht wasserdichte Anastomosen mit intramuralem Urinom und konsekutiver Narbenbildung sein. Rezidivtumorbedingte Stenosen an der Implantationsstelle bedürfen anderer Therapie – sie werden im Folgenden *nicht* besprochen. Im Wesentlichen konzentrieren sich die nachfolgenden Darstellungen auf drei Formen der Harnableitung: Konduit meint Ileum-Konduit, Neoblase Ileum-Neoblase und Pouch steht stellvertretend für Mainz-Pouch I, keinesfalls für Mainz-Pouch II.

Die offene Neuimplantation stellt eine Behandlungsoption mit allerdings beträchtlichen Operationsrisiken dar. Insofern ist der Versuch einer perkutanen Therapie meist gerechtfertigt. Eine mehrzeitige Strategie, bestehend aus minimal invasiven Eingriffen hat sich in der Praxis als günstig erwiesen. Der primär retrograde Weg ist oft frustran, da in der Darmschleimhaut die Neoostien nicht aufzufinden sind. Zunächst erfolgt deshalb die perkutane Entlastung der gestauten Niere. Nach Rekompensation der Funktion wird eine antegrade Sondierung und nach Möglichkeit auch Bougierung der Stenose durchgeführt. Ein antegrad platzierter Ureterstent wird belassen. Nach einem weiteren Intervall von etwa 6 Wochen kann dann auf retrogradem Weg, der im Falle eines Konduits und insbesondere auch einer Ersatzblase günstiger ist, eine Dilatation erfolgen – weitere schließen sich an (bis zu 6-mal). Dann erfolgt im Rahmen eines Auslassversuches der Ureterschiene die Überprüfung des Harnabflusses mittels einer seitengetrennten Isotopennephrographie mit Lasix®-Belastung. Bei erfolgreichem Test sollte der Patient weiterhin in enger urologischer Überwachung verbleiben, bei der sonographische Kontrollen über einen halbjährigen Zeitraum in 6-wöchigen Intervallen im Vordergrund stehen. Bei nicht erfolgreichem Test sollte, in Abhängigkeit von der Nierenfunktion, eine offene Neuimplantation des betroffenen Ureters erwogen werden.

■ Perkutane Entlastung

Die perkutane Entlastung der meist durch eine chronische Harnstauung deutliche Dilatation aufweisenden Niere sollte unproblematisch sein. Sie kann am Aufnahmetag in lokaler Anästhesie durchgeführt werden. Bei Symptomatik (insbesondere auch Zeichen einer infizierten Harnstauung) muss sie sofort durchgeführt werden, andernfalls ist die vorherige Prüfung der Funktion ratsam. Vereinfachend kann auch die sonographische Messung der Parenchymstärke zur Beurteilung der möglichen Erholungsfähigkeit herangezogen werden. Die Durchführung der perkutanen Nephrostomie (6–8-Charr-Einrollkatheter in J-Form) ist in Kapitel 6, Perkutane Nephrostomie (Step-by-step), S. 101, dargelegt. Günstigerweise wird man jedoch, da ein perkutaner Uretereingriff folgt, einen posterioren Kelch der *mittleren* Kelchgruppe punktieren (vgl. Kapitel 7, Antegrade Ureteroskopie, S. 125).

■ Perkutan antegrade Sondierung der Implantationsenge

Nach Rekompensation der Nierenfunktion wird in einem zweiten perkutanen Eingriff die antegrade Sondierung der Stenose durchgeführt. Ein Sondierungsversuch ohne vorherige Bougierung des perkutanen Kanales ist selten erfolgreich – die Autoren raten deshalb davon ab. Insofern erfolgt, wie in Kapitel 6, Perkutane Litholapaxie, beschrieben, die Bougierung und die Einlage eines ausreichend dicken Amplatz-Schaftes (28 Charr). Sodann wird mit einem starren Nephroskop die Pyeloskopie durchgeführt. Der Ureterabgang wird mit einem durch den Arbeitskanal des Instrumentes eingebrachten Ureterkatheter (5 Charr) mit gebogener Spitze sondiert und eine Kontrastmitteldarstellung des Ureters durchgeführt. Meist wird zu diesem Zeitpunkt des Eingriffes noch kein KM-Übertritt in das Konduit oder Reservoir nachweisbar sein.

Deshalb wird in den Ureterkatheter ein flexibler Draht mit gerader Spitze eingeführt und vorsichtig „tastend" durch den Ureter hinab geführt. Keinesfalls darf sich seine Spitze in unmittelbar prästenotisches Narbengewebe bohren. Im Bereich der Stenose zeigt sich ein Stopp. Sodann wird der Ureterkatheter über dem Draht bis zum Stopp vorgebracht. Der Draht wird entfernt und es wird eine erneute Kontrastmitteldarstellung unmittelbar „vor Ort" durchgeführt. Oft kann jetzt ein feiner Übertritt dokumentiert werden.

Im nächsten Schritt erfolgt ein Sondierungsversuch mit einem sehr weichen hydrophil beschichteten Draht (Terumo®). Über den Ureterkatheter eingeführt kann seine Spitze das dünne Lumen der Stenose eventuell sondieren. Eine Verletzung des Gewebes oder Via falsa kann aufgrund der „Weichheit" und der Flexibilität des Drahtes so gut wie nicht auftreten. Meist wird zu beobachten sein, dass die Spitze des Drahtes am Hindernis umkehrt. Da zwei verschiedene Drahtspitzen zur Verfügung stehen, sollte zunächst der mit gerader und bei erfolglosem Sondierungsversuch der mit gebogener Spitze eingesetzt werden. Man wird sich bei diesen Versuchen Zeit nehmen und unter rotierendem Vorschieben mehrfach die Chance suchen, dass die Drahtspitze aufgrund ihrer Beschaffenheit ihr Ziel findet. Sofern dies der Fall sein sollte, wird zunächst mindestens 50 cm Draht nachgeschoben, um ein „Herausfallen" zu vermeiden. Unter Durchleuchtung wird man sehen, dass sich der Draht in Konduit, Pouch oder Neoblase mit größeren Schleifen aufrollt (Abb. 7.3). Insgesamt ist so stets ein längerer Draht als üblich erforderlich; die Autoren raten deshalb bei Uretermanipulationen bei Harnableitung ausschließlich Drähte von mindestens 2 Meter Länge zu verwenden.

Kann auf diesem Weg keine Sondierung der Stenose durchgeführt werden, wird unter Belassung des drahtbewehrten Ureterkatheters ein Instrumentenwechsel durchgeführt. Parallel zum Katheter wird ein möglichst dicklumiges und ausreichend langes flexibles Endoskop (meist Zystoskop, seltener Ureteroskop) durch den Amplatz-Schaft in den Ureterabgang eingebracht. Unter Zuhilfenahme eines weiteren, passager eingebrachten Drahtes wird das flexible Instrument mit der Spitze bis unmittelbar vor die Stenose gebracht. Eine weitere Kontrastmittelgabe über den Arbeitskanal dokumentiert die Situation. Unter räumlicher Umsetzung der zweidimensionalen Röntgendarstellung und unter Beachtung des Winkels,

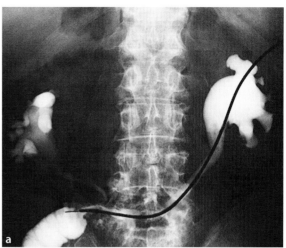
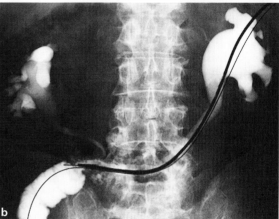

Abb. 7.3 a, b. Antegrade flexible Ureteroskopie links bei Ileum Konduit (**a**), Drahteinlage (**b**).

in dem der Kontrastmittelübertritt stattfindet, wird dann mit Hilfe eines zweiten hydrophilen Drahtes (im Arbeitskanal des Instrumentes) unter direkter Sicht – und mit etwas Glück – eine Öffnung aufgefunden, die dem gesuchten Lumen der Stenose entspricht: Vorschieben des Drahtes durch die Stenose um mindestens 50 cm.

■ Perkutan antegrade Bougierung der Implantationsstenose

Ist die Sondierung gelungen, so schließt sich die Bougierung der Stenose an. Zunächst werden unter strikter Belassung des Drahtes alle weiteren Drähte, Katheter und Instrumente entfernt. Anschließend wird das starre Nephroskop auf dem belassenen Draht „aufgefädelt" und – ohne dass der Draht disloziert – wird es durch den Amplatz-Schaft ins Pyelon eingebracht. Dann wird ein an der Spitze ausgeprägt konischer Kobrakatheter (5 Charr, mit leicht gebogener Spitze) ebenfalls vom äußeren Ende des Drahtes her aufgefädelt und durch den Arbeitskanal in den Ureter ein- und hinuntergeführt. Sodann erfolgt die Bougierung der Stenose, in dem versucht wird, durch kontrollierte Kraftanwendung beim Vorschieben des Kobrakatheters diese zu passieren. Dabei muss einerseits darauf geachtet werden, dass die Drahtspitze nicht disloziert (Durchleuchtung) und dass andererseits der Katheter mitsamt Draht nicht dem Stenosewiderstand ausweicht und sich im Nierenbecken aufrollt (Endoskopie). Das kann nur mittels eines starren Nephroskopes, dessen Instrumentenspitze die Position des Ureterabganges sicher fixiert oder mit einem in der Urologie etwas weniger gebräuchlichen „Stiff-Drahtes" vermieden werden.

In diesem Moment ist auch ein ständiges Umschalten zwischen endoskopischer und radiologischer Kontrolle bei langsamem aber stetigem Vorschieben nötig. Hat der bougierende Katheter die Stenose passiert, was manchmal auch daran erkennbar ist, dass das Vorschieben plötzlich deutlich leichter vonstatten geht, wird der Draht aus seinem Lumen entfernt und eine Kontrastmitteldarstellung des Lumens der Harnableitung durchgeführt. Das typische Relief der Darmwand bestätigt nach ausreichender KM-Menge die korrekte Lage. Jetzt wird ein langer, etwas festerer Draht mit J-förmiger Spitze durch den Kobrakatheter in die Harnableitung gelegt und anschließend wird mit weiteren Kathetern mit konusförmiger Spitze in aufsteigender Stärke die Stenose bougiert (max. 8 Charr). Anschließend kann in aller Regel relativ problemlos ein DJ-Ureterstent platziert werden. Auch dieser sollte, wenn antegrad eingebracht, mit der konusförmigen Spitze voran gelegt werden. Unter endoskopischer Sicht wird der distale Kringel des DJ im Nierenbecken platziert. Bei der Wahl der DJ-Stents sollte man bei Harnableitungen stets Überlängen benutzen (mindestens 36 oder 40 cm, von Kringelspitze zu Kringelspitze gemessen), um die folgende retrograde Manipulation, die bei Harnableitungen ebenfalls erschwert ist, zu erleichtern. Eine ausreichend dickkalibrige Ballonnephrostomie ersetzt den Amplatz-Schaft.

■ Retrograde oder perkutan antegrade Ballondilatation

In ausreichendem zeitlichen Abstand von den Ersteingriffen sollte dann nach etwa 6 Wochen eine Ballondilatation der Harnleiterimplantationsstenose erfolgen. Wenn man berücksichtigt, dass eine einmalige Dilatation meist nicht ausreicht und man 4 bis 6 Sitzungen in jeweils etwa 6-wöchigen Abständen plant, so muss auch dem Patientenwunsch Rechnung getragen werden, nicht über einen etwa halbjährigen Zeitraum mit einer dickkalibrigen Nephrostomie versorgt zu sein, auch wenn diese die größte Sicherheit bietet. Insofern wird man spätestens nach der ersten alle weiteren Dilatationen retrograd durchführen und den Patienten vom Platzhalter im perkutanen Zugangsweg „befreien". Das antegrade Vorgehen wird deshalb hier nur kurz erwähnt.

■ **Perkutan antegrad.** Bei der perkutan antegraden Ballondilatation wird der Nephrostomiekatheter gegen einen Amplatz-Schaft ausgetauscht (s. Kapitel 6 Second look, S. 120). Das starre Nephroskop wird mit Zange eingebracht. Das Ende des Kringels des DJ-Ureterstents im Nierenbecken wird mit der Zange gefasst und ohne Dislokation des Kringels im Lumen der Harnableitung (Durchleuchtung) vor das Hautniveau gebracht. Bei diesem Schritt macht sich die Überlänge der Ureterschiene bezahlt. Anschließend wird ein Draht eingeführt, über den dann der Dilatationskatheter eingebracht werden kann. In der Stenose erfolgt die Dilatation wie im Abschnitt Ballondilatation, S. 128, beschrieben.

■ **Retrograd.** Der häufigere retrograde Weg macht zunächst die Endoskopie des Konduits, der Neoblase oder des Pouches erforderlich. Das distale Ende des überlangen DJ wird mit einer Zange vor den Meatus urethrae externus (Neoblase) oder das Hautniveau (Konduit, Pouch) gebracht. Der proximale Kringel sollte bei überlangem DJ im Nierenbecken oder zumindest mittleren Ureter verbleiben. Über einen langen J-förmigen Draht wird die Ureterschiene gegen den Dilatationskatheter ausgetauscht und nach Positionierung des Ballons in die Stenose, was auch endoskopisch gesehen werden kann, erfolgt die Dilatation (vgl. Kapitel 7, Ballondilatation, S. 128). Dabei sollte beachtet werden, dass der Ballon oft, um der Stenose auszuweichen, während der Dilatation nach kranial in den Ureter oder nach kaudal ins Urinreservoir disloziert. Deshalb ist die endoskopische Kontrolle wichtig; im Idealfall ragt das distale Ballonende gerade in das Reservoir. Ein leichter Zug am Katheter entgegen dem Vortrieb in kranialer Richtung hilft bei der korrekten Positionierung. Nach erfolgter Dilatation, die, wie oben beschrieben (Ballonlänge 4 cm, Ballondicke 5 mm, 16 atm, 3 min Einwirkzeit, eine oder mehrere überlappende Positionen) ausgeführt wird, erfolgt wiederum über Führungsdraht die Stenteinlage. Nach erstmaliger Bougierung und Dilatation sind die weiteren Dilatationen Routineeingriffe, bei denen man lediglich dafür Sorge tragen muss, dass man nicht komplett (Draht, Katheter) aus dem Neoostium „herausfällt". In diesem Fall kann, sofern das Neoostium nicht endoskopisch aufgefunden und sondiert werden kann, der Eingriff auf perkutanem Weg wieder beginnen.

Während dieses Vorgehen bei der Neoblase relativ einfach durchzuführen sein kann, gestaltet es sich bei einem Konduit deutlich schwieriger. Durch den bogigen Verlauf, eine

etwa vorhandene Elongation und die fehlende Möglichkeit der Dilatation des Konduitlumens durch seine Auffüllung kann die Konduitoskopie bis zur Wallaceplatte unter Umständen nur mit einem flexiblen Zystoskop gelingen. Im Unterschied zum oben Beschriebenen wird man beim Konduit beim ersten retrograden Eingriff keine DJ-, sondern Mono-J-Schienen legen, die jeweils mittels einer Hautannaht innerhalb des Klebebereiches des Urostomabeutels fixiert werden. Alle weiteren retrograden Schritte über die liegenden Schienen bzw. Drähte (Ballondilatationen) gestalten sich aufgrund der relativ kurzen Wegstrecken und des komfortablen Zuganges meist einfach.

Dagegen gestaltet sich beim Ileozökalreservoir mit kontinentem Nabelstoma (Pouch) die Situation in fast jeder Hinsicht deutlich schwieriger. Je nach verwandtem Kontinenzmechanismus ist die Passage in den Pouch – durch z.B. die Appendix (16 Charr) – nur mit einem dünnkalibrigen Instrument (Kinderinstrument oder Ureteroskop, starr oder flexibel) möglich. Eine weitere Schwierigkeit ist meist der ungünstige Arbeitswinkel im Pouch. Während der Nippel meist in Richtung auf den rechten Mittelbauch weist, findet sich das Neoostium des linken Ureters oft in genau entgegengesetzter Richtung. Außerdem beeinflusst der Füllungszustand mitunter sehr heftig die Position der Neoostien. Wenn eine ausgeprägte Schleimbildung einen ständigen Spülstrom über das Endoskop erforderlich macht, bleibt zwischen den Entleerungen zum zielgerichteten

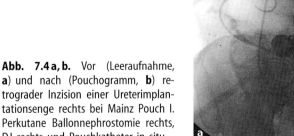
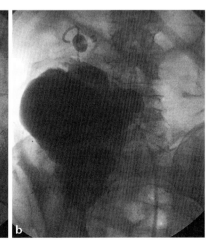

Abb. 7.4a, b. Vor (Leeraufnahme, **a**) und nach (Pouchogramm, **b**) retrograder Inzision einer Ureterimplantationsenge rechts bei Mainz Pouch I. Perkutane Ballonnephrostomie rechts, DJ rechts und Pouchkatheter in situ.

Arbeiten nur wenig Zeit. Eine weitere Erschwernis ist, dass das gefüllte Pouchlumen eine ausgeprägte Schleifenbildung von Führungsdrähten und Kathetern zulässt, was wiederum eine Krafteinwirkung an deren Spitze zum Passieren einer Stenose nahezu ausschließt. Insofern bleibt beim Pouch die minimalinvasive Behandlung einer Ureterimplantationsenge in allen Stadien dem endoskopisch Versierten vorbehalten (Abb. 7.4).

Aus den oben beschriebenen Vorgehensweisen kann sofort erkannt werden, dass minimalinvasive Eingriffe bei Harnableitungen einen relativ hohen Materialaufwand bedingen, der seinerseits nicht nur erhebliche Kosten mit sich bringt, sondern auch einen nicht unerheblichen Zeitbedarf. Dies sollte der Operateur von vornherein mit einkalkulieren.

Bei Erfolglosigkeit aller dieser Bemühungen bleibt nur die Neuimplantation des entsprechenden Ureters. Das minimalinvasive Vorgehen hat nach Meinung der Autoren durchaus seine Berechtigung, wenngleich es derzeit noch als experimentell gelten muss. Deshalb sollten auch die folgenden Restriktionen beachtet werden:
■ Bei fehlendem Kontrastmittelübertritt ist die Passage eines Drahtes unwahrscheinlich,
■ jede Stenose kann von zwei Seiten aus angegangen werden, mehr als zwei Versuche pro Seite scheinen nicht sinnvoll,
■ derzeit scheinen mehr als 6 Ballondilatationen nicht sinnvoll,
■ die Machbarkeit konnte gezeigt werden, Langzeitergebnisse stehen aus,
■ Studien sind zur endgültigen Beurteilung erforderlich.

Literatur zu Kapitel 5, 6, 7, 9

Ackermann DK, Merz VW, Danuser HJ, Zingg EJ (1995) Endopyelotomie bei primärer Ureterabgangsstenose: Bedeutung der Nierenbeckenkelchsystemgröße. Akt Urol. 26:32–36
Beaghler MA, Poon MW, Dushinski JW, Lingeman JE (1999) Expanding role of flexible nephroscopy in the upper urinary tract. J Endourol 13:93–97
Biyani CS, Minhas S, El Cast J, Almond DJ, Cooksey G, Hetherington JW (2002) The role of Acucise® endopyelotomy in the treatment of ureteropelvic junction obstruction. Eur Urol 41:305–311
Biyani CS, Cornford PA, Powell CS (2000) Ureteroscopic endopyelotomy with the Holmium:YAG laser. Eur Urol 38:139–143
Bornhof C, Weber G, Sachse H, Sachse R (1996) Perkutane Lithokotie zur Behandlung von Nierensteinen. Urologe[B] 36:119–122
Cormio L, Talja M, Koivusalo A, Mäkisalo H, Wolff H, Ruutu M (1995) Biocompatibility of various indwelling double-J stents. J Urol 153:494–496
Desai M, Gill IS, Carvalhal EF, Kaouk JH, Banks K, Raju R, Raja S, Meraney AM, Sung GT, Sauer J (2002) Percutaneous endopyeloplasty: A novel technique. J Endourol 16:431–443
Francesca F, Felipetto R, Mosca F, Boggi U, Rizzo G, Puccini R (2002) Percutaneous nephrolithotomy of transplanted kidney. J Endourol 16:225–227
Frattini A, Barbieri A, Salsi P, Sebastio N, Ferretti S, Bergamaschi E, Cortellini P (2001) One shot: A novel method to dilate the nephrostomy access for percutaneous lithotripsy. J Endourol 15:919–923
Havel D, Saussine C, Fath C, Faure F, Jacqmin D (1998) Single stones of the lower pole of the kidney. Eur Urol 33:396–400
Hofmann R, Weber J, Heidenreich A, Varga Z, Olbert P (2002) Experimental studies and first clinical experience with a new lithoclast and ultrasound combination for lithotripsy. Eur Urol 42:376–381
Holman E, Salah MA, Toth C (2002) Comparison of 150 simultaneous bilateral and 300 unilateral percutaneous nephrolithotomies. J Endourol 16:33–36
Huffman JL (2002) XIII Endourology and laparoscopy. 94 Endourology of the upper urinary tract: percutaneous renal and ureteral procedures. In: Walsh PC, Retik AB, Vaughan ED, Wein AJ (eds) Campell's Urology, Vol 3, 7th edn. WB Saunders, Philadelphia London Toronto Montreal Sydney Tokyo, pp 2789–2874
Korth K (1984) Perkutane Nierensteinchirurgie – Technik und Taktik. Springer, Berlin Heidelberg New York Tokyo
Lahme S, Bichler K-H, Strohmaier WL, Götz T (2001) Minimally invasive PCNL in patients with renal pelvic and calyceal stones. Eur Urol 40:619–624
Matouschek E (1987) Urologisch-endoskopische Operationen, Perkutane Nierenoperationen, Kap 17. Schattauer, Stuttgart New York, S 197–231
Matouschek E (1984) New technologies in imaging systems and flexible ureterorenoscopy (pp 384–394), Ureterorenoscopy (pp 395–399), Transurethral endoscopic ureterstone surgery (pp 401–412), Blind treatment of ureteric lesions (pp 413–430). In: Matouschek E (ed) Endourology, 3rd

Congress ISUE, Karlsruhe 1984. BuA-Verlag Werner Steinbrück, Baden-Baden

Poulakis V, Witzsch U, deVries R, Becht E (2001) Antegrade percutaneous endoluminal treatment of non-malignant ureterointestinal anastomotic strictures following urinary diversion. Eur Urol 39:308–315

Reuter HJ (1987) Atlas der urologischen Endoskopie. Spezielle Methoden, Steine der oberen Harnwege. Thieme, Stuttgart New York, S 250–277

Ringel A, Richter S, Shalev M, Nissenkorn I (2000) Late complications of ureteral stents. Eur Urol 38:41–44

Schärfe T, Alken P, Müller S, Jurincic C, Hohenfellner R (1990) Percutaneous litholapaxy. Indications and limitations of the technique in complex nephrolithiasis. Arch Esp Urol 43:311–318

Sosa RE (1997) Percutaneous nephrotomy, Ch. 9–17, Sect II. In: Sosa RE, Albala DM, Jenkins AD, Perlmutter AP (eds) Textbook of endourology. Section II: WB Saunders, Philadelphia London Toronto Montreal Sydney Tokyo, pp 93–212

Stening SG, Bourne S (1998) Supracostal percutaneous nephrolithotomy for upper pole caliceal calculi. J Endourol 12:359–362

8 Perkutaner Eingriff an der Harnblase

E. STARK

Zystostomie

Indikationen

Die Anlage einer Harnableitung wird erforderlich bei obstruktiven Blasenentleerungsstörungen. Da bei Männern das Risiko einer Harnröhrenstriktur sowie einer Epididymitis aufgrund von Drucknekrosen [1] sowie der Keimaszension bei liegendem transurethralen Katheter erhöht ist, sollte der suprapubischen perkutanen Zystostomie (SPDK) der Vorzug gegeben werden (Tabelle 8.1). Dies gilt für die Harndauerableitung ebenso wie für passagere Ableitungen im Rahmen operativer Eingriffe mit voraussichtlich länger dauernder Katheterlage.

Eine Sonderstellung nimmt hierbei die Anlage eines suprapubischen Katheters bei der TUR-Prostata im Rahmen der Niederdruckirrigation ein (vgl. Kapitel 2, S. 13 f.).

Auch die Therapie von Epididymitiden und Prostatitiden bei erhöhten Restharnwerten und bakteriellen Infekten schließt die SPDK-Anlage ein. Zum einen ist eine antibiotische Therapie des Harnwegsinfektes bei Restharnbildung in vielen Fällen nicht erfolgreich, zum andern kommt es bei jeder Miktion zu einem Eindringen von infiziertem Urin in Ausführungsgänge von Prostata und Nebenhoden.

Bei der urodynamischen Abklärung – auch bei Kindern – ist in vielen Fällen die suprapubische Druckmessung von Vorteil, da so die Druck-Fluss-Messung zuverlässigere Werte ergibt. Im Gegensatz zur transurethralen Messung wird durch den liegenden Katheter keine subvesikale Obstruktion vorgetäuscht.

Harnverhalte können bei frustranem transurethralem Katheterismus die notfallmäßige perkutane Zystostomie erforderlich machen.

Die Notwendigkeit einer Zystostomie bei der Frau ist nur in seltenen Fällen gegeben. Hierzu gehören bei pflegebedürftigen Patientinnen die ausgeprägte Adipositas oder Kontrakturen, die mit extremen Problemen beim Katheterwechsel behaftet sind und die Unmöglichkeit einer transurethralen Kathetereinlage (s. Tabelle 8.1).

Kontraindikationen

Hierzu zählen Blutgerinnungsstörungen bzw. die Therapie mit Antikoagulantien, Dermatitiden im Punktionsbereich, die kleinkapazitäre Blase und anatomische Besonderheiten wie etwa extreme Leistenhernien, Aneurysmen der Iliakalgefäße oder extraanatomische Bypässe (ilio-iliacaler Cross-over-Bypass!). Ferner verbietet sich die Punktion der Blase bei Karzinomen der harnableitenden Wege wegen möglicher Impfmetastasierung entlang des Punktionskanals.

Technik

Voraussetzung für jede Punktion ist eine ausreichende Blasenfüllung, da hierdurch das Peritoneum nach kranial weicht und das Risiko einer Peritoneal- bzw. Dünndarmläsion reduziert wird [2]. Die Patienten sollten flach liegen, ggf. in einer leichten Kopftieflage. Nach vorheriger Rasur und Desinfektion des Punktionsgebietes wird zwei Querfinger oberhalb der Symphyse die Lokalanästhesie gesetzt (20 ml Xylocain 1%, Abb. 8.1 a). Unter intermittierender Aspiration wird die Nadel schrittweise im rechten Winkel zur Haut in die Tiefe geführt. So kann eine intravasale Injektion vermieden werden und es wird durch die Aspiration von Urin der korrekte Punktionsweg und die rich-

Tabelle 8.1. Indikationen zur Zystostomie

Männer	Frauen	Kinder
■ Vermeidung einer Harnröhrenstriktur bei voraussichtlich länger dauernder Katheterlage (>1 Woche)	nur bei Unmöglichkeit einer transurethralen Kathetereinlage	im Einzelfall zur Urodynamik
■ akute Epididymitis/Prostatitis mit erhöhtem Restharn		
■ Harnverhalte		
■ perioperativ bei TUR-Prostata		

tige Punktionstiefe angezeigt. Danach erfolgt die Stichinzision der Haut (Skalpell Nr. 11). Der Trokar mit eingelegtem Katheter wird mit der rechten Hand gefasst, die linke Hand wird zum Schutz vor zu tiefer Punktion untergelegt. Danach erfolgt das zügige Einstechen des Trokars (Abb. 8.1 b). Ein zu langsames Einstechen führt dazu, dass die Blasenwand vor der Trokarspitze hergeschoben wird. Beim korrekten Einstechen bemerkt man zwei Widerstände:

die Faszie und die Blasenwand. Danach kommt es zum Abfließen klaren Urins. Der Katheter kann jetzt weiter vorgeschoben und geblockt oder angenäht werden (Abb. 8.1 c).

■ Komplikationen

Die Punktion eines Schleimhautgefäßes der Blase kann zur Makrohämaturie führen. Bei ausgeprägten Befunden kann die Anlage eines

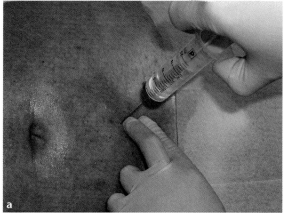

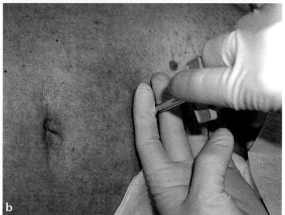

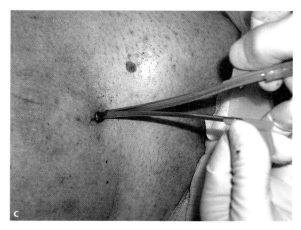

Abb. 8.1 a–c. Suprapubische Lokalanästhesie mit 20 ml Xylocain 1% (**a**). Einstich des Trokars (**b**). Nach korrekter Platzierung und Blockung (5 ml) des Ballonkatheters (13F) Entfernung des gespaltenen Trokars (**c**).

transurethralen Katheters zur Blasenspülung erforderlich werden. In solchen Fällen sollte der ausreichend geblockte suprapubische Katheter unter Zug gesetzt werden, um mit dem Ballon eine Kompression der Blutung zu erreichen. Falls dies nicht erfolgreich ist, muss in seltenen Fällen eine transurethrale Koagulation erfolgen.

Eine Blutung aus der Einstichstelle ist mit einem Kompressionsverband oder einer Z-Naht zu beherrschen.

Nach tiefer Fehlpunktion mit Verdacht auf Peritoneal- oder Dünndarmläsion sollte die Zystostomie unverzüglich entfernt und ein transurethraler Katheter gelegt werden. Ferner ist eine konsequente Antibiotikatherapie unter Berücksichtigung des anaeroben Keimspektrums, Nahrungskarenz und engmaschige klinische Beobachtung über ein bis zwei Tage erforderlich. Bei Peritonismuszeichen sollte frühzeitig laparotomiert und die Darmläsion übernäht werden.

Literatur

1. Edwards LE, Lock R, Powell C, Jones P (1983) Post catheterization urethral strictures. A clinical and experimental study. Brit J Urol 55:53–55
2. Sökeland J (1987) Urologie. Thieme, Stuttgart, S 88–89

9 Tipps und Tricks

D. Echtle, T. Kalem

Den Schlüssel zu erfolgreichen perkutanen Eingriffen stellen gute anatomische Kenntnisse der Niere und des Harnleiters und ein gutes räumliches Vorstellungsvermögen dar. Offene Operationen mit Mobilisation der Niere und Teilmobilisation des Ureters sind hilfreich in der Ausbildung des Endoskopikers. Gerade beim perkutanen Zugang sind darüber hinaus Erfahrungen mit Tumorexzisionen der Niere (Parenchym), offenen Steinsanierungen (Kalikotomien), Nierenbeckenplastiken (Nierenbecken/Ureterabgang) und Harnableitungsoperationen (Spezialfall von endoskopischer Versorgung von Ureterimplantationsstenosen) hilfreich.

Perkutane Punktion

■ Nase-Nadel-Niere

Die Punktionsrichtung kann vereinfachend, aber gut erinnerlich, durch die drei N's symbolisiert werden. Die Einstellung erfolgt zunächst so, dass die Nase des Operateurs mit der Punktionsnadel und der Niere eine Ebene bildet. Damit ist auch die Körperhaltung des Operateurs in etwa auf die Punktionsebene eingestellt. So begonnen, wird die weitere Steuerung der Nadel durch den Ultraschall geleitet, das heißt, dass der Operateur mit den Augen etwas zur Seite zum Monitor schauen muss, da sich in den wenigsten Fällen der Ultraschallbildschirm auf einer Ampel des Operationssaales in Punktionsrichtung über den Patienten positionieren lassen wird.

■ Nadel sucht Schallebene

Das erste Problem bei der Punktion stellt meist die Situation dar, in der einerseits das Punktionsziel (dilatiertes Nierenbeckenkelchsystem) in voller Größe auf dem Ultraschallbildschirm dargestellt ist, aber andererseits die Punktionsnadel nur durch eine unregelmäßige diffuse Bewegung des perirenalen Gewebes auf sich aufmerksam macht. Meist wird dann der Fehler begangen, dass der leichter bewegliche Schallkopf die Nadel sucht und die Einstellung des Punktionszieles aufgibt. Genau das Gegenteil ist richtig: Schallkopf und Ziel bleiben fixiert und nach Zurückziehen der Nadel bis ins Subkutangewebe, wo sie praktisch immer gut dargestellt ist, erfolgt ein erneuter Punktionsversuch.

■ Rhythmische Punktion

Um stets darüber im Bilde zu sein, wo sich die Spitze der Nadel gerade befindet, ist es hilfreich, diese ständig leicht vor und zurück zu bewegen. Dabei erkennt man oft leichter, wenn sie sich aus der Ebene bewegt. Die Schallebene hat eine „Dicke" von etwa nur 1 mm – so gering ist die Toleranzbreite bei der Punktion.

■ Schwierige Punktion

Besondere Schwierigkeiten können sich aus der Situation ergeben, wenn ein sehr kleines oder praktisch so gut wie kein Zielgebiet (Lumen) für die Punktion gegeben ist. Dies kann der Fall sein, wenn keine Dilatation des Hohlsystems vorliegt oder wenn ein Ausgussstein das gesamte Hohlsystem (Kelch oder Nierenbecken und Kelch(e)) ausfüllt.

Im ersteren Fall ist es durchaus empfehlenswert, vor der perkutanen Punktion einen Ureterkatheter retrograd zu applizieren, um über sein Lumen eine Kontrastierung und evtl. auch eine leichtgradige Dilatation des Nierenbeckenkelchsystems zu erreichen. Die Punktion erfolgt in diesem Fall weitgehend unter Durchleuchtungskontrolle. Die zusätzliche Gabe von Farbstoff, z. B. Methylenblau, der in einer Mischung dem Kontrastmittel zugesetzt wird, kann in besonders schwierigen Fällen hilfreich sein, ist aber für den Routineeinsatz entbehrlich. Sein Vorteil ist eine zusätzliche Sicherheit, die sich daraus ergibt, dass der tropfenweise Farbstoffaustritt aus dem distalen Ende der Punktionsnadel anzeigt, dass das Hohlsystem punktiert wurde. Bei zahlreichen frustranen Punktionsversuchen wird sich in aller Regel kein klarer Urin mehr punktieren lassen, so dass der Farbstoffnachweis in diesen Fällen seine Berechtigung hat.

Ein Problem ergibt sich aus der Tatsache, dass das Einführen eines Ureterkatheters die Steinschnittlage des Patienten voraussetzt. Eine Umlagerung von Bauch in Steinschnittlage und wieder zurück kostet einen enormen – auch zeitlichen – Aufwand und wird sicherlich weder von Operateur, instrumentierenden Pflegekräften noch Anästhesisten gewünscht sein. Insofern ist es sicherlich besser, entweder vorausschauend eine korrekte Einschätzung der Lage vorzunehmen und die möglichen Schwierigkeiten bei der perkutanen Punktion zu erkennen und in ausgewählten Fällen vorweg einen Ureterkatheter zu legen oder dieses Vorgehen generell durchzuführen, wie von namhaften Urologen empfohlen. Nach Meinung der Autoren scheint eine Aufwand-Nutzen-Analyse letzteres Vorgehen allerdings nicht zu favorisieren, so dass das Hilfsmittel „Ureterkatheter" auf wenige Sonderfälle beschränkt bleiben sollte.

Sofern man sich präoperativ für die Einlage eines Ureterkatheters entscheidet, sollte man diesen in gleicher Narkose legen. Zweckmäßigerweise wird man einen Ballonureterkatheter einlegen, da der Ballon den Vorteil aufweist, dass eine kontrollierte Beeinflussung sowohl des Füllungszustandes als auch der Kontrastierung des Nierenhohlsystems erfolgen kann. Insbesondere kann eine für den Zeitraum der perkutanen Punktion aufrecht erhaltene Kontrastierung und Dilatation hilfreich sein. Nach erfolgter Punktion wird man, um eine Kontrastmittelüberlagerung zu vermeiden, vor Kontrastmittelapplikation über die Punktionsnadel das Nierenbeckenkelchsystem über den Ureterkatheter entleeren.

Eine alternative Möglichkeit ist die intravenöse Kontrastmittelapplikation kurz vor oder während des perkutanen Eingriffs. Sie kontrastiert das Punktionszielgebiet und führt durch die diuretische Wirkung des Kontrastmittels ebenfalls zu einer milden Aufweitung des Nierenbeckenkelchsystems. Sie erweist sich gegenüber der Ureterkathetereinlage als vorteilhaft, da kein Lagewechsel des Patienten erforderlich ist. Nachteilig ist dagegen, dass keine gezielte Steuerung des Füllungszustandes des Zielgebietes der Punktion möglich ist. Außerdem kann eine deutlich zeitverzögerte und/ oder flaue Kontrastmittelausscheidung bei Niereninsuffizienz die Praktikabilität der Methode deutlich einschränken und die Nierenfunktion weiter verschlechtern.

Eine andere Ursache einer erschwerten Punktion stellt der nahezu komplette Ausguss des gesamten Hohlsystems oder des zu punktierenden Kelches mit Steinmaterial dar. Eine Kontrastierung auf retrogradem oder intravenösem Weg wird manchmal nur eine unzureichende Umfließungsfigur darstellen und damit weniger hilfreich sein. Dagegen kann der sonographisch und radiologisch sichtbare Steinschatten oft allein für die Punktion ausreichen. Die Punktion sollte nicht allzu schwierig sein. Die Nadelspitze trifft auf die Oberfläche des Steines – man tastet „Steinkontakt".

Ein Problem kann sich aber sofort danach ergeben, wenn eine Aspiration von Urin nicht gelingt, da sich die Nadelspitze etwas in die Oberfläche des Steines gebohrt hat. Auch das Injizieren von Kontrastmittel gelingt aufgrund eines deutlichen Widerstandes nicht. Beim Zurückziehen der Nadel besteht jedoch die Gefahr das Hohlsystem der Niere zu verlassen. Der sehr enge Zwischenraum zwischen Steinoberfläche und Nierenbecken- oder Kelchwand muss jedoch mit der angeschliffenen Spitze der Punktionsnadel kommunizieren können. Dies kann man dadurch realisieren, in dem man die Nadel vorsichtig manipuliert: zunächst sollte sie rotiert werden, dann erneuter Aspirationsversuch und gegebenenfalls Kontrastmittel-injektion, ansonsten unter kontinuierlicher Aspiration millimeterweise zurückziehen. Man sollte sich dabei ruhig ausreichend Zeit lassen, um den – richtigen, da Steinkontakt – Punktionsweg nicht zu verlieren. Erschwerend kommt dabei auch die ständige Atemverschieblichkeit der Niere hinzu.

Perkutane Nephrostomie

■ Nephrostomie

■ **Kein DJ vor perkutanem Zugang.** Bei der perkutanen Punktion ist man auf die Dilatation des Nierenbeckenkelchsystems angewiesen. Insofern sollte primär darüber entschieden werden, wie die Entlastung zu erfolgen hat. Ein zuvor – evtl. im Nachtdienst – eingelegter DJ kann die perkutane Punktion deutlich erschweren.

■ Neueinlage einer Nephrostomie durch vorbestehenden Kanal

In der nicht seltenen Situation eines „herausgefallenen" Nephrostomiekatheters, bei der durch den bestehenden Kanal der kurz zuvor dislozierten Nephrostomie ein neues Exemplar des gleichen Kathetertyps eingelegt werden soll, kann die *Roadmapping*-Funktion der Durchleuchtungsanlage, auch Trace-Funktion genannt, eine wertvolle Hilfe sein: Die endoluminale Kontrastmittelapplikation markiert den Weg des perkutanen Kanales. Mit Hilfe einer Doppelmonitoranlage mit Last Image Hold oder eines Monitors, der zwei Bilder übereinanderprojiziert darstellen kann, kann man mit dem Instrument oder besser einem Katheter mit weicher Spitze und rigiderem Schaft auf dem vorgezeichneten Weg vorankommen.

Perkutane Litholapaxie

Eine DJ-Einlage sollte bei Nephrolithiasis mit einer einen perkutanen Eingriff rechtfertigenden Steinmasse (große zentrale Steinmasse) nach Möglichkeit nicht vorausgehen, da danach die dilatierte Darstellung eines ektatischen Kelches nicht mehr vorhanden sein wird. Es bleibt dann nur die Möglichkeit der Punktion auf den Stein selbst. Insofern kann nur eine rechtzeitige Weichenstellung über die Behandlungsstrategie zielgerichtete Einzelschritte zur Folge haben.

Ein Dilemma bleibt trotzdem: Nicht selten liegt die folgende Kombination vor: große Steinmasse im Nierenbecken, fehlende Harnstauung und Infektzeichen. Im Notdienst wird in dieser Situation praktisch immer eine retrograde DJ-Versorgung vorgenommen werden müssen.

Perkutan antegrade Ureteroskopie

■ Flexible Ureteroskopie/Ureterschiene

Ebenso hilfreich ist, insbesondere bei schlechten Sichtverhältnissen (Blutung), eine *Bolusirrigation*. Hierzu wird eine mit isotoner NaCl-Lösung gefüllte 10 ml-Spritze an den Stutzen des Arbeitskanales des Instrumentes angesetzt. Nach Schließen aller anderen Ventile werden bolusartig 1–3 ml irrigiert. Die passagere Dilatation unmittelbar vor dem Instrument kann zum kurzstreckigen Vortrieb des Instrumentes genutzt werden. In mehreren Etappen können so oft schwierige Passagen überwunden werden.

■ Kinking

Ein ebenfalls häufig auftretendes Problem ist eine Schlängelung des proximalen Ureters, auch Kinking genannt, die insbesondere bei längerzeitig bestehender Harnstauung auftritt.

Ein flexibler (gerader) Führungsdraht ist hier meist hinsichtlich seiner Elastizität überfordert. Er kann nicht ins Nierenhohlsystem vorgeschoben werden. Leichter passiert ein J-förmiger Draht das Kinking. Sollte auch das nicht gelingen, so empfiehlt sich die Verwendung eines hydrophil beschichteten Drahtes. Die Handhabung ist aufgrund der extremen „Glitschigkeit" erschwert, aber der Erfolg bleibt meist nicht aus. Auf jeden Fall sollten problematische Ureterabschnitte mit dem Instrument nur über Führungsdraht passiert werden.

■ Alternierendes Vorschieben

Auch das alternierende, abschnittsweise Vorschieben von Draht und Katheter in stetem Wechsel hilft häufig schwierige Passagen zu meistern.

> Günstige Kombinationen sind:
> Weicher Draht + rigider Katheter oder
> Steifer Draht + weicher Katheter

Eine besonders effektive Maßnahme zur Überwindung von Harnleiterengen (Strahlentherapie-bedingt oder narbige Implantationsengen) stellt die Kombination aus einem weichen, hydrophil beschichteten Draht und einer relativ starren Harnleiterschiene mit einer konusförmigen Spitze dar (Kobrakatheter). Nachdem der Draht die Engstelle passiert hat, kann mit der Schiene eine Bougierung vorgenommen werden. Durch die Starrheit kann ausreichender Druck über den etwa einen Meter langen Katheter auf dessen Spitze ausgeübt werden, während der Draht die intraluminale Richtung vorgibt und sichert.

Analoges gilt umgekehrt: Ein steifer Draht erleichtert das Einbringen eines weichen Katheters (z. B. DJ-Ureterschiene).

■ Zoom/Vergrößerung

Unter Durchleuchtung lässt sich ein dünner, flexibler, hydrophiler und weicher Draht (Terumo® oder ähnlicher) häufig nicht ausreichend gut erkennen, insbesondere dann, wenn durch vorausgegangene Kontrastmittelgabe eine flaue Überlagerung mit der Spitze des Drahtes stattfindet. In diesen Fällen hilft oft die Vergrößerungsfunktion der Röntgenanlage. Man sollte sie aber nur soweit unbedingt erforderlich einsetzen, da mit ihr eine höhere Strahlenbelastung einhergeht.

Harnableitung (Rendez-vous)

Sollte die perkutane Sondierung einer Ureterimplantationsstenose mittels Draht gelingen, eine Bougierung dagegen nicht, so ist es manchmal günstig die Stenose von der Gegenseite aus anzugehen. Das bedeutet in der Praxis, dass der antegrad gelegte Draht belassen wird. Katheter und Instrumente werden entfernt, der Amplatz-Schaft durch eine Nephrostomie ersetzt. Dann wird der Patient von der Bauch- in die Rücken- (Konduit und Pouch) oder Steinschnittlage (Neoblase) gebracht und der Eingriff wird mit neuem Instrumentarium retrograd fortgesetzt. Durch die Endoskopie der Harnableitung kann das Drahtende aufgefunden und vor das Hautniveau gebracht werden. Durch sehr leichte Anspannung dieses oder gegebenenfalls beider Drahtenden kann dann relativ einfach eine Bougierung mit einem Kobrakatheter (5 Charr) durchgeführt werden. Danach ist in aller Regel auch eine Ballondilatation möglich. Abschließend sollte eine Ureterschiene (7 Charr, DJ oder Mono-J) die bougierte Stenose schienen.

Literatur

s. S. 134

10 Strahlenbelastung des Operateurs bei perkutanen Eingriffen

D. ECHTLE, T. KALEM

Maßnahmen des Strahlenschutzes sind standardisiert und gesetzlich festgelegt. Über die Strahlenbelastung des Operateurs bei perkutanen Eingriffen ist jedoch bislang wenig bekannt, so dass die Autoren in einer prospektiven Studie Messungen durchgeführt haben. Bei 16 konsekutiven perkutanen Litholapaxien und Ureteroskopien (Vergleich) wurden jeweils 8 kalibrierte Thermolumineszenzdosimeter (TLD) an der Stirn, beiden Schläfen, über der Schilddrüse, dem Sternum, am Gürtel und an den Mittelfingern beider Hände (Ringdosimeter) befestigt.

Die gemessenen mittleren Äquivalentdosen, die die biologische Wirksamkeit verschiedener Arten von Strahlen berücksichtigen und in Sievert (Sv) gemessen werden, zeigten bei der gemessenen relativ kurzen mittleren Durchleuchtungszeit von 1,9 min folgende Ergebnisse: linke Hand 0,12 mSv, rechte Hand 0,08 mSv, Schilddrüse 0,04 mSv, Augenlinsen 0,02 mSv und Brust und Gürtel (unter Bleimantel) < 0,01 mSv. Bei der Ureteroskopie lagen alle Werte etwa um den Faktor 10 niedriger, was sich aus dem größeren Abstand zum Primärstrahlenbündel erklärt.

Die neue Röntgenverordnung gibt für beruflich Strahlenexponierte folgende Dosisgrenzwerte pro Jahr an (RöV § 31 a): Effektive Dosis ≤ 20 mSv, Augenlinse ≤ 150 mSv, Hände ≤ 500 mSv und Schilddrüse ≤ 300 mSv. Der Vergleich mit den Messwerten zeigt, dass erst bei einer Operationsfrequenz von über 4 000 perkutanen Eingriffen durch ein und dengleichen Operateur pro Jahr die Grenzwerte erreicht werden, was realistisch nicht erreicht werden kann.

Die Röntgenverordnung sieht in ihrer neuen Fassung auch die Einteilung beruflich Strahlenexponierter in zwei Kategorien vor (§ 31): In Kategorie A fallen alle Strahlenexponierte, die folgende Dosisgrenzen überschreiten: Effektive Dosis > 6 mSv, Augenlinse > 45 mSv und Hände > 150 mSv. Entsprechend gelten für Kategorie B niedrigere Grenzwerte: Effektive Dosis > 1 mSv, Augenlinse > 15 mSv und Hände > 50 mSv.

Der Vergleich der oben angegebenen Messwerte mit den Dosisgrenzen zeigt, dass urologisch perkutan Operierende weit unterhalb der Kategorie B anzusiedeln sind und erst bei einer Operationsfrequenz von über 400 perkutanen Litholapaxien pro Jahr die Untergrenze der Kategorie B überschreiten. Da die Röntgenverordnung nur die beiden Kategorien A und B definiert, sind Urologen in die Kategorie B einzugruppieren.

Die Strahlenexposition des Operateurs ist bei perkutanen Operationen unter Einhaltung der Schutzmaßnahmen nicht relevant, eine Limitierung der üblichen Operationsfrequenz ist nicht erforderlich.

11 Zusammenfassung und Ausblick

D. ECHTLE, T. KALEM

Der apparative Aufwand ist bei perkutanen Operationen beachtlich. Neben den Endoskopen, ihren zugehörigen Effektoren und Lithotriptoren sind ein verstellbarer Röntgentisch mit Durchleuchtungsmöglichkeit und eine endoskopische Videokette ebenso wie die Narkoseeinrichtungen Stand der Technik. Die eigentliche Operationstechnik ist, wie keine andere, sowohl von den genannten Anlagen als auch direkt von den Endoskopen abhängig. Mit zunehmender Verbesserung der Instrumente konnte die Indikationsstellung zu perkutanen Eingriffen ausgeweitet werden.

Der perkutane Zugang ermöglicht nicht nur endoskopische Operationen im oberen Harntrakt, sondern auch im oberen Retroperitoneum. Die Haupteinsatzgebiete sind allerdings die Entlastung einer Harnstauung und die Therapie von großen Nierensteinen. Ersteres Gebiet steht zahlenmäßig im Vordergrund, das zweitgenannte ist unverzichtbarer Teil der modernen Steinbehandlung. Auf keine andere Art und Weise werden derart effektiv große Steinmassen lithotripsiert und extrahiert. Offene Steinsanierungen sind deshalb selten geworden. Auch im Vergleich mit der extrakorporalen Stoßwellenlithotripsie besticht die perkutane Litholapaxie bei grenzwertig großen Steinen durch ihre hohe primäre Steinfreiheitsrate ohne Auxiliarmaßnahmen. Unter Berücksichti-

gung der früheren Arbeitsfähigkeit und der fehlenden Zweit- und Drittbehandlungen kann dieses Konzept bestehen, wenngleich die perkutane Litholapaxie heute als ambulante oder Tageskliniktherapie noch undenkbar ist.

Die Notwendigkeit zur Behandlung großer Steinmassen konterkariert die derzeitigen Bemühungen der Geräteindustrie in Richtung Miniaturisierung. Insofern ist künftig eher mit einer der Laparoskopie vergleichbaren roboterartigen Lithotripsieform, die durch den perkutanen Kanal in die Niere eingebracht wird, zu rechnen, als mit einer Verschmälerung des perkutanen Kanals. Man kann sich vorstellen, dass ein Roboterarm mit Kamera an seiner Spitze alle Pathologika innerhalb des Nierenbeckenkelchsystems beseitigt: Steine zertrümmert und entfernt, Kelchhalsstenosen inzidiert und Blutungen koaguliert.

Kurzfristig könnten folgende Modifikationen das perkutane Arbeiten erleichtern:
- Verbesserung der Sichtbarkeit der Punktionsnadel im Ultraschallbild,
- Verbesserung der Sichtbarkeit verschiedener Kunststoffteile unter Durchleuchtung (Kunststoffbougie, Amplatz etc.),
- Verbesserung der Gleitfähigkeit des Nephrostomiekatheters auf dem Lunderquist-Draht durch z.B. (hydrophile) Beschichtung des Lunderquist-Drahtes oder des Innenlumens des Katheters.

Sachverzeichnis

A

Abszessdrainage, perkutane 105
Acucise® 126
Acucise-Endoureterotomie 75
Aethoxysklerol® 101
Aminolävulinsäure (ALA) 53
Amplatz-Schaft 113ff, 123
Analgosedierung 64
Anästhesie 97
Aufklärung 97

B

ballistische Lithotripsie 56, 70
Ballondilatation 73, 74, 127, 132
Ballonnephrostomie 119
Ballonureterkatheter 142
Baskets 95
Biopsie 89
Blasendivertikelhals 33
Blasenhalsenge, -kontraktur 9, 36
Blasenhalsinzision 10, 33
Blasenkatheterismus 39
Blasenstein, Lasertherapie 34
Blasentenesmen 20
Blasentumorresektion, diagnostische, kurative, palliative 42
Blasentumorresektion, Technik 43
Boari-hitch 71, 76
Bolusirrigation 67, 143
Bougie-à-boule 3
Bougierung 111
Bougierung, perkutan antegrade 131
Bürstenzytologie 76

C

Chemozystitis 53
Chevassu-Ureterkatheter 58
Chirurgische Kapsel, Prostata 29
Corpus alienum, Harnröhre 8
Cystinsteine 89

D

Dauerirrigation 25
Dauerspülresektoskop 15, 25
Detrusor-Sphinkter-Dyskoordination 9

Detrusorinstabilität 24
Dilatation 127
Dilatationsballonkatheter 114
Diurese 98
Doppel-J-Katheter 59
Dormia-Körbchen 69, 71
Drainagesystem 40
Dranginkontinenz 21, 24
Druckwellenlithotripsie 54

E

Effektoren 93ff
Einmalkatheterismus 40
Einschwemmung 7, 14, 32
Elektroresektoskop 14
Elektroresektion 122
Ellik-Evakuator 46, 54
EMS Medical® 93
Endopyelotomie 126
Endoureterotomie 72
Enukleation, Prostata 27
Epididymitis 22
Erektile Dysfunktion 22, 37
ESWL 88
Extravasat 109f

F

Feststofflaser, gepulster 25
Fixationsscheibe nach Harzmann 104
Flushbackmanöver 72
Fornixruptur 59
Fremdkörper der Harnröhre 8
Führungsdraht, flexibler (s. a. Lunderquist) 65, 66, 67, 110

G

Gautier-Instrument 67
Gemini® basket 127
Gewebemorcellation 32

H

Harnableitung, suprapubische 39
Harnansäuerung 41
Harnblasenfistel 49
Harnleiterabriss 71, 83
Harnleiterfistel 76
Harnleiterbiopsie 75, 80

Harnleiterneuimplantation 71
Harnleiterperforation 73, 76, 83
Harnleiterschienung 59
Harnleiterstriktur, -stenose 50, 72, 83
Harnleiterstenosenschlitzung 72
Harnröhrenklappe 4, 9
Harnröhrenpolyp 7
Harnröhrenstriktur 3, 9, 22
Harnsäuresteine 89
Harnverhalt, postoperativer 39
Hochdruckirrigation 15
HoLEP 23
HoLEP, Blutstillung 32
HoLEP, Ergebnisse 35
Holmium-Lasertherapie 82
Holmium:YAG-Laser 23, 79

I

Iglesias-Resektoskop 15
ILK, interstitielle Laserkoagulation 23
Implantationsmetastasen 43
Indigokarmin 27
Indikation z. TUR-Prostata 13
Infektsteine 89
Inkrustation, Harnleiterschiene 62
intravesikaler Prostatalappen 18
Instillation, Harnröhre 6, 20, 47
interstitielle Zystitis 41

K

Kalibrierung, Harnröhre 3
Kalikotomie 88
Katheterzeit, postoperative 35
Katzenbuckel 98
Karunkel, Harnröhre 7
Kavernitis, postoperative 7
– eitrige 9
Kelchhalsstenose 68, 122
Kelchsteine 116
Kinking 143
Koagulationsnekrose 24, 81
Komplikationsrate, HoLEP 35
Konduitoskopie 133
Kontrastmitteldarstellung 109
Kondylome 7
Kunststoffbougies 103, 110, 114

L

Lagerung (Bauchlage) 98f
Laser 23
Laserablation, perkutane 81
Laserbestrahlung, Technik 52
laserinduzierte Stoßwellenlithotripsie 56, 70
Laserkoagulation 50, 51
Laserlithotripsie 94
Lasertherapie, Harnleiter 78
Laserurethrotomie 5
Lithoclast 56

Litholapaxie, flexible 117
– perkutane 87, 91, 106, 115, 143
Lithotripsie 116ff, 127
– ballistische 93
– elektrohydraulische 94
– Harnblase 54
– Uretersteine 63, 68, 70, 88
Lithotriptoren 93
Lunderqvist-Draht 34, 103, 110

M

Magnesiumammoniumphosphatsteine 89
Mähschlinge nach Mauermeyer 44
Mapping 41
Meatusstenose 3
Metallkolbenspritze 46
Methylenblau 142
MiniPerc 91, 122
Miniskop 68, 70
Mono-J-Katheter 60
Moormann'scher Ring 3
Morcellator 25, 32

N

Nachresektion, Harnblase 48
Nachsorge, Harnblasentumor 48
Neodym-YAG-Laser 23, 50, 79
Nephromax® 114
Nephroskop 26, 91ff
Nephroskopie 115, 117
Nephrostomie, perkutane 71, 87, 101ff, 143
Nephrostomiekatheter 104
Nesbit-Verfahren 17
neurogene Blasenentleerungsstörung 39
Niederdruckirrigation 14
Nierenbeckenstein 116
Nierenzystenpunktion 101

O

Obturatoriusblockade 45
Okklusionsballon 70
Otis-Urethrotom 5
Ostiumverletzung 21, 36

P

Palliativresektion, Harnblase 45, 47
Perforation, Harnblase 45, 49, 56
– freie 21
– gedeckte 20
– Nierenbecken 59
– Prostatakapsel 20, 21, 36
– subtrigonale 21
Photodynamische Therapie (PTD) 53
Photosensibilisierung 53
Pilz-Technik 25, 31
Probeexzision 41, 67
Probelaserung 25
Prophylaxe 97

Prostatakarzinom, Resektion 13, 24
Prostatitis 13
Prostataabszess, Laserinzision 24, 33
Psoas-hitch 71, 76
Punktion (perkutane) 108f, 141
Pushbackmanöver 72
Pyonephrose 105

Q

Quadrantenbiopsie 41

R

Roadmapping 67, 143
Röntgendokumentation, Nephrostomie 102f
Resektionsgrenzen 15
Riwolith® 55
Rückflussresektoskop 15, 52

S

Sachse-Urethrotom 5
Second-look-Operation 119ff
Sectio alta 9
selbstexpandierender Splint 74
Seldinger-Technik 111
Sicherheitsdraht 111
Sichturethrotom 5
Simulation 117
Sondierung, perkutan antegrade 130
Sphincter externus 17, 33
Sphincter externus, Verletzung 21, 33
Sphinktertest 21
Spülzytologie 80
Steinpunch 54
Steinfreiheitsrate, primäre 89
Steinstraße 68
Steinextraktion 115f, 127
Steinextraktion, Harnleiter 69
Stent (s. a. Ureterstent) 127f
Stoßwellen 93
Stundenurimeter 120
suprapubische Zystostomie 39
Swiss LithoClast® 93, 94

T

Teleskopiebougies (nach Alken) 106, 111, 116
Terumo®-Draht 110f, 131, 144
Transfusionsrate, HoLEP und TUR 37
Tumornachsorge, Harnblase 47
Tumorstent 59
Tumorzellmigration 51
Tumorzellaussaat 81
Turner-Warwick 36
TUR-Prostata 13
TUR-Syndrom 7, 19, 22, 32, 36

U

Überwachung, postoperative 120
Ultraschalllithotripsie 55, 70, 93
Ureterimplantationsenge 129
Ureterkatheter 64
Ureterorenoskopie 57, 62, 88
Ureterorenoskopie, flexible 66
Ureteropyelografie, retrograde 57, 72
Ureteropyelotomie, retrograde 73
Ureteroresektoskop 80
Ureteroskopie, antegrade 125, 143
Ureterozele 74
Ureterotomie 127f
Ureterstent 128
Urethritis, eitrige 9
Urethrotomie 5, 33
Urinzytologie 48, 63

V

Vaporisation 23, 81
Vasektomie, prophylaktische 14
Verdünnungshyponatriämie 22
Videokette 90
Video-TUR 15
VLAP, visuelle Laserablation 23

Y

Yang-Monti-Verfahren 71
Young-Klappen 3

Z

Zangen 94
Zangenbiopsie 41
Zero-tip-Nitinol® 118, 121
Zystoskopie, dynamische 42
Zystostomie 137
Zytologie 67

Sachverzeichnis